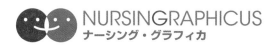

NURSINGRAPHICUS
ナーシング・グラフィカ

成人看護学⑤

リハビリテーション看護

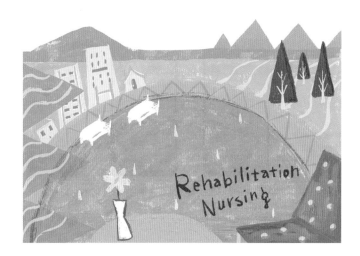

Rehabilitation Nursing

MC メディカ出版

「メディカAR」の使い方

「メディカ AR」アプリを起動し，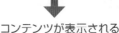マークのある図をスマートフォンやタブレット端末で映すと，飛び出す画像や動画，アニメーションを見ることができます．

アプリのインストール方法　　🔍 メディカ AR　で検索

お手元のスマートフォンやタブレットで，App Store（iOS）もしくは Google Play（Android）から，「メディカ AR」を検索し，インストールしてください（アプリは無料です）．

アプリの使い方

①「メディカAR」アプリを起動する

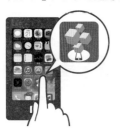

※カメラへのアクセスを求められたら，「許可」または「OK」を選択してください．

②カメラモードで，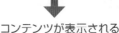マークがついている **図全体** を映す

⬇

コンテンツが表示される

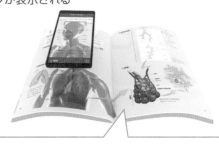

⭕ 正しい例　　❌ 誤った例

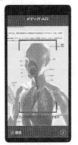

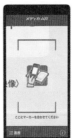
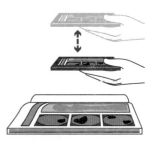

ページが平らになるように本を置き，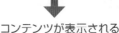マークのついた図とカメラが平行になるようにしてください．

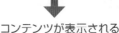マークのついた図全体を画面に収めてください．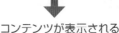マークだけを映しても正しく再生されません．

読み取りにくいときは，カメラを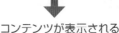マークのついた図に近づけてからゆっくり遠ざけてください．

正しく再生されないときは

・連続してARコンテンツを再生しようとすると，正常に読み取れないことがあります．
・不具合が生じた場合は，一旦アプリを終了してください．
・アプリを終了しても不具合が解消されない場合は，端末を再起動してください．

※アプリを使用する際は，Wi-Fi等，通信環境の整った場所でご利用ください．
※iOS，Android の機種が対象です．動作確認済みのバージョンについては，下記サイトでご確認ください．
※ARコンテンツの提供期間は，奥付にある最新の発行年月日から4年間です．

関連情報やお問い合わせ先等は，以下のサイトをご覧ください．
https://www.medica.co.jp/topcontents/ng_ar/

　COVID-19によるパンデミックは，リハビリテーションにおいても大きな影響を及ぼしました．感染症対策のもと，機能低下を予防するための訓練や，機能回復の訓練がこれまで以上に重視されるようになったこと，家族に対する教育的援助が十分に行えなくなり，それが若手看護師の実践や新入職者に対する指導の機会を奪ったことなど…．しかし一方で，援助の本質を見極めることや発想の転換につながりました．

　リハビリテーションの対象となる人々は時代とともに変化しており，今や，高齢者や妊産褥婦など，疾患や外傷に伴うものだけでなく，生理的現象により心身や生活様式などに変化を生じている人をも含むようになっています．そして発症直後からのスタートというのではなく，予防的なアプローチを含むものになっています．つまり，リハビリテーションは問題があるからそれを解決するために行うということだけではないのです．生活者である人々が生活者であり続けること，疾患や外傷，治療などにより一時的に「患者」と呼ばれた人々が，「患者」から解放され，再び生活者として存在するためには，援助者が問題を解決するところで終わるのではなく，その人が生活するための力を備えることが必要であり，その力を引き出すことに援助の重要性があります．

　リハビリテーション医学の領域では，リハビリテーション医学が「活動を育む医学」と再定義されています．日常での活動が家庭での活動，そして社会での活動につながるよう，低下した機能と能力を回復させ，残存した障害や不利益を克服する医学のことを指すのだそうです．元々看護職は，対象となる人の生活に焦点を当てて援助してきましたが，医師が「活動を育む」ことに主軸を置くようになったことで，改めて私たちは看護職が何をする人なのか，考えなければならないと感じます．

　リハビリテーションに関わる看護は，看護をさまざまな側面でとらえる際のいずれにも含まれることから，「リハビリテーション看護」をタイトルとする書籍を取り扱うことの難しさがあります．例えば，循環器疾患患者の看護，周術期看護，がん看護，緩和ケア，小児看護，老年看護，在宅看護といったように，看護を障害別，治療別，病期別，発達段階別などの側面から解説する場合，いずれにもリハビリテーションが含まれ，そこに看護があるからです．編者でありながら，「リハビリテーション看護」がほかの看護とどこが違うのか，説明することは甚だ容易ではありません．本書は，新たな発想を得て第5版として大幅な改訂をいたしました．成人看護学の一部としての「リハビリテーション看護」ではありますが，リハビリテーションの理念を踏まえた見方，考え方とそれに基づいた看護援助について，そこを強調することにより対象となる人への理解が深まり，適正な援助につながるような項目や事例を用いて解説しています．

　掲載内容がリハビリテーション看護のすべてではありませんが，リハビリテーションを必要とする人々への支援を考える契機としていただけることを祈っております．

編者を代表して　石川ふみよ

・・・・・・・・・・・・・・・・・・・・・・・・・・・ **本書の特徴** ・・・・・・・・・・・・・・・・・・・・・

読者の自己学習を促す構成とし，必要最低限の知識を簡潔明瞭に記述しました．
全ページカラーで図表を多く配置し，視覚的に理解しやすいよう工夫しました．

学習目標

各章のはじめに学習目標を記載．ここで何を学ぶのか，何を理解すればよいのかを明示し，
主体的な学習のきっかけをつくります．

リンク **G**

関連の深いナーシング・グラフィカシリーズの他巻を挙げています．一緒に学ぶと理解が
深まり，より高い学習効果が得られます．

用語解説 *

本文に出てくる*のついた用語について解説し，本文の理解を助けます．

plus α

知っておくとよい関連事項についてまとめています．

このマークのある図や写真に，「メディカAR」アプリ（無料）をインストールした
スマートフォンやタブレット端末をかざすと，関連する動画や画像を見ることができます．
(詳しくはp.2「メディカAR」の使い方をご覧ください)

重要用語

これだけは覚えておいてほしい用語を記載しました．学内でのテストの前や国家試験に
むけて，ポイント学習のキーワードとして役立ててください．

◆ 学習参考文献

本書の内容をさらに詳しく調べたい読者のために，読んでほしい文献や関連ウェブサイト
を紹介しました．

看護師国家試験出題基準対照表

看護師国家試験出題基準（令和5年版）と本書の内容の対照表を掲載しました．国家試
験に即した学習に活用してください．

第**2**部 リハビリテーションにおける
看護の役割と援助

2 チームアプローチと看護師の役割

編集・執筆

編　集

石川ふみよ　いしかわ ふみよ　上智大学総合人間科学部看護学科成人看護学教授

大久保暢子　おおくぼ のぶこ　聖路加国際大学大学院看護学研究科ニューロサイエンス看護学教授

執　筆（掲載順）

石川ふみよ　いしかわ ふみよ　上智大学総合人間科学部看護学科成人看護学教授 …… 1章1・2節，6章

大久保暢子　おおくぼ のぶこ　聖路加国際大学大学院看護学研究科ニューロサイエンス看護学教授
　　…… 1章3節，3章1節・2節1項1・2・2節3項

山本佳代子　やまもと かよこ　元 横浜創英大学看護学部看護学科教授 …… 1章4節

結城美智子　ゆうき みちこ　北海道大学大学院保健科学研究院教授 …… 1章5節

荒木美千子　あらき みちこ　元 西武文理大学看護学部看護学科准教授 …… 2章1・3節

高橋　奈美　たかはし なみ　札幌市立大学看護学部准教授 …… 2章2節

粟生田友子　あおうだ ともこ　埼玉医科大学保健医療学部看護学科教授 …… 3章2節1項3・2項・4項

山本　恵子　やまもと けいこ　九州看護福祉大学看護福祉学部看護学科教授 …… 4・5章

山田　君代　やまだ きみよ　社会医療法人純幸会関西メディカル病院看護師長／
　　クリティカルケア特定認定看護師 …… 7章1節

坂元　千佳　さかもと ちか　神奈川リハビリテーション病院看護部総括主査 …… 7章2節

樋野　恵子　ひの けいこ　順天堂大学医療看護学部成人看護学准教授 …… 7章3節

神島　滋子　かみしま しげこ　令和健康科学大学看護学部教授 …… 7章4節

中村　郁美　なかむら いくみ　聖路加国際病院がん看護専門看護師 …… 7章5節

板垣　昭代　いたがき あきよ　常磐大学看護学部教授 …… 7章6節

高力むつみ　こうりき むつみ　国家公務員共済組合連合会三宿病院脳卒中センター師長，
　　脳卒中リハビリテーション看護認定看護師 …… 7章6節

白坂　誉子　しらさか たかこ　デイサービスとらい・あす管理者，摂食嚥下障害看護認定看護師 …… 7章6節

1 リハビリテーション看護とは

学習目標

- リハビリテーションの目的や考え方について理解する.
- リハビリテーションの領域や種類について学ぶ.
- リハビリテーション看護の役割について理解する.
- 国際生活機能分類（ICF）とその構成要素について理解する.
- リハビリテーションに用いられる主要な概念について理解する.

1 リハビリテーションとは何か

1 リハビリテーションの歴史

1 リハビリテーションという言葉の成り立ち

　リハビリテーションは，ラテン語のhabilis（適した）から派生したhabilitateにre（再び）が付いてできた言葉だとされている．地位・特権・財産の回復については，初期には主にスコットランドで「ローマ・カトリック教会との交流が正式に回復すること」として用いられていたと示されており，リハビリテーションという言葉が身体機能の回復や「訓練」など医学用語ではないことがわかる．

　また，「リハビリテーション」が古典的な英語文献でどのように用いられたかを分析した研究[1]では，①権利・名誉の復活，②健康の回復，③希望の再獲得，④人生の再開拓，⑤地域社会の再構築の五つが抽出されている．辞書にある地位や名誉，健康だけでなく，希望，人生という心理社会的側面が取り上げられていること，また，後述の**国際生活機能分類**（International Classification of Functioning, Disability and Health：**ICF**）で背景因子に焦点が当てられるようになる前から，当事者ばかりではなく地域社会が取り上げられている点が興味深い．

➡ ICFについては，1章5節，6章参照．

2 中世におけるリハビリテーション

　中世において，地位や名誉の回復を表す例としてしばしば用いられるのが，フランスのジャンヌ・ダルクである．ジャンヌ・ダルクは，イギリス・フランスにおける百年戦争（1337～1453年）において，神の啓示を受けて戦闘の指揮をとり，1429年にイングランド軍に包囲されていたフランス中部の都市，オルレアンを解放した．しかし，イングランド側についたブルゴーニュ公国軍に捕らえられてイングランドに引き渡され，数回にわたる宗教裁判で異端の判決を受けて火刑に処された．

　25年後の1456年に再審が行われ，異端者であるとの宣告が取り消され，さらに1920年に，ローマ教皇庁はジャンヌ・ダルクを聖女に列した．この名誉

オックスフォード英語辞書におけるリハビリテーション

①一度失った地位，特権，財産などを回復すること，前職に復帰させること，評判を取り戻すこと

②建物などの構造物を改修・修理すること，人，魂などの道徳的な状態が改善すること，戦後，国や地域が政治的・経済的に復興すること

③社会復帰を助けるために，訓練，カウンセリング，教育などを通じて，犯罪者の人格，技能，行動を改善すること，外傷，疾病などの後に，内科的または外科的治療，理学療法および作業療法，心理カウンセリングなどの手段により，健康または通常の活動に回復させること，訓練，雇用，土地などの提供を通じて，軍人を民間生活に復帰させること

の回復を「リハビリテーション」と呼んでいる.

3 近代におけるリハビリテーション

近代のリハビリテーションに関する欧米と日本国内の主な出来事は，巻末資料の年表Ⓐ (➡p.214参照) の通りである. 近代においては，①戦争による戦傷病者の増加，②ノーマライゼーションと自立生活 (independent living：IL) 運動，③労働災害や交通事故の増加による障害をもつ一般市民の増加，④疾病構造の変化 (高齢化, 慢性疾患による障害の増加)，⑤障害のとらえ方の変化 (**国際障害分類**[International Classification of Impairments, Disabilities, and Handicaps：**ICIDH**]からICFへ) などが関与して，リハビリテーションの対象と役割が変化してきている. 特に現在，保健医療福祉で用いられているリハビリテーションという言葉や考え方は第一次世界大戦による影響が大きいといわれている.

4 現在のリハビリテーション

現在では，形態機能の障害に対する再生医療の研究開発が進み，運動機能障害をもつ患者に対するロボットリハビリテーション，慢性疾患患者の機能を維持したり，異常を早期発見するためのセンサーやモニタリング技術など，さまざまな機器が用いられるようになってきている. また，インターネットを介してコミュニケーションや仕事を行えるようになってきていることから，進歩する治療体系の中で生活機能の回復を支援する必要がある.

2 リハビリテーションの定義と考え方

表1-1のように，心身に障害のある人を対象としたリハビリテーションの定義は，時代により変化している.

表1-1 「リハビリテーションの定義」の変遷

1942	全米リハビリテーション評議会	リハビリテーションとは，障害者が可能な限り，身体的，精神的，社会的および経済的に最高限度の有用性を獲得するように回復させることである.
1968	WHO	リハビリテーションとは，医学的，社会的，教育的，職業的手段を組み合わせ，かつ，相互に調整して，訓練あるいは再訓練することによって，障害者の機能的能力を可能な最高レベルに達せしめることである.
1981	WHO	能力障害あるいは社会的不利を起こす諸条件の悪影響を減少させ，障害者の社会統合を実現することを目指すあらゆる手段を含むものである. リハビリテーションは障害者を訓練してその環境に適応させるだけでなく，障害者の直接的環境および社会全体に介入して社会統合を容易にすることを目的とする. 障害者自身，その家族そして彼らが住む地域社会はリハビリテーションに関係する種々のサービスの計画と実施に関与しなければならない.
1982	国連障害者に関する世界行動計画	リハビリテーションとは，身体的，精神的，かつまた社会的に最も適した機能水準の達成を可能とすることによって，各個人が自らの人生を変革していくための手段を提供していくことを目指し，かつ，時間を限定したプロセスである. 機能の喪失や機能の制限を補償するための措置 (具体的には福祉用具など) などとともに，障害のある者の社会適応や再適応を促進するための措置も含まれる.
2017	WHO	リハビリテーションは，環境との相互作用における健康状態の個人の機能の最適化と障害を軽減するために設計された介入のセットである. 急性慢性の疾患，障害，外傷，妊娠，老化，ストレス，先天異常などの状況を含んだあらゆる健康状態の人に対して，生きて働き，学び，潜在能力を最大限に引き出すための活動である.

全米リハビリテーション評議会の定義およびWHOの最初の定義では目標とする状態を示し，その後のWHOの定義や国連の定義では手段・方法を示している．一方で，国連の定義はリハビリテーションを必要とする当事者の主体性を尊重している点が，ほかと異なっている．1980年以降の定義では，環境をも含むものに変化している．

　この変化の背景には，障害を医学モデルにより**機能・形態障害，能力障害，社会的不利**という三つの側面からとらえるICIDH（1980年）から，**医学モデル**と**社会モデル**を統合したICF（2001年）でとらえることへの変更がある．また，2018年の世界保健デーのテーマとして，**ユニバーサル・ヘルス・カバレッジ**（universal health coverage：**UHC**）が掲げられたことがあるといえる．UHCは「全ての人が適切な予防，治療，リハビリテーション等の保健医療サービスを，支払い可能な費用で受けられる状態」であり，SDGsの三つ目のゴールの中で達成が設定されている．

3　リハビリテーションを必要とする人とは

　保健医療福祉の現場におけるリハビリテーションは，歴史的には戦傷病者，肢体不自由児，視覚・聴覚障害児，知的障害児，精神疾患のある人などを対象として始まったが，2017年のWHOの定義内では「急性慢性の疾患，障害，外傷，妊娠，老化，ストレス，先天異常などの状況を含んだあらゆる健康状態の人」が対象となることが示されている．

❶急性期：回復可能な急性疾患や外傷，手術や化学療法の実施直後のような急性期に，活動性の低下，安静に伴う不動・不使用による筋力や活動耐性の低下，深部静脈血栓症，便秘などを生じることがある．これらの予防と改善のためにリハビリテーションが必要となる．

❷慢性疾患：慢性腎臓病，慢性閉塞性肺疾患，心不全などの慢性疾患では，急性増悪時は合併症の予防と機能回復のため，回復後は機能維持と悪化予防のためにリハビリテーションが必要となる．

❸後遺障害：疾患・外傷により後遺障害が生じた場合は，機能維持・向上，代償手段の適用，実生活への適応，社会生活への参加のためにリハビリテーションが必要となる．

❹妊産褥婦：近年では，妊産褥婦に対するリハビリテーションも行われている[2]．妊娠に伴う体型の変化や育児に起因する腰痛・骨盤帯痛，筋損傷，尿失禁，産後のうつなどに理学療法の有効性が示されている．

❺高齢者：加齢による構造上の変化や機能低下により，持久力，筋力，バランス機能は低下する．それらはフレイルやサルコペニアと呼ばれる状態に進展し，さらに転倒するリスクや感染症に罹患するリスク，回復困難などに結びつく．予防として適切な栄養摂取，生活習慣の是正，運動療法などが必要となる．

❻ストレス：健康といえどもストレスが改善されずに蓄積すると，生活習慣病

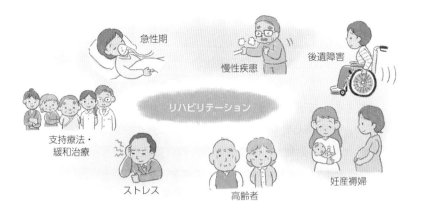

や慢性疼痛疾患，精神疾患などにつながる．交感神経の緊張を防止するために，リラクセーションを目的とした運動療法が行われている．

❼**支持療法・緩和治療の時期**：支持療法・緩和治療を行っている時期にも，「患者・家族の希望・要望を把握したうえで，身体的にも精神的にも負担が少ないADL（日常生活活動）の習得とその時期におけるできる限り質の高い生活を実現すること」[3)]を目的として，ADL・基本動作・歩行の安全性の確立，廃用症候群の予防・改善，浮腫の改善・症状緩和，ポジショニング，ストレッチなどによる疼痛緩和などを行っている．

　これらのことから，疾患や障害をもつ人に限らず，また，急性期から終末期のあらゆる健康状態の人がリハビリテーションの対象となる．

4 リハビリテーションの目的

　リハビリテーションの目的は，「生活・運動機能の改善や生活の質の改善」と「生命予後の改善」にあるといわれている[4)]．外傷性脊髄損傷のように，損傷時に障害がほぼ確定し，それ以上に進行しない場合は，そのときにある機能を維持・向上させるとともに，代償手段を用いて生活・運動機能の改善を図る．その人が希望する生活，その人らしい生活を送れるようにすることが，生活の質の改善につながる．

　一方，慢性的な呼吸機能障害や心機能障害のある人は，急性増悪時には生活・運動機能の改善や生活の質の改善を目的にリハビリテーションを実施する．回復以降もリハビリテーションを継続することで，再発や悪化を防ぐことができ，それが生命予後の改善につながる．

　これら二つの目的には，前述の支持療法・緩和治療の時期にある人におけるリハビリテーションの目的のように，対象の状態により下位の目的が存在する．

➡ 時期ごとのリハビリテーションの目的については，1章4節参照.

2 リハビリテーションの側面

　1968年，WHOはリハビリテーションの定義の中で，障害者の機能的能力を可能な最高レベルに達せしめる方法として「医学的，社会的，教育的，職業的手段を組み合わせ，相互に調整する」と示し，リハビリテーションに四つの側面があることを示唆した．また，国際リハビリテーション協会には，1960年代に常設委員会として医学委員会，社会委員会，職業委員会，教育委員会が置かれていた[5]点から，この時点で①医学的リハビリテーション，②社会（的）リハビリテーション，③教育（的）リハビリテーション，④職業（的）リハビリテーションの4分野が確立していたといえる．日本障害者リハビリテーション協会では，これらに加えリハビリテーション工学（参加支援工学）を1分野として追加している．

1 医学的リハビリテーション

　WHOは，**医学的リハビリテーション**について，「個人の身体的機能と心理的能力，また必要な場合には補償的な機能を伸ばすことを目的にし，自立を獲得し，積極的な人生を営めるようにする医学的ケアのプロセスである」（1969年）と定義している．日本のリハビリテーション医学の草分けである砂原は，「医学的リハビリテーションは，さまざまな訓練や工夫を重ねて障害者が自立した活動的な生活を送ることができるようにすること」であると示している[6]．

　医学的リハビリテーションは，実施時期により，①予防（的）リハビリテーション，②急性期リハビリテーション，③回復期リハビリテーション，④生活期（維持期）リハビリテーション，⑤終末期リハビリテーションに分けられる．

1 予防（的）リハビリテーション

　予防（的）リハビリテーションは，高齢者における転倒や転倒による骨折，がん患者の治療による合併症や後遺症を予防するためのリハビリテーションである．高齢者には地域の健康・運動教室などで行われ，がん患者にはがんと診断された直後から病院の外来で行われている．

2 急性期リハビリテーション

　急性期リハビリテーションは，脳卒中や心筋梗塞など急性発症するような疾患や，脊髄損傷や熱傷，多発性外傷などで，自ら動くことが困難な患者や安静により活動性が低下した患者を対象に行われている．発症直後または治療直後からポジショニングや関節運動，早期離床などを行い，廃用性症候群の予防，機能回復などを図る．

3 回復期リハビリテーション

　疾病や外傷の急性期を脱した後，より専門的，集中的にリハビリテーションを実施するのが，**回復期リハビリテーション**である．主として回復期リハビリ

plus α

医学的リハビリテーションとリハビリテーション医学の違い

医学的リハビリテーションはすべての分野の病気あるいは患者を対象とするものであり，リハビリテーション医学は主として，運動機能障害者のリハビリテーションに関わる臨床医学の一部門である[6]．

➡ 時期ごとのリハビリテーションの詳細については，1章4節参照．

テーション病棟において，機能の改善と社会生活への適応のために実施する．

4 生活期（維持期）リハビリテーション

　生活機能が一定の状態になり，在宅で過ごせるようになると，それまでに得た機能や能力を維持し，より快適な生活が送れるようにリハビリテーションを継続することになる．これが**生活期（維持期）リハビリテーション**である．生活期リハビリテーションには，医療保険による外来でのリハビリテーション，介護保険での通所リハビリテーション，医療保険・介護保険で行う訪問リハビリテーション，自費でのリハビリテーションがある．

5 終末期リハビリテーション

　終末期リハビリテーションは，緩和ケア病棟や在宅において病状が進行して生命を脅かされる状況の患者に対し，最期までその人らしい生活を送るために実施される．

2 社会（的）リハビリテーション

1 社会リハビリテーションの定義

　1986年，国際障害者リハビリテーション協会の社会委員会は，**社会リハビリテーション**について「社会生活力を高めることを目的としたプロセスである．社会生活力とは，さまざまな社会的な状況の中で，自分のニーズを満たし，一人ひとりにとって可能な最も豊かな社会参加を実現する権利を行使する力を意味する」と定義した．

2 社会リハビリテーションの内容

　社会リハビリテーションは，医療ソーシャルワーカー（medical social worker：MSW）を中心に，生活訓練指導員や公認心理師（臨床心理士）などにより，ケースワーク，グループワーク，コミュニティワーク，カウンセリング，ケアマネジメントなどの技法を用いて，対象となる人の社会生活力を高めるための支援として行われている．

　また，総合リハビリテーションセンターの障害者支援施設では，肢体不自由者，視覚障害者，高次脳機能障害者を対象に，障害をもって生活していく上での課題を解決するための技術を獲得できるように自立訓練を実施している．

　訓練の内容としては，日常生活活動（入浴・整容，服薬・健康管理等）と家庭生活の管理，公共交通機関の利用などの生活関連動作の訓練および住居環境の調整，家族への助言，福祉制度の利用といった環境調整である．

3 教育（的）リハビリテーション

1 教育リハビリテーションの定義

　教育リハビリテーションは，「障害児が教育により能力を開発し，人格形成を促し，そして社会の構成員になるための準備をするためのものであり，年齢階層を問わず，障害児者に関して行われる教育的支援である」といわれている[7]．

2 教育リハビリテーションの歴史

　障害をもつ子どもの教育に関しては，1878年に京都盲唖院が，1932年に肢体不自由児のための東京市立光明学校が設立された．その後，目に障害のある子どもは盲学校，耳に障害のある子どもは聾学校，肢体不自由児は知的障害児，病弱児とともに養護学校で教育を受けていた．2007（平成19）年に学校教育法の一部が改正・施行され，特別な場で教育を行う「特殊教育」から，一人ひとりのニーズに応じた適切な指導および必要な支援を行う「特別支援教育」に転換し，盲・聾・養護学校は特別支援学校になった．

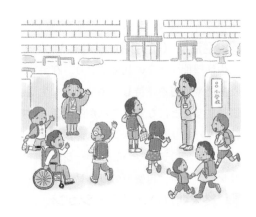

　また，2006年の国連総会で「障害者の権利に関する条約」が採択され，日本は2007年に署名，2014年に批准した．第24条では「教育についての障害者の権利」を実現するための「障害者を包容するあらゆる段階の教育制度及び生涯学習」として，**インクルーシブ教育システム**が提唱されており，障害のある子どもが障害のない子どもと共に教育を受ける機会が与えられるようになった．

3 特別支援学校と特別支援学級・通級

　特別支援学校では，幼稚園，小学校，中学校または高等学校に準ずる教育を実施するとともに，障害による学習上または生活上の困難を克服して自立を図るために，必要な知識・技能を授けている．

　また，特別支援学級や通級も設置され，発達障害の子どもも対象に含められるようになった．**特別支援学級**は，小学校，中学校などにおいて障害による学習上または生活上の困難を克服するために設置される学級であり，**通級**では通常の学級に在籍し，通常の学級での学習におおむね参加でき，一部特別な指導を必要とする児童生徒に対して，障害に応じた指導を行っている．

　義務教育に関しては，このような体制において，障害に応じた教育課程，少人数の学級編制，特別な配慮の下に作成された教科書，専門的な知識・経験のある教職員，障害に配慮した施設・設備などを活用した指導や支援が行われている．しかし，教育リハビリテーションは，義務教育に限られるものではなく，大学や大学院での教育，社会教育，生涯教育も含んでいる．

4 職業（的）リハビリテーション

1 職業リハビリテーションの定義

　世界労働機関（International Labour Organization：**ILO**）は，1955年に「身体障害者の職業更生に関する勧告」（第99号）を採択しているが，その中で「職業リハビリテーションは，障害者が適切な職業に就きそれを維持することができるように計画された職業的なサービス（例えば，職業指導，職業訓練および選択方式による職業紹介）の提供を含む，継続的で調整されたリハビ

リテーションプロセスの一部である」[8]と定義している．また，ILOは1983年の「職業リハビリテーション及び雇用（障害者）条約」（第159号）で，**職業リハビリテーション**の目的を，「すべての障害者が適切な雇用を確保し，継続し，かつ向上させ，それによって障害者の社会への統合または再統合を促進することである」[8]と示している．

② 職業リハビリテーションの対象と内容

職業リハビリテーションの対象となる人は，ILOの条約において「正当に認定された身体的または精神的障害のため，適当な職業に就き，これを継続しおよびその職業において向上する見通しが相当に減少している者」[8]と規定されている．日本では，1987（昭和62）年に身体障害者雇用促進法から障害者雇用促進法に改正されたことで，対象の範囲が拡がり，心身の障害によって働くことが困難な人が経済的な基盤を得るために，専門的な介入が行われている．

職業リハビリテーションは，ハローワーク，障害者職業センター，障害者雇用支援センター，障害者就業・生活支援センター，障害者職業能力開発校，就労移行支援事業所などで行われている．作業療法士（OT ➡p.49参照），障害者職業カウンセラー，職場適応援助者（ジョブコーチ），障害者専門支援員，職業相談員などにより実施され，主な介入内容は，職業評価，職業指導，職業準備訓練と職業訓練，職業紹介，保護雇用[*]，就労安定支援などである．

5 リハビリテーション工学

リハビリテーション工学は，「一人ひとりのリハビリテーション（全人的復権）を支え，豊かな人生を実現するため，工学的技術を活用して道具や機器，住環境，社会環境，教育，システムなどを改善あるいは開発して，個別に適用を図るための支援技術とシステムのことである」といわれている[9]．

人工発声システム，義肢・義足，車椅子，機能的電気刺激[*]（FES）など，障害をもつ人々の能力改善のために便利な機器を提供すること，歩行の分析，上肢の筋力，運動の反応時間，関節の動きなどの測定と測定値の処理，訓練プログラムの作成などが含まれる．

6 総合リハビリテーション

前述のリハビリテーションは，独立して存在するわけではない．密接に関わっており，**総合リハビリテーション**あるいは**トータルリハビリテーション**として提供される必要がある（**図1-1**）．1960年代後半～1970年代前半の国際リハビリテーション協会の各委員会においては，他委員会との協力を進めることの重要性が取り上げられており，それぞれの分野は，総合的なリハビリテーションを行うための一側面として位置付けられていた．

また，「障害者の権利に関する条約」の第26条「ハビリテーション及びリハビリテーション」では，障害者が，最大限の自立，十分な身体的，精神的，社

用語解説[*]
保護雇用

障害により，雇用市場における一般の条件では雇用されない人々のために，特別の配慮のもとで提供される雇用形態のこと．

用語解説[*]
機能的電気刺激

失われた運動機能に対し，電気刺激を用いて合目的動作を再建する生体電子工学的方法のこと．脊髄損傷や脳卒中などにより，中枢神経系に障害を受けた患者の興奮性が維持されている下位運動ニューロンに対して適切な電気刺激を与えることで筋を収縮させる．

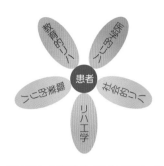

第1段階：各分野が「リハビリテーション」という共通の理念を目指して歩み寄りを始める.

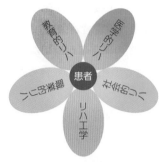

第2段階：一応の統合が進むが，おのおのが独立の分野であるという意識が強い.

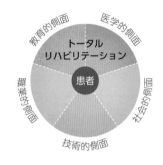

第3段階：おのおの，「トータルリハビリテーション」の一側面を担っているととらえている.

図1-1　トータルリハビリテーション

会的および職業的な能力の達成・維持，生活のあらゆる側面への完全な包容（インクルージョン）および参加の達成・維持のために，締約国は保健，雇用，教育および社会に係るサービスの分野において，包括的なサービスやプログラムを企画・強化・拡張しなければならないことが示されている.

　リハビリテーションの対象となる人がその人らしく生きることの権利を維持・回復するためには，分野を越えた包括的なアプローチが必要といえる.

3 リハビリテーション看護とは

1 リハビリテーション看護の専門性と役割

　リハビリテーション医療は，あらゆる医療分野の職種が協働して展開する.その一つであるリハビリテーション看護では，心理・身体・社会の機能的障害をもち，生活の再構築に直面した人々を対象とし，健康と生活の視点から，その人らしい暮らしの復権を目指して看護の専門的知識・技術を用いて支援する.この支援は対象となる人の過去から現在・未来につながる連続的なケアで，成長・発達・老化の段階や生活背景を踏まえて実践される.これらを踏まえ，リハビリテーション看護の専門性や役割について述べていく.

　リハビリテーション看護の対象となる人は，当事者として体験する心理機能的な変化，運動・感覚障害から生じる身体（形態）機能的な変化を複雑にもち合わせ，またそれらにより当事者の社会環境が影響を受け，社会機能的な変化も生じている状態にある（図1-2）.それを理解した上で，看護職はリハビリテーション看護として対象となる人の「いのちを守る」「からだとこころを整える」「生活を再構築する」「暮らしを支える」役割をもつ（図1-3）.

1 いのちを守る

看護職は「**いのちを守る**」ために患者の健康と生活状態をアセスメントし，異常の早期発見，基本的ニードの充足を援助する．主に集中治療領域で医学が疾患治療を行う過程の中で展開される援助であり，超急性期に重点的になされることが多い．しかし超急性期を脱した時期でも患者が健康状態の悪化を示す場合は，「いのちを守る」視点が再度重要となる．

原疾患の治療が効果的に実施されるよう，医師などの他職種と協働し，異常の早期発見，呼吸・循環の維持，体温調節などの恒常性の維持，コンフォート（心地良さ）の提供に努め，自然治癒力の回復を促す．これらの援助はクリティカル・急性期看護とも重なる点であるが，今後のリハビリテーションプロセスの中の初段階として，非常に重要かつ不可欠な援助内容である．加えて，原疾患の治療の中で生じる廃用症候群の予防や残存機能の維持，合併症予防のための援助が必要となる．

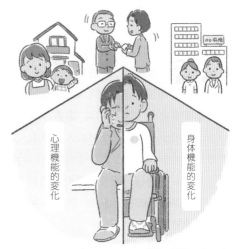

図1-2　リハビリテーション看護の対象となる人

2 からだとこころを整える

「**からだとこころを整える**」ことで患者の順調な回復と生活の再構築につなげていく．からだとこころは互いに影響し合い，健康と生活状態が表現される．

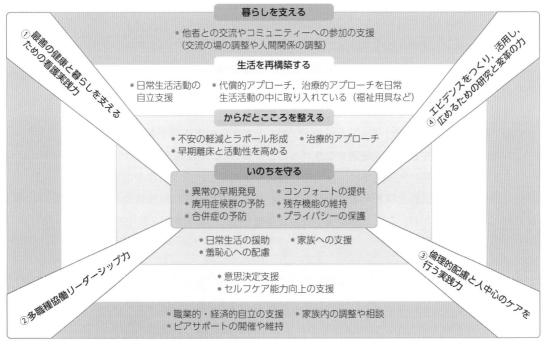

図1-3　リハビリテーションにおける**看護職の役割**

「からだ」である身体の形態機能的様相に対しては，障害などで変化した身体の活動耐性を再び高め，早期離床を図り，食事や排泄などの日常生活活動につなげる支援が必要である．「こころ」と称される不安や心配，ショック，落ち込みなどの心理機能的様相に対しては，患者が安心してリハビリテーション医療が受けられるよう，さらにリハビリテーションプロセスに意欲がもてるよう患者と信頼関係を確立しながら寄り添い，不安や心配事の傾聴と緩和を行う．療養環境にも目を向け，患者のストレスの原因を軽減し，羞恥心への配慮やプライバシーの保護などの人権尊重，家族との面会や家族支援にも十分に心掛け，常にからだとこころの両側面への影響を検討する必要がある．

これらの援助は，亜急性期でなされることが多いと想定するが，「いのちを守る」の保障が前提であり，次の「**生活を再構築する**」につなげるためにも重要な援助である．

3 生活を再構築する

看護職は，理学療法や作業療法といった他職種による機能的回復訓練が積極的に提供される時期に，訓練成果が日常生活活動や活動範囲の拡大につながるようベッドサイドで支援する．昨今，日常生活活動の再獲得を目的として，看護職も代償的アプローチ*からの支援だけではなく，治療的アプローチ*からの支援を積極的に提供する場合がある．これは主に脳神経系疾患の患者を対象とする場合に認められるが，麻痺による利き手交換や福祉用具の選定といったアプローチだけでなく，麻痺手も使った日常生活活動の再獲得のアプローチをしている．また代償的アプローチにも，人工知能などを使ったハイテクノロジーが導入されるようになっている．これらも含めて看護職は，患者の日常生活活動につながるリハビリテーションの具体的目標を患者と共に設定し，実現できる方法を検討・実践する必要がある．

また，患者の生活再構築への積極性を労ったり，成果を承認したりする心理的機能への対応も重要である．患者が望む生活を患者自身が再構築できるよう，意思決定の支援やセルフケア能力を高める必要がある．生活を再構築するプロセスは，患者と看護職のパートナーシップのもとで実現できるのである．

これらの支援は，主として回復期でなされることが多いが，亜急性期でもなされることがある．特に回復期では，在宅や社会復帰を想定し，患者自身が主体的に取り組み，達成感を味わえるように支援したり，患者や家族に健康管理や介護方法を指導したり，在宅での環境や社会資源の利用について相談に応じたりすることが求められる．

4 暮らしを支える

そもそもリハビリテーション（re-habilitation）の意味は，前述の通りで再びその人に適した状態になること，つまり全人的復権を指す．それを踏まえると「生活を再構築する」の次の段階として，家族を含めた他者との交流やコミュニティへの参加，職業的・経済的自立が，人の暮らしとして有意義なもの

用語解説＊
代償的アプローチ

麻痺側ではない健側の手足など，残った心身機能の活用や障害された上下肢などへの補助具の活用，使いやすいように手すりを設置するといった環境の調整を行うことで，障害は変化はなくても，代わりの心身機能を活用することで日常生活を送りやすくする取り組み．

用語解説＊
治療的アプローチ

麻痺や言語，認知機能障害など，疾患によって生じた心身機能の障害に対して回復を目標とした医療を提供する取り組み．

となる．自宅内の生活ではなく地域社会に存在し他者と交流できること，すなわち，周囲の偏見や物理的環境の障壁といった社会的不利のない状況が最善である．しかしながら，意識障害や高次脳機能障害，失語症などが原因で他者や社会との関わりがもちにくくなり，ひきこもりや孤立状態が生じる可能性は高い．

看護職は，療養者の意思を尊重したコミュニケーション方法の工夫や人間関係の調整，交流の場の設定と調整を行い，**その人らしい暮らしを支えていく必要がある**．近年は，当事者同士のピアサポートや団体により，自ら積極的に関わろうとする場面，当事者同士で助け合う場面も見受けられる．看護職は，ケアする側・される側の関係性を乗り越え，パートナーシップの立場から療養者と関わり，家庭や地域社会の中で主体的交流ができるよう支援していく必要がある．これらの時期は，生活・維持期と呼ばれ，非常に長い期間が相当する．

2 リハビリテーション看護の専門的能力

リハビリテーション看護の専門的能力の内容は，WHOが**リハビリテーションコンピテンシーフレームワーク***（rehabilitation competency framework）としてリハビリテーションに関する専門的能力を発表している[10]．加えて，アメリカリハビリテーション看護師協会（Association of Rehabilitation Nurses）[11]やオーストラリアリハビリテーション看護師協会（Australasian Rehabilitation Nurses' Association）[12]では，WHOの五つの専門的能力を参考にした上で具体的な能力を提示している．

それらを鑑み，日本のリハビリテーション看護の専門的能力をまとめてみると次の四つを示すことができる．①**最善の健康と暮らしを支えるための看護実践能力**，②**多職種協働リーダーシップ力**，③**倫理的配慮と人中心のケアを行う実践力**，④**エビデンスをつくり，活用し，広めるための研究と変革の力**である（➡p.21 図1-3 参照）．

1 最善の健康と暮らしを支えるための看護実践能力

対象となる人の「健康を促し，障害を防ぐ」「自己管理能力を育てる」「安全かつ効果的なケアを提供し，過ごしやすい生活を送れるようにする」能力である．リハビリテーション看護として，対象となる人の障害の悪化や新しい障害の出現を防ぎながら最善の健康を促す能力が重要である．さらに対象となる人の自己管理能力を育てるためには，その人のヘルスリテラシーを高め，意思決定能力を高める支援力が必要である．安全かつ効果的なケアを提供するには，その人を理解するアセスメント力，現時点で最も安全で効果的なケアに関する情報収集と技術の習得が必要である．

2 多職種協働リーダーシップ力

「多職種間・職種内連携を構築する」「多職種間・職種内における包括的ケアをプランし実施する」「効果的な多職種間・職種内連携を構築し，ケアの説明責任を果たす」「リハビリテーション看護の知識を多職種と共有し，普及する」

「常に地域や国際的な健康政策の知識をもち，地域レベル，国際レベルの団体に属しながら状況や課題を伝え，議論する機会をもつ」能力である．リハビリテーションは看護職だけで展開されるものではなく，対象となる人の最善の健康と暮らしを支えるために多職種や職種内，あるいは国内外で連携し協働してリハビリテーションを行う．その中で，看護専門職としてリハビリテーション看護を展開していくリーダーシップ力が必要となる．

❸ 倫理的配慮と人中心のケアを行う実践力

「対象となる人と家族中心のケアを提供する」「文化的個別性・多様性を尊重し，対象となる人を偏見なく理解する」「自己擁護のために対象となる人をエンパワーする」「包括的ケアのプランと実施時には，看護職が常に対象となる人と家族中心にケアを考え，同意のもとにリハビリテーションの目標を定める」ことが必要である．専門職として対象となる人の人権擁護，その人を中心にリハビリテーションのケアを展開することが重要となる．この専門的能力は，看護基礎教育レベルの能力か大学院教育レベルか，論議が分かれるところである．

❹ エビデンスをつくり，活用し，広めるための研究と変革の力

効果的な看護実践を行うため，リハビリテーション看護の専門性をより明確にするために求められる能力である．エビデンスをつくり，それらを有効に活用することは専門職に必須の能力であり，それはリハビリテーション看護においても同様である．看護実践とともに研究を実施し，エビデンスの蓄積と公表，エビデンスを基盤とした看護実践や政策における変革を目指す．対象となる人のQOL維持や改善のために必要となる科学技術の使用も変革を意味する．科学技術とは，ロボティクスやAI，テレナーシング，高度医療機器などの最新技術のことで，それを多職種協働で使用する寛容さと看護実践に導入する変革的行動も専門的能力として重要である．

これらの専門的能力は，通常は新人・中堅・高度実践看護師によって分類している．看護職は，常にこれらの能力を培う意識をもつこと，そして看護基礎教育や継続教育の中で，これらが培えることを保証することが望ましい．

3 リハビリテーション看護の発展

❶ リハビリテーション看護の始まり（1940年代）

リハビリテーションの原点は1節で述べた通りだが，医学としてのリハビリテーションは，1940年代の第二次世界大戦時，ハワード（Howard, A.R.）によってアメリカで確立された．その後，ハワードのもとで看護主任をしていたモリッシー（Morrissey, A.B.）が1949年に執筆した論文「Rehabilitation care for Patients」[13]で，看護におけるリハビリテーションがアメリカ内で意識されるようになった．モリッシーは複数の論文で，自らの臨床看護経験からリハビリテーション看護の考えや看護実践のあり方を述べ，看護界に影響を与

えた[14-16].

2 日本におけるリハビリテーション看護の始まり（1950年代）

日本でも，「Rehabilitation care for Patients」[13]は翻訳されたが[17]，rehabilitationという言葉や考えは浸透しなかった．そのため論文はさまざまに意訳された上での公表となった．初めてリハビリテーションの言葉が日本の看護界に広まったのは，1955年に看護の職能団体で「リハビリテーション」をテーマにシンポジウムが開催され，その詳細が機関紙[18]に掲載されてのことだった．当時は第二次世界大戦後で，戦傷者や結核患者，精神障害者の社会復帰が問題となっており，機能訓練や自助具，日常生活改善の工夫なども臨床看護師が看護の中で行っていた．

同時期にアメリカでリハビリテーション看護を学んだ看護職の遠藤が，帰国後にリハビリテーション看護の内容を報告し，基礎看護教育の重要性，大学院教育での専門性を提唱し始めた[19, 20]．その後，看護学雑誌でリハビリテーションの特集[21]が組まれ，リハビリテーション看護に関する書籍が続々と刊行されるようになり，看護におけるリハビリテーションの重要性が強調され始めたが，リハビリテーション看護の看護基礎教育・大学院教育については時期尚早とされ浸透はしなかった．

3 リハビリテーションの対象となる人・時期の変化（1960年代）

1960年代後半には，理学療法士や作業療法士が国家資格となり，第1回の国家試験には看護師も多く受験する状況となった．この時期は，日本社会の経済成長とともに人々の生活も飛躍的に豊かになり，リハビリテーションの対象も戦傷者から交通事故者や労働災害，生活習慣病による障害者に変化した．

また，医療技術の発展により救命可能となり，障害をもちながらの生活を考えた上で，急性期から早期リハビリテーションを行うことへの重要性が認識されるようになった．この急性期リハビリテーションについては，安静臥床から早期離床への転換が起こり，1990年後半ごろまで飛躍的に急性期リハビリテーション看護の研修会やセミナー，学会発表を認めるようになった．

4 リハビリテーション看護の専門性に対する議論（1980年代）

1980年代には，リハビリテーション看護に専門性があるのかという議論が起こるようになった．看護職であれば誰でも提供可能なジェネラルナースによる看護であると主張する側と，リハビリテーション看護は特有で高度な知識と技術が必要な専門性のあるスペシャリストナースによる看護であると主張する側に分かれた．その後，医療全体に専門領域の細分化が進んだことで，看護の専門性にも波及し，リハビリテーション看護に関する学術団体（学会）の設立につながった．学術団体の設立により，急速にリハビリテーション看護の研究数が増加したが，ジェネラルナースによる看護かスペシャリストナースによる看護かの議論は継続した．

5 終末期患者へのリハビリテーション看護（2000年代）

2000年代に入ると，終末期患者に対するリハビリテーションが重要視されるようになった．回復の見込みが著しく低下した状態で行われるリハビリテーションは，これまで軽視されていた．しかし最期までその人らしく活動し，さまざまな感情を表現しながら生活を営むことは人権尊重の意味で不可欠である．合併症や転倒などの事故から生じる苦痛を最大限減らし，寝たきりを防ぎながら可能な範囲で活動できる心身状態を保つ．そのため，終末期においてもリハビリテーションは必要であり，患者の希望や安寧を支えるリハビリテーション看護は重要といえる．

6 災害時におけるリハビリテーション看護

日本はここ数十年に渡り，さまざまな自然災害に遭遇している．日本の国土は位置，地形，地質，気象といった自然条件から台風，豪雨，豪雪，土砂災害，地震，津波，火山噴火といった自然災害が発生しやすい．これを踏まえると災害時のリハビリテーション看護についても，超高齢社会におけるリハビリテーション看護と同様，日本が高い意識で取り組み，研究の遂行とエビデンスの集積をする必要性が高い．

災害時のリハビリテーション看護は，災害に見舞われた人を対象とするため難易度を極めるものである．高齢者・要介護者・障害者・妊婦や乳幼児などを対象に，災害による生活不活発状態*の軽減，症状悪化や合併症の予防をはじめ，社会全体の早期自立に向けて包括的視点からリハビリテーション看護が必要となる．

用語解説 *
生活不活発状態
さまざまな原因によって日常生活行動ができないことにより，動かない（日常生活活動が活発にできない）ことが続き，心身機能が低下した状態．

7 脳科学の発展に伴うリハビリテーション看護

1990年，当時アメリカ大統領であったブッシュ（George H. W. Bush）が1990年代をDecade of the Brain（脳の時代）と称し，研究やコミュニティの推進，研究費の投入をしたことがきっかけで，脳に関する科学研究が急速に進化した．これを受けて日本も2010年以降，日本学術会議や国立研究開発法人日本医療研究開発機構が脳科学研究を推進し，研究成果がリハビリテーションにも生かされるようになった．人間の脳と機械やコンピューターを直接的につなぐ最先端技術（**ブレイン・マシン・インターフェース：BMI**）の開発が進み，BMIを活用して脳卒中や脊髄損傷による麻痺の改善に取り組むリハビリテーションが行われるようになった．これらは対象となる人が限定されているため効果の波及は広くはないが，これまでのリハビリテーションの概念を変換させる理論とエビデンスが蓄積され始めている．リハビリテーション看護においてもこれらの科学技術の進歩を理解した上で，少しずつこれまでのケア方法が変換されてきており，脳卒中後の麻痺手の回復を目指したケアなどが導入され始めている．

➡ BMIについては，3章2節p.70参照．

2010年以降，脳科学研究の急速な進歩と技術の発展とともに，人権の観点から医療技術の提供時の倫理について改めて問われるようになった．リハビリ

テーション看護としても常に倫理的観点を念頭に置き，ケア提供をしていく必要がある．

８ リハビリテーション看護の現在

2022年12月時点で，日本看護協会が認定する「**脳卒中リハビリテーション看護認定看護師**」は計742名で，リハビリテーションは認定看護師教育課程のカリキュラムの中に盛り込まれている．しかしながら昨今は，リハビリテーション自体が「がん看護」「急性期看護」「在宅看護」「災害看護」などあらゆる看護領域で必要なケアであるとされ，看護基礎教育や高度実践看護教育の中に含まれる必要があるといわれている．

ヨーロッパやアメリカでは，認定看護師の一つとしてリハビリテーション看護（certified rehabilitation registered nurses）があり，脳卒中やクリティカルケアといったほかの認定看護師資格と併せてリハビリテーション看護の資格を取得する看護師が多く見受けられる．

以上の通り，現在のリハビリテーション看護は，対象や提供場所が多様化し，あらゆる対象，あらゆる領域で必要とされる看護となっている．対象となる人のリハビリテーションのニーズに対応するには，その人一人ひとりの健康状態をアセスメントするとともに，健康状態と心身機能が及ぼす社会機能への影響を総合的にアセスメントし，さらに人権を尊重するための倫理的配慮を踏まえた包括的アセスメントの能力が求められる．

そして，リハビリテーション看護の発展のために学術団体の推進と研究の遂行，リハビリテーション看護のエビデンスの公表，ケア技術の標準化やガイドラインの作成，ひいては診療報酬化を達成しリハビリテーション看護に携わる看護職の地位向上，学問的確立につなげる必要がある．

4 時期および目的からみたリハビリテーション看護

症状・疾患の状態は，発症からの段階によって，①急性期，②回復期，③生活期（維持期），④終末期（ターミナル期）の病期で呼ばれることが多い（図1-4）．これらの段階の時間的経過は，発生した疾病や外傷，障害やその状態によりそれぞれ異なるため，画一的には規定されず，ある人にとって急性期が数日単位になることもあれば，維持期が数十年という長期間になることもある．回復期や慢性期に移行した後に，急性増悪や再発などで病期を行ったり来たりする場合もある．

リハビリテーション看護の対象として，経過が長期で慢性的な状態にあるような人を想定しやすいが，急性期から終末期，そして死までの期間が比較的短いような人の場合も含まれる．リハビリテーションの経過別ステージに明確な定義はなく，必ずしも病期と一致するわけではない．リハビリテーションの場（病棟・施設）との関連でとらえる見方もある．リハビリテーション看護は，

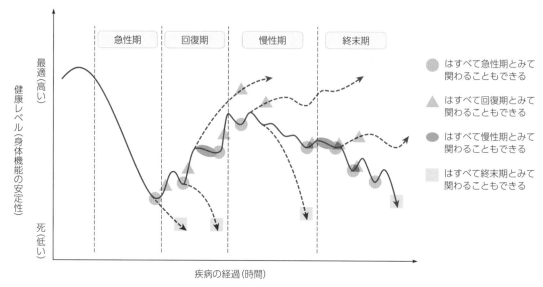

急性期　回復期　慢性期　終末期

健康レベル（身体機能の安定性）

最適（高い）

死（低い）

疾病の経過（時間）

● はすべて急性期とみて関わることもできる

▲ はすべて回復期とみて関わることもできる

● はすべて慢性期とみて関わることもできる

■ はすべて終末期とみて関わることもできる

医学的診断がついていなくても身体機能の変化に焦点を当てて本人の主観，健康観によっても健康レベルを考えることができる．

吉田澄恵. 成人看護学概論. 第5版. メディカ出版，2022. p.81.（ナーシング・グラフィカ. 成人看護学1）

図1-4　健康レベルでとらえる疾病の経過

すべてのステージにおいて，二次障害の予防や，最大限の機能維持，ADLの獲得，QOLの向上や社会生活などへの介入を行うことが求められる．

1 予防的リハビリテーションにおける看護

1 予防的リハビリテーションの目的

　予防的リハビリテーションは，生活不活発による心身機能の低下，いわゆる廃用症候群*の発症予防や，がんなどの手術療法，化学療法および放射線治療に起因する障害の予防，加齢に伴う機能低下の予防などのために行われる．

2 予防的リハビリテーションの特徴と看護

　リハビリテーションは前述の通り，障害を負った人の全人的復権を目指すものであるが，発生した疾病・障害の時間的な経過による分類だけでなく，各時期の治療などから生じる障害が発生する前に予防的に介入するという，目的からの分類である「予防的リハビリテーション」があり，近年積極的に行われるようになってきた．

　主な予防的リハビリテーションの内容としては，①安静臥床などの不活発な状態から生じる廃用症候群を予防する目的で行われるもの，②がんなどで行われる治療に当たり，治療前の体力および機能の維持向上を目的として行われるもの，③加齢による機能低下の漸減化を予防する目的で行われるものなどがあり，医療機関や地域・在宅を問わず，さまざまな場所で行われる．

| 1 | 廃用症候群の予防

　廃用症候群は，原疾患そのものや治療上必要な安静臥床，入院などによる生

用語解説 *
廃用症候群

disuse syndrome. 安静などによって筋肉・骨・関節などの機能が適切に使われないために生じる筋萎縮，骨萎縮，関節拘縮．運動機能障害だけではなく循環器障害や自律神経障害，精神障害などの全身症状が含まれる．
廃用症候群は医学用語で，看護用語としては「廃用」の語感がよくないとして「不使用性シンドローム」と訳される（NANDA看護診断2009-2011）．

活の変化に伴って，不動と不活発な状態になったことで生じる，全身の器官や組織のデコンディショニング*（機能低下）が複雑に関連し合った徴候である．主なものとして，関節や筋肉の萎縮による筋力低下，血圧調節機能の低下による起立性低血圧，末梢循環の停滞による深部静脈血栓症や褥瘡，呼吸機能の低下による肺水腫，嚥下機能の低下による誤嚥性肺炎や低栄養，排泄機能の低下による便秘や尿路感染，認知機能の低下による興味減退や抑うつといった症状が生じる．

予防としては，臥床状態からの**早期離床**，**早期自宅復帰**を目指して積極的に身体を動かすことが重要となる．ただし，治療上安静臥床が必要な場合は，ベッド上やヘッドサイドで可能な**ROM訓練**や**基本動作訓練**が行われる．疼痛や体動への不安感がある場合には，その軽減に努め，活動意欲を低下させない関わりが重要である．

|2| 治療前の体力および機能の維持向上

開腹や開胸を伴うがんの周術期には，呼吸機能の低下や呼吸器合併症を起こしやすい．絶食によって口腔自浄作用が低下しやすく，縦隔内への侵襲による反回神経麻痺や，気管挿管の長期化を伴う場合は誤嚥性肺炎のリスクが高くなる．これに対して，インセンティブスパイロメトリーを使用した自主訓練や呼吸リハビリテーション，**口腔ケア***（口腔清掃ならびに嚥下リハビリテーション）などが行われている．また，乳がん術後の上肢機能障害やリンパ浮腫に対しては，予防的な運動が行われている．

化学療法や放射線療法などの手術以外の治療においても，骨髄抑制による全身倦怠感，合併症や疼痛などによって臥床がちになり廃用症候群となるリスクが高い．これらの治療中には，悪心・嘔吐や食欲不振といった有害事象が出現する場合も多く，栄養状態は悪化する．がん患者では，がんの悪液質によっても低栄養状態となることが多く，筋肉が萎縮して活動性が低下するため，活動性の維持だけでなく**栄養管理**も重要である．

近年では，がんの診断治療の進歩に伴い，**がんサバイバー***が飛躍的に増加している．がんサバイバーにとって予防的リハビリテーションは，健康状態を良好に保ち，治療を安定して受けられるための重要な支持療法*であるといえる．

|3| 加齢による機能低下の漸減化

人は加齢に伴って心肺持久力が低下し，それに伴い歩行能力・耐久力が低下する．日常生活が不活発となり，さらなる持久力の低下や廃用症候群を引き起こす悪循環につながる．このような変化をとらえ，介入（治療や予防）が行われることを促進するためにサルコペニア，ロコモティブシンドローム，フレイルといった用語が使用され，これらへの対策が重要視されている．

a サルコペニア

サルコペニアは加齢により筋肉量の減少や筋力が低下している状態を指し，2016年に国際疾病分類に登録された．基本動作の低下や転倒リスクの因子と

用語解説 *
デコンディショニング

なんらかの原因（傷害，外傷後後遺症，疫病，疲労，過度な安静，長期臥床など）を原因として，身体的・精神的・社会的機能が低下すること．

コンテンツが視聴できます（p.2参照）

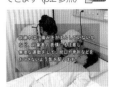

●関節可動域訓練
（ROM訓練）〈動画〉

用語解説 *
口腔ケア

口腔内の衛生状態や口腔機能の維持・改善を目的として行われる，口腔内や義歯の清掃，乾燥予防や摂食嚥下訓練等のこと．歯の欠損や口腔機能の低下，易感染性が問題となりがちな要介護者・高齢者では，口腔ケアによる栄養状態の改善や誤嚥予防，咀嚼運動による脳機能の活性化，QOLの向上が期待されている．

●嚥下リハビリテーション
〈動画〉

用語解説 *
がんサバイバー

がん体験者．治療した人だけでなく治療中，治療後の患者も含め，がんを経験したすべての人を指す言葉．米国がんサバイバーシップ連合（NCCS）の定義では，患者のみならず家族，友人なども含むとしているが，通常は患者本人に用いられる．

されている．

b ロコモティブシンドローム

ロコモティブシンドロームは，2007年に日本整形外科学会によって新しく提唱された概念で，「運動器の障害のために移動機能の低下を来した状態」を表す．筋肉や筋力の要因だけでなく，関節の痛みや骨粗鬆症による骨折なども含んだ運動器全般の障害を対象としている．要介護・要支援状態となる原因は運動器障害が多く，ロコモティブシンドロームがあることは日常生活自立度の低下の主な要因とされる．

c フレイル

フレイルは，厚生労働省研究班の報告書[22]では，「加齢とともに心身の活力（運動機能や認知機能等）が低下し，複数の慢性疾患の併存などの影響もあり，生活機能が障害され，心身の脆弱性が出現した状態である」とされている．また，フレイルはサルコペニアやロコモティブシンドロームを含んだより広範囲の概念であるため，多方面からとらえる必要があり，運動機能や栄養状態などの低下を**身体的フレイル**，認知症やうつ病などによる生活活動障害を**精神心理的フレイル**，活動量制限につながる独居や閉じこもりによる経済的困窮などを**社会的フレイル**と呼ぶ．ただし，健康な状態と介護が必要な状態の中間の意味であり，適切な介入によって改善し健康寿命を延伸できる「可逆性をもった状態」であることも強調されている．

❶**身体的フレイルの予防**：サルコペニア，ロコモティブシンドロームを含む身体的フレイルの予防としては，筋量を維持するための適正な栄養管理（エネルギー，タンパク，ビタミンDなどの摂取）と，レジスタンス運動・有酸素運動を組み合わせた運動療法が行われる．また，ロコモチェックや骨密度検査を推奨し，高齢者の関心を高め，早期に介入につなげることも重要である．

❷**精神心理的フレイルの予防**：孤独感が強い高齢者では，認知機能の低下や抑うつのリスクが高いため，地域活動や文化活動などの社会参加を促すことが精神心理的フレイルの予防につながる．特に認知機能の維持に対しては，回想法や音楽療法，家族への介入などが行われている．

❸**社会的フレイルの予防**：経済的困窮などの社会的フレイルへの直接的な介入は，看護職だけでは困難な場合も多い．しかし，対人関係を維持し，地域資源や公的サービスなどの情報提供を行うなど間接的な介入によって予防や改善につなげることは可能である．

以上のように，高齢者に対するリハビリテーションにおいては，機能低下や障害のない元の状態に戻したり，運動習慣をもったりするだけでなく，障害をもちつつもその人らしく生きるために，その人の能力を最大限に生かして，能力障害や社会的不利などを軽減し，社会との関わりを維持していくことが大切である．

用語解説 *
支持療法

サポーティブケアともいう．疾患そのものに対する症状や治療による副作用に対し，予防や軽減させる治療だけではなく，心のケアや，社会的負担への支援など，患者・家族ができる限り多くの利益を受けられるように支援すること．

plus α
ロコモのチェック

現在さまざまなWEBサイトにて，自分がロコモティブシンドローム（ロコモ）かをチェックできる．代表的なチェックとして，下肢筋力・歩幅・からだの状態や生活状況で調べる「ロコモ度テスト」，日常生活活動でロコモの徴候をチェックする「ロコモチェック」などがある．

2 急性期リハビリテーションにおける看護

1 急性期リハビリテーションの目的

　急性期リハビリテーションは，症状・状態の出現が急速であり，かつ生体への侵襲が著しく生命の危機に脅かされていて全身的な医学管理を必要とする急性期の状態にある患者に対して，障害の拡大や二次障害の予防を目的として行われる．

2 急性期リハビリテーションの特徴と看護

　主に救命救急センターやICU*，CCU，HCU，SCUなどで行われる．障害発生直後の急性期においては，意識レベルが低下してモニター類を装着しなければならないような病態も多く，生命維持のために多くの治療・処置が集中的に行われる．臥床状態が続き，低運動となり廃用症候群を起こしやすい．

　急性期リハビリテーションでは，まずバイタルサインの安定を図り，その上で関節拘縮や筋力低下，褥瘡，起立性低血圧などの廃用症候群を予防する．また，体位変換，早期座位保持，筋力低下の予防などを積極的に行い，患者自身ができるADLをサポートする．さらに，患者の家族に対しても，患者の状態や行われている医療処置を説明するなどの心理的援助も重要である．

　近年では，血圧や呼吸管理など重篤化回避のモニタリングやケアを十分に行った上で段階的に離床を進めていくことが，意識レベルの改善や機能障害の改善に有用であるとされている．急性期において異常を早期発見したり，障害の拡大や二次障害を予防したりするためにリハビリテーション看護の果たす役割は大きく，急性期におけるケアによって障害の予後やQOLが大きく左右される．

3 回復期リハビリテーションにおける看護

1 回復期リハビリテーションの目的

　回復期リハビリテーションは，生命危機を脱出し，社会生活への再適応に向けて準備を進める時期に，疾病や外傷後の機能回復，あるいは永続的に失われた機能・能力に対する代償を促進するために行われる．

2 回復期リハビリテーションの特徴と看護

　主に一般病棟や回復期リハビリテーション病棟，地域包括ケア病棟，リハビリテーション専門病院で行われる．障害の改善や残存機能の拡大，障害によって変化した生活を再構築するための訓練を行う．多くの専門職とチームワークにより連携し，さまざまな機能訓練を通して日常生活のセルフケア能力を獲得できるように援助する．

　回復期リハビリテーションでは，訓練室の中や訓練中における「できるADL」ではなく，日常生活の中で実際にしている「しているADL」や，さらには家庭や地域で実行する「するADL」までを目標にすることが重要である．機

用語解説 *

ICU

intensive care unit（集中治療室）．急激な病状の出現や事故等で緊急を要する患者や，侵襲の大きい開頭術，開心術，臓器移植術などの手術を受けた患者に，生命の危機を救うための治療を行う．対象患者の病態によってさらにCCU（➡ p.150参照），SCU（➡ p.196参照），HCU（High Care Unit：準集中治療室）のように細分化する病院もある．

plus α

急性期から関わる機能訓練の例

従来は脳卒中急性期においては脳循環の自動調節能が障害されているため安静が必要と考えられていたが，早期離床により起立性低血圧が生じても悪化することがほとんどないことなどから，基準を満たす脳卒中患者に対して手術後の早期離床を進めている．

能訓練を強化していく中では，誤った訓練による損傷である**誤用症候群***や，過度の活動による筋力・体力の消耗による**過用症候群***の予防も必要である．また，身体機能の回復だけではなく，障害をもつ自分をありのままに認められる心理的援助も必要になる．

　回復期リハビリテーションにおける具体的な援助内容には，基本的動作訓練*，ADLの訓練，精神的ケア，家族への対応，家屋改造の支援などがある．看護師は，日常生活における継続的な視点からの気付きを，ほかのリハビリテーション専門職に伝えて訓練プランへつなげたり，訓練での様子から病棟での「しているADL」の拡大を検討するなど，他職種と患者情報を共有し，連携を図り，在宅復帰を目指して援助する．地域包括ケア病棟では，新しく必要とされる生活様式を獲得して地域で暮らしていけるようになるために，サービス利用や退院後の生活についての意思決定を支援したり，不安を解消するための本人や家族への支援を行う．

4　生活期（維持期）リハビリテーションにおける看護

1　生活期リハビリテーションの目的

　生活期リハビリテーションは，急性期から回復期を経て，再発や合併症などを予防しながら得られた機能を最大限に維持する，あるいは病態の進行や加齢に伴って起こる機能や活動性の低下をできるだけ遅延させるために行われる．機能障害の回復が期待できない場合でも，動作の工夫や補助用具の使用により自立能力を保持することも含む．

2　生活期リハビリテーションの特徴と看護

　生活期リハビリテーションは，リハビリテーションの場を医療機関から在宅や地域社会へと移して行われる．医療や専門家による積極的な援助や訓練は必要でなくなる場合も多く，生活の中での適応，在宅や施設などでの新しい生活の構築を図ることが中心となる．身体の可動性の維持や筋力の維持とともに，障害の原因となった疾患の再発を予防するために生活習慣の改善も必要となる．また，生活期に活動範囲や健康の維持に対する意欲が持続するよう働きかけることも重要である．

　さらに，地域や在宅でできるだけ不自由なく生活するためには，家屋の改造，家族をはじめとした周囲の人々の理解と援助が必要であり，それが，本人のQOLを向上させる重要なポイントになる．せっかく地域社会に戻ることができても，職場復帰ができなかったり，心理的あるいは物理的バリアによって社会との接触の機会が減ってしまったりすることもある．そのような社会的孤立を防ぐためにも，さまざまな社会資源の活用や患者・家族へのサポートが大切である．患者会などで互いの悩みや問題を話し合ったり，継続的な機能訓練を通して新しい人間関係を築いたりすることで，社会参加できるように支援する．

用語解説*
誤用症候群

誤った他動的関節可動域訓練や，不適切な補助具などの使用によって引き起こされる足関節，肩関節，股関節などの損傷をいう．不適切な身体情報モニタリングや訓練方法の選択，患者の認知機能の低下や，疼痛により痛みをかばう運動などが原因．

用語解説*
過用症候群

過度な運動負荷（やりすぎ）による過労や病的状態をいう．これを避けるためには，患者の回復状況や訓練の負荷に耐えられるだけの体力があるかという活動耐性の評価を行い，それに合った適度な運動を行う．

用語解説*
基本的動作訓練

ADLの中でも，特に立ったり歩いたりする基本的な動作のために行う訓練のこと．起居動作訓練，移乗動作訓練，歩行などの移動動作訓練などがある．

plus α
レスパイトケア

一時的な休息のための援助のこと．介護においては，介護者の負担を減らすことを目的としている．

5 終末期（ターミナル期）リハビリテーションにおける看護

1 終末期リハビリテーションの目的

　終末期リハビリテーションは，回復の見込みがなく，死期が迫っている状態の時期ではあるが，疼痛や浮腫といった疾病の進行に伴って発生する障害を予防し，QOLを維持するために行われる．

2 終末期リハビリテーションの特徴と看護

　終末期リハビリテーションは主に緩和ケア*を提供している場面で行われ，その場所は医療機関だけでなく諸施設や在宅の場合もある．疾病の進行に伴い，終末期には全身倦怠感や呼吸困難，疼痛などの症状が発現する．特にがんの場合は治療に伴う有害事象や転移による合併症状も出現し，さまざまな苦痛や廃用症候群が発生しやすい．余命が月単位ほどの場合は，がんなどの治療中に生じた廃用症候群を改善し，可能な限りADLを維持できるようにすることが主な目的となる．さらに最期が迫った場合には疼痛や呼吸困難感などの苦痛の緩和や安楽なポジショニングの工夫だけでなく，思い出づくりのための外出など家族も含めた心理的な支持が重要となる．このように患者の身体的な状態や家族の希望に応じて，アプローチの目的や内容を変更していけるようマネジメントしていくのも終末期リハビリテーション看護の重要な役割である．

　終末期であっても，最期までトイレに歩いて行きたい，少しでも家に帰りたいなどの希望をもつ患者も多い．終末期リハビリテーションは時期に応じた方法で，著しい拘縮の予防，経口での食事摂取や尊厳ある排泄手段の確保などを通じて，最高のADLを実現し，QOLを守り，最期まで人らしさを保障することであるといえる．

用語解説 *
緩和ケア

1970年代後半からカナダで提唱された考え方．2002年，WHOにより，生命を脅かす疾患による問題に直面している患者とその家族に対して，痛みやその他種々の問題について早期に提供されるべきケアであり，QOLを改善するアプローチであると定義された．

---

5 リハビリテーションに用いられる主要な概念

1 QOL：quality of life

　QOL（quality of life）とは命・生活・人生の質を意味し，主観的な評価が重視されるものである．障害の有無にかかわらず，人は自分らしい生活・人生を歩みたいと思っている．障害の発生により，それまでの生活や人生への取り組み方を修正しなくてはならない場合もあるかもしれない．その人が自分の生活や人生をどのように考え，どのように過ごし，どのようにしていきたいのかを理解することがリハビリテーション看護において重要であり，その上でよりよいQOLを目指す支援が可能となる．

　QOLを把握するためにはさまざまな方法や尺度（スケール）が存在するが，本項では主な尺度を紹介する．

plus α
QOL尺度

多くの人に共通する包括的尺度に加え，疾患特異性を考慮した（関節リウマチ，脳卒中，肺がんなどを対象とする）特異的尺度が開発されている．

◼1 VASによる主観的満足度

VAS（visual analogue scale；視覚的尺度表記法）では，10cmの物差しスケールを図に示し，両端を「最低の状態」と「最高の状態」として，患者自身でその線上にチェックしてもらい，その数値を評価する．

◼2 健康関連QOL（SF-36®）

SF-36®（the MOS 36 item short-form health survey）[23]は，アメリカで開発され世界の多くの国々で使用されている．八つの下位尺度（身体機能，心の健康，日常役割機能：身体，日常役割機能：精神，身体の痛み，全体的健康感，活力，社会生活機能）による合計36項目の設問から構成された自記式質問票である．現在では短縮版であるSF-12®，SF-8®も作成されている．

◼3 疾患の影響プロフィール（SIP）

SIP（the sickness impact profile）[24]とは，患者のQOLや活動機能に及ぼす疾患の影響を評価する尺度である．①歩行，②可動性，③身辺ケアと運動，④社会的相互作用，⑤機敏な行動，⑥情動行動，⑦コミュニケーション，⑧睡眠と休息，⑨食事，⑩労働，⑪家事管理，⑫レクリエーションと娯楽の12領域・136項目の設問から構成された面接による記入または自記式の調査票である．

◼4 改訂PGCモラール・スケール

改訂PGCモラール・スケール（Philadelphia Geriatric Center moral scale-Revised）[25]はアメリカで作成された高齢者を対象とする尺度である．当初22項目であったが，改訂版では17項目で構成されている．肯定的な回答には1点が加算され，合計17点満点で評価を行い，高得点ほどモラール（幸福な老いの指標）が高いとされる．

2 ノーマライゼーション

◼1 ノーマライゼーションの定義

ノーマライゼーション（normalization）という言葉には，本来，「平常（normal）化していくこと」という意味がある．ノーマライゼーションとは，障害の有無や性別を問わず，また高齢であっても若年者であっても誰もが当たり前の生活者として地域社会の中で尊重され，主体的に教育・労働・レクリエーションなどができるように保障していくことを示す社会理念である．

ノーマライゼーションの理念は，1950年代後半において北欧で人権擁護の観点から障害者が施設収容から地域で生活していくこと（脱施設化）を推進した運動が発端であり，デンマークではノーマライゼーションという用語を初めて使用した法律「1959年法」が制定された．さらにノーマライゼーションの理念はスウェーデンで体系化され，「ノーマライゼーションの原理」として発表されるとともに世界中に広まった．この流れを受けて社会的運動が高まり，1975年には国連が**障害者の権利に関する宣言**を採択し，1981年を**国際障害者**

plus α

AIMS-2

arthritis impact measurement scales 2nd version. 関節リウマチの患者を対象とするQOL尺度．12の尺度（移動能，歩行能，手指機能，上肢機能，身辺機能，家事遂行能，社交，支援，痛み，仕事遂行能，緊張，気分）で健康に対する満足度，障害の疾患起因度，障害の改善優先度を測定する．国際的に広く使用され，日本語版もある．

年と定めた．また国際障害者年には国連は「**完全参加**」「**平等**」の二つのスローガンを掲げ，1983年には「国連障害者の十年」が進められた．

2 バリアフリーとユニバーサルデザイン

ノーマライゼーションでは，その理念を基に具体的に進める方策として，①バリアフリーと，②ユニバーサルデザインが推進されている．

|1| バリアフリー

バリアとは日本語に訳すと「障壁・障害」という意味である．**バリアフリー**（barrier-free）とは，「障壁・障害がない」ことを表し，年齢や障害の有無などに関わりなく誰もが社会参加できるために障壁・障害のない環境をいう．

❶ **物理的バリアフリー**：道路の段差をなくしたり公共施設において障害者に対応した設備や環境を整備したりするなど，物理的環境に対する取り組み．

❷ **心のバリアフリー**：誤解や先入観，偏見に基づく心のありようや排除に対する取り組み．

❸ **情報のバリアフリー**：誰もが情報通信の利便を同じように享受できるようにする配慮と取り組み．

バリアフリー化に関する日本の近年の施策では，建築物を対象とした1994（平成6）年の「高齢者，身体障害者等が円滑に利用できる特定建築物の建築の促進に関する法律（**ハートビル法**）」や，公共交通機関を対象とした2000（平成12）年の「高齢者，身体障害者等の公共交通機関を利用した移動の円滑化の促進に関する法律（**交通バリアフリー法**）」に基づく義務付けがなされ，整備が進められた．さらに，2006（平成18）年には交通バリアフリー法と2003（平成15）年に改正されたハートビル法を統合発展した「高齢者，障害者等の移動等の円滑化の促進に関する法律（**バリアフリー新法**）」が施行された．

|2| ユニバーサルデザイン

バリアフリーがバリア（障壁・障害）に対処するという考え方であるのに対し，**ユニバーサルデザイン**（universal design）は，年齢，性別，障害の有無などに関係なく誰もがアクセス・利用できる施設，用具，物品，情報伝達方法をいう（表1-2，図1-5，図1-6）．

3 共生社会，ダイバーシティ（多様性）

ノーマライゼーションに近い概念として，**共生社会**がある．すべての国民が障害の有無にかかわらず，互いに人格と個性を尊重し合い，支え合いながら未来を築いていく社会である．つまり，これまで必ずしも十分に社会参加できるような環境になかった障害者等が，積極的に参加・貢献していくことができる社会である．

ノーマライゼーションや共生社会を構成

表1-2　ユニバーサルデザインの七つの原則

①誰でも公平に利用することができること（Equitable use）
②使用する上で柔軟性があること（Flexibility use）
③簡単で単純に使えること（Simple and intuitive use）
④わかりやすい情報であること（Perceptible information）
⑤危険や誤操作が最小限となるようにすること
　（Tolerance for error）
⑥身体への負担が少ないこと（Low physical effort）
⑦使用する際の適切な大きさと広さがあること
　（Size and space for approach and use）

The Center for Universal Design, N.C. State University. The Principles of Universal Design.

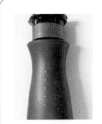 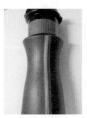 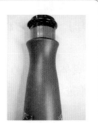

シャンプー側面には凹凸の印がある．

反対側面には，点字で「シャンプー」と書かれている．

コンディショナーには凹凸なし．

図1-5　ユニバーサルデザイン（シャンプーとコンディショナー）

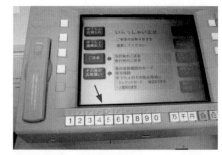

銀行などにある現金自動預け払い機（ATM）．タッチパネル以外に，受話器からの音声ガイダンスや点字ボタン（）が利用できる．

図1-6　ユニバーサルデザイン（ATM）

する一人ひとりにその人を特徴付けるさまざまな違いがある．言い換えれば，**ダイバーシティ（多様性）**であり，「人種・民族，ジェンダー，年齢，社会階級，宗教，国籍，性的指向などの違い」と定義される[26]．ダイバーシティは，**表層的レベル**と**深層的レベル**の二つのカテゴリーに分類される．表層的レベルでは，目に見えて識別可能なもの（性別，人種，国籍など）であり，深層的レベルでは，外部から識別しにくいもの（パーソナリティ，価値，態度，信条など）である．

　また，**ダイバーシティ＆インクルージョン**とは，年齢や性別，国籍，学歴，特性，趣味嗜好，宗教などにとらわれない多種多様な人材が，お互いに認め合い，自らの能力を最大限に発揮し，活躍できることである．

3 国際生活機能分類（ICF）

　多くの人は生まれてから死ぬまでに一時的または永続的に障害をもつことを経験する．障害の原因は，先天性の疾患，疾病や外傷の発生，あるいは加齢による衰弱に伴う状態などである．障害については，これまでそれぞれの国，地域，立場で論じられてきたが，初めて国際的に統一された分類法は，1980年にWHOが発表した**国際障害分類（ICIDH）**である．ICIDHは**国際疾病分類**＊（International Statistical Classification of Diseases and Related Health Problems：**ICD**）の補助分類として位置付けられていた．ICIDHでは，障害を疾病（disease）・変調（disorder）を原因として，①機能・形態障害（impairment），②能力障害（disability），③社会的不利（handicap）の三つの階層構造からとらえている（**図1-7**）．

　世界各国でICIDHが取り入れられ，普及したことは画期的であったが，病因論的で医学モデルに偏りすぎているという批判や，障害の階層性を示す矢印の方向について「右方向に向かう一方的なプロセスでその逆はない」というような解釈の誤解があることなどが指摘された．

用語解説＊
国際疾病分類（ICD）
疾病および関連保健問題の国際統計分類．世界の国々，地域において死亡や疾病のデータを記録し，活用するためにWHOが作成した分類リストであり，定期的に改訂している．

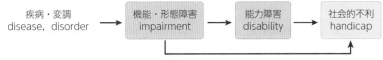

WHO. 1980年

図1-7　国際障害分類（ICIDH）

　こうした流れから，WHOは2001年5月22
日に開かれた第54回世界保健会議において，
ICIDHの改訂版である**国際生活機能分類**
（**ICF**）を採択した[27,28]．英語表記にみるよ
うに，この分類はfunctioning（生活機能），
disability（障害），health（健康）の三つの
概念が並列に示されている．ICIDHから
ICFへの改訂の主な特徴は，ICIDHでは「〜
できない」というマイナス面での見方が中
心的であったのに対して，ICFでは**生活機能**
というプラス面または中立な表現を用いた
とらえ方であり，かつ環境因子などを加え
た構成になっていることである．

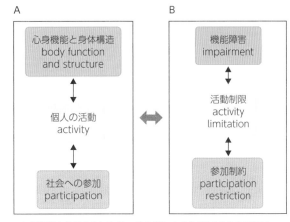

Aが障害されるとBになる．その間にある矢印は双方向であり，
また，一度にすべてが障害されるとは限らない．

図1-8　ICFにおける障害の考え方

　またICIDHでは障害を個人の健康問題とみなし，医療を必要とする「医学
モデル」でとらえていた．これに加えてICFでは，障害を社会全体の共同責任
とみなす「社会モデル」からとらえ，二つの対立するモデルの統合に基づいて
いる．ICFにおける障害の考え方を**図1-8**に示した．

　ICFは，すべての人の健康状態を全人的に把握するという考え方に基づき，
健康状況と健康関連状況について，統一的で標準的な言語と概念的枠組みを提
供することを目的として開発された．また，ICFは医学モデルや社会モデルの
統合モデルであり，障害のある人々々を含む，保健医療従事者，研究者，政策立
案者，一般市民などのさまざまな利用者間のコミュニケーションを促進し，課
題の共有と解決に向けた取り組みが期待できる．

1 ICFと構成要素

　ICFは，人間の生活機能（functioning）と障害（disability）に関する情報
についての分類である．ICFは第1部「**生活機能と障害**」と，それに影響を及
ぼす第2部「**背景因子**」の二つの部門に分かれている（**表1-3**）．ICFの構成
要素の定義を**表1-4**に，構成要素間の相互関係を**図1-9**に示した．ICFによれ
ば，人間の生活機能と障害は，**健康状態**と背景因子である**環境因子**や**個人因子**
との間の相互作用あるいは複合的な関連に影響されるとみなされる（**図1-10**）．

plus α

ICFの分類コード

ICFでは，人間の生活機
能と障害に関する情報
を約1,500項目の因子に
分類している．各分類は
「d4201 座位での移乗」
（d：参加，4：姿勢の変
換と保持，20：移乗，
1：座位）などのように
アルファベットと数字を
組み合わせて表される．

➡ ICFによるアセスメント
については，6章，7章
参照．

表1-3　ICFの概要

構成要素	第1部　生活機能と障害		第2部　背景因子	
	心身機能と身体構造	活動と参加	環境因子	個人因子
領　域 《何についての分類か》	心身機能と身体構造	生活・人生領域（課題，行為）	生活機能と障害への外的影響	生活機能と障害への内的影響
構成概念 《要素を評価するポイント》	・心身機能の変化（生理的） ・身体構造の変化（解剖学的）	・能力 　標準的環境における課題の遂行 ・実行状況 　現在の環境における課題の遂行	物的環境や社会的環境，人々の社会的な態度による環境の特徴がもつ促進的あるいは阻害的な影響力	個人的な特徴の影響力
肯定的側面 《健康について問題のない》	機能的・構造的統合性	活動，参加	促進因子	非該当
	生活機能			
否定的側面 《健康について問題のある》	機能障害（構造障害を含む）	活動制限，参加制約	阻害因子	非該当
	障　害			

WHO，2001年
厚生労働省．「国際生活機能分類−国際障害分類改訂版−」（日本語版）の厚生労働省ホームページ掲載について．
https://www.mhlw.go.jp/houdou/2002/08/h0805-1.html，（参照 2023-05-12）をもとに作成．

表1-4　ICFの構成要素の定義

要　素		扱う領域	定　義
心身機能と身体構造	body functions and structures	心身機能（body functions）	身体系の生理的機能（精神的機能を含む）
		身体構造（body structures）	器官・肢体とその構成部分など身体の解剖学的部分
		機能障害（構造障害を含む：impairments）	著しい変異や喪失などといった心身機能または身体構造上の問題
活動と参加	activity and participation	個人の活動（activity）	課題や行為の個人による遂行（個人的な観点からとらえた生活機能を示す）
		活動制限（activity limitation）	個人が活動を行うときに生じる難しさ
		参加（participation）	生活・人生場面への関わり（社会的な観点からとらえた生活機能を示す）
		参加制約（participation restriction）	個人がなんらかの生活や人生における場面に関わるときに経験する難しさ
背景因子	contextual factors	個人の人生と生活に関する背景全体のこと	
		環境因子（environmental factors）*	人々が生活し，人生を送っている物的・社会的・人々の社会的な態度による環境．個人の外部にあり，社会の一員としての個人の実行状況，課題や行為の遂行能力，心身機能・構造に対して肯定的・否定的な影響を及ぼす．
		個人因子（personal factors）	個人の人生や生活の特別な背景．性別，人種，生育歴，ライフスタイル，社会的背景，教育歴，職業，過去および現在の経験，性格などが含まれる．

＊環境因子の肯定的側面を促進因子（facilitator）といい，否定的側面を阻害因子（barrier）という．

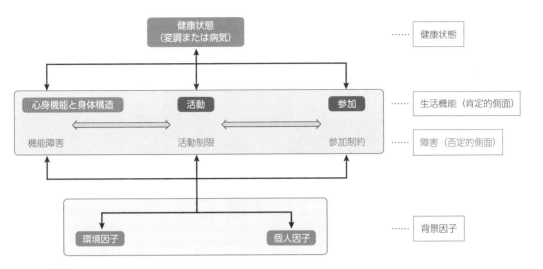

WHO, 2001年
厚生労働省.「国際生活機能分類−国際障害分類改訂版−」（日本語版）の厚生労働省ホームページ掲載について.
https://www.mhlw.go.jp/houdou/2002/08/h0805-1.html,（参照2023-05-12）をもとに作成.

図1-9 ICFの構成要素間の相互作用

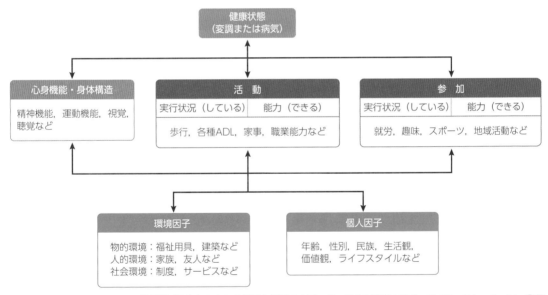

活動と参加の評価については，「活動」「参加」ともに①学習と知識の応用，②一般的な課題と要求，③コミュニケーション，④運動・移動，⑤セルフケア，⑥家庭生活，⑦対人関係，⑧主要な生活領域，⑨コミュニティライフ・社会生活・市民生活の領域について，「実行状況」「能力（支援なし）」および「能力（支援あり）」の三つの評価基準で行う.

WHO, 2001年をもとに作成.

図1-10 ICFの概念図（具体例が入ったもの）

4 ADL：activities of daily living

　ADLは activities of daily living の略語であり，日常生活活動または日常生活行動と訳される．疾病や外傷などにより障害が生じると，容易に，かつ無意識にできていたそれまでと同じADLを遂行することが困難となる．そして

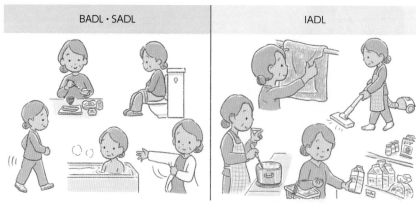

| BADL・SADL | IADL |

図1-11　BADL・SADLとIADL

障害の特性や程度，環境に応じた新たな方法でADLの獲得に取り組む必要がある．毎日繰り返される生活における一つひとつの動作や行動を再獲得するための支援は，リハビリテーション看護の基本の一つである．

　ADLの概念については，使用する立場や専門領域などによってさまざまな定義がなされているが，構成される内容はいずれの定義においてもほぼ共通して包含されている．日本リハビリテーション医学会評価基準委員会では，1976年に「ADLとは，ひとりの人間が独立して生活するために行う基本的な，しかも各人ともに共通に毎日繰り返される一連の身体動作群をいう」と定義している．具体的なADL項目には，食事，整容，更衣，入浴，排泄などの身辺処理と移動が含まれ，これらは**BADL**（basic ADL：基本的ADL），または**SADL**（standard ADL：標準的ADL）と呼ばれる．

　BADL（またはSADL）は，身の回りの動作などの基本的身体動作に限定されるものであるが，BADLの応用動作として，個人や社会人としての生活行動を含む**IADL**（instrumental ADL：手段的ADL）がある．具体的なIADLの項目には，食事の準備，洗濯，金銭管理，買い物，外出時の移動などが含まれ，BADL（またはSADL）よりも複雑で高度な日常生活活動である（**図1-11**）．

5 アダプテーション（適応）

　障害の発生はそれまでの自己像や価値観，生活様式などのありように変革をもたらすことになり，それは環境との相互作用を通して新しい自己像と価値観の構築が目標となる．この過程では，最終段階として障害によって変化した諸条件を心から受け入れることができたとき，**アダプテーション**の状態となる．また，この過程は**障害受容**ともいわれている．

1 障害受容の概念

　これまでの研究知見から「障害受容」の概念には，五つの内容が報告されている．①価値転換による障害の受容，②適応プロセスの最終段階としての障害の受容，③社会との相互作用から発展する障害の受容，④多次元的な概念

の構成要素としての障害の受容，⑤ありのままの体験としての障害の受容である．

2 障害受容の考え方

障害受容について主な二つの考え方を以下に示す．

一つは，上田による障害受容論である[29]．障害受容の中核は**価値の転換**であり（価値転換論），この価値の転換には四つの側面，①価値の範囲の拡大，②障害の与える影響の制限，③身体の外観を従属的なものとすること，④比較価値から資産価値への転換がある．さらに，障害の受容は段階を経て至るという「障害受容の諸段階（5段階）」を示した（段階論）．これらの段階は直線的に進むのではなく行きつ戻りつの場合もある．

もう一つは，南雲による障害受容論である[30]．障害受容は自己受容と社会受容から構成され，障害は個人の機能の問題であると同時に，**他者（社会）との「関係性」**の問題であるという考え方である．障害受容は受傷後の心の苦しみを緩和する方法であり，他者（社会）との相互作用が心理的援助となる．そのことから，障害受容という言葉に代わって「**コミュニティに基づく援助**（community-based helping）」を提唱している．なお，このコミュニティとは障害者が直接関わり合う小社会であり，「連帯のきずな」によって結びついた，家族や地縁，友人，同じ目的をもった集団など，さまざまなタイプの小集団と説明している．

6 セルフケア

人が生きていく上で基本となることの一つに，「自分の身の回りのことは自分で行う」ことが挙げられる．セルフケア（self-care）とは「自分で世話をする」という意味であり，基本的なADLである身の回りのことに加えて，その人が自分の人生を歩んでいくすべてのことに関わる要素である．

障害の発症により，セルフケアにおいては自立と依存のバランスが必要となってくる．すべてのことを自分自身で行えることだけが「自立」ではなく，必要な支援を適切に活用でき，「依存」との調整を図りながら生活できることも自立・自律である．

1 自立

自立とは，他者への依存や従属から離れ，自らの力で日常生活や社会生活が営めることをいう．これには，**生活的自立**，**経済的自立**，**精神的自立**の側面がある．

生活的自立はADLの自立であり，経済的自立は自ら収入を得て生活を維持していくことである．精神的自立については明確な概念規定がないが，他者の力を借りず自分で意思決定でき，それに対して責任をもつ態度が主要な要素とされる．

plus α

障害受容のステージモデルにおける諸段階

各段階は，第1段階：ショック期，第2段階：否認期，第3期：混乱期（怒り・うらみと悲嘆・抑うつ），第4期：解決への努力期，第5期：受容期がある．

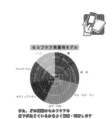

●セルフケア再獲得モデル〈動画〉

2 自律

自律は，個々の意思決定を，他者からの束縛や干渉を受けることなく，自らの価値観に基づいて決定し行動することで，それに対して自分自身で責任を負うことが含まれる．

自立と自律とは類似しているが，例えば，ADLの自立は自らの力で実施できることを意味するが，自律はADLを自分の価値観やコントロール感により実施するもので，独力で行えるかどうかを基準とするものではない．

リハビリテーション看護においては，その人のもっているセルフケア能力を最大限に引き出し，その人なりのセルフケアを維持できるように介入する必要がある．セルフケアの具体的な定義について次に紹介する．

3 ICFにおけるセルフケア

ICFの「活動と参加」分類の共通リストにもセルフケアは章立てされている（→p.132 表6-5 参照）．ICFでは，セルフケアとは「自分の身体をケアすること，自分の身体を洗って拭き乾かすこと，自分の全身や身体の各部の手入れをすること，更衣をすること，食べること，飲むことなど，自分の健康管理に注意すること」とされている．

4 NANDA看護診断におけるセルフケア

NANDA看護診断2005-2006年版で，領域《活動／休息》の類2〈活動／運動〉の中にあったセルフケアに関する診断が独立し，新設された類5として［セルフケア］が加わった[31]．ここではセルフケアを「身体機能をケアするための活動を実施する能力」と定義している．

5 オレムのセルフケア理論／セルフケア不足理論

セルフケア（self-care）に焦点をあてたオレム（Orem, D.E.）の理論は，セルフケア理論とセルフケア不足理論が核となって構成されている．

|1| セルフケア理論

オレムのセルフケア理論は，対象のセルフケアを理解する枠組みである．オレムはセルフケアを「個人が生命，健康，安寧を維持するために自分自身で開始し，遂行する諸活動の実践である」としている．セルフケア理論には，セルフケアの準備に向けた三つのセルフケア要件がある．

❶普遍的セルフケア要件：ライフサイクルのあらゆる段階ですべての人間に共通してみられるセルフケアである（表1-5）．

❷発達的セルフケア要件：人間の成長や発達過程においてライフサイクルのさまざまな段階で生じる状態や出来事ならびに発達を阻害する出来事に対して行われるセルフケアである（表1-6）．

❸健康逸脱に対するセルフケア要件：遺伝的・体質的欠損や構造的・機能的逸脱とその影響，および医学的診断や治療とその影響に対して行われるセルフケアである（表1-7）．

また，セルフケアの実施能力や，必要なセルフケアの種類と量に影響を及ぼ

表1-5 普遍的セルフケア要件

1. 適量の空気摂取の維持
2. 適量の水分摂取の維持
3. 適量の食物摂取の維持
4. 排泄過程と排泄物に関するケアの提供
5. 活動と休息のバランスの維持
6. 孤独と社会的相互作用のバランスの維持
7. 生命，機能，安寧に対する危険の予防
8. 正常性の増進

表1-6 発達的セルフケア要件に関係した ライフサイクルの段階

1. 胎児の段階および誕生の過程
2. (a) 満期産もしくは早産，および (b) 正常体重もしく は低体重で生まれた新生児の段階
3. 乳幼児期
4. 思春期および青年期を含む小児期の発達段階
5. 成人期の発達段階
6. 小児期もしくは成人期における妊娠

表1-7 健康逸脱に対するセルフケア要件

1. 適切な医学的管理を求め，確保すること
2. 病理学的な条件と状態がもたらす影響と結果を認識し， それらに注意を払うこと
3. 診断的・治療的処置，およびリハビリテーションを効果 的に実施すること
4. 医師が処方もしくは実施した医学的ケアの影響を認識 し，注意を払い調整すること
5. 特殊な健康状態にあり，専門的ヘルスケアを必要として いることを受け入れ，自己概念（および自己像）を修正 すること
6. 病理学的条件と状態の影響，医学的診断・治療処置の影 響のもとで持続的な人間として発達・促進をするライフ スタイルを守り，生活することを学ぶこと

すような内的・外的な要因として基本的条件付け要因がある．

|2| セルフケア不足理論

　セルフケアと援助（ケア）との関係を理解するためには，治療的セルフケア・デマンド，セルフケア・エージェンシー，セルフケア不足，看護システム理論について理解する必要がある．

　治療的セルフケア・デマンドとは，セルフケア要件が満たされるためにはどのような一連の行為あるいはケア方策がなされるべきかについて，看護師が行う判断結果のことである．セルフケア・エージェンシーとは，その人のセルフケアを行うための能力のことである．治療的セルフケア・デマンドに基づいて特定化された行為を行う上で，セルフケア・エージェンシーが不適切な場合，セルフケアとして実行すべきことと実行できることの間に不足関係が生じる．この関係がセルフケア不足と表現される状態であり，この考え方を提示したのがセルフケア不足理論である．

|3| 看護システム理論

　セルフケア不足の状態に対応する援助として看護援助（ケア）がある．セルフケア理論とセルフケア不足理論に基づいて，セルフケア不足に対する看護援助を行う枠組みが看護システム理論である．看護システム理論に基づく看護援助は，次の三つの看護システムで構成されている．

❶全代償的システム：全面的無能力，あるいはセルフケアが禁止されている場合に，すべてのセルフケアを看護師が代償する．

❷一部代償的システム：ある程度セルフケアを遂行できる場合に，部分的な代償を看護師が行う．

❸支持・教育的システム：援助なしには学習できない場合に，援助技術として

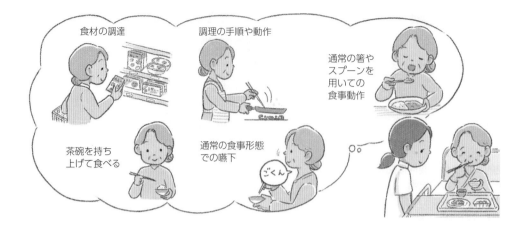

食材の調達　調理の手順や動作　通常の箸やスプーンを用いての食事動作　茶碗を持ち上げて食べる　通常の食事形態での嚥下　ごくん

支持や学習の方向付け，発達的促進的環境の提供，および教育の組み合わせなどの支援を看護師が行う．

　リハビリテーション看護では，患者のセルフケア不足をアセスメントし，必要な看護を検討し，提供する．まず，疾患や障害によって患者のセルフケア不足がどのような状態で，どのくらいの不足であるかを見極める．

　例えば，日常の「食事」を考えてみよう．患者の食事を確認するときに，食材の調達は自分で行えるのか，調理の手順や動作は独力で可能なのか，通常の箸やスプーンを用いて食事動作が可能なのか，茶碗を持ち上げて食べることが可能なのか，通常の食事形態で嚥下可能なのかなど，食事行為の一連のプロセスにおいて患者自身でできている部分はどこなのか，できていないのはどの部分なのか，あるいはすべてできていないのかをアセスメントする．そして，その結果から患者の不足しているセルフケアを検討し，必要な看護を提供する．

　看護の提供には次の五つの方法がある．すなわち，①患者に代わって行動すること（一部代償的，全代償的），②導き，示すこと，③身体的・心理的サポートを与えること，④個人の発達のために環境を提供し，維持すること，⑤支持・教育することである．看護の提供は，これらの方法を患者の状況に応じて組み合わせて用いる．

■ 引用・参考文献

1) 八重田淳. 古典的な英語文献にみるリハビリテーション概念. リハビリテーション連携科学. 2019, 20 (1), p.2-12.
2) 平元奈津子. 妊産婦に対するウィメンズヘルス理学療法. 理学療法の臨床の研究. 2018, 27, p.15-20.
3) 辻哲也. 緩和ケアにおけるリハビリテーションの役割. 日本医師会雑誌. 2017, 146 (5), p.966.
4) Kohzuki, M. et al. A paradigm shift in rehabilitation medicine: from "adding life to years" to "adding life to years and years to life". Asian J Human Service. 2012, 2, p.1-7.
5) 小島蓉子. 社会リハビリテーションの一考察：RI社会委員会の研究過程の一到達点に立って考える. リハビリテーション研究. 1985, 2, p.38-39.
6) 砂原茂一. リハビリテーション. 岩波書店, 1980, p.68,75.
7) 君塚葵. 教育リハビリテーション. 総合リハビリテーション. 2014, 42 (2), p.135-141.
8) 松井亮輔. 職業リハビリテーション. 総合リハビリテーション. 2014, 42 (3), p.233-238.
9) 松尾清美. リハビリテーション工学による高齢者や障害者の生活行動支援. The Japanese Journal of Rehabilitation Medicine. 2010, 47 (1), p.42-46.
10) WHO. Rehabilitation Competency Framework. 2021, https://www.who.int/publications/i/item/9789240008281, (参照2023-05-24).
11) Vaughn, S. et al. 2020 Updated Competency Model for Professional Rehabilitation Nursing-Application to Practice. https://www.rehabnurse.org/uploads/ARN_Rehabilitation_Competency_Model_FINAL_2021.pdf, (参照2023-05-24).
12) Australasian Rehabilitation Nurses' Association. Rehabilitation Nursing：Competency Standards for Registered Nurses, https://www.arna.com.au/ARNA/ARNA/Resources/Competency_Standards.aspx?hkey=edf40a39-2f16-471e-adcd-322c7f38048a, (参照2023-05-24).
13) Morrissey, A. B. Rehabilitation Care for Patients. Am J Nurs. 1949, 49 (7), p.453-454.
14) Morrissey, A. B. The Nursing Technics in Rehabilitation. Am J Nurs. 1949, 49 (9), p.545-551.
15) Morrissey, A. B. The nurse and rehabilitation. I. The role of the nurse. Am J Nurs. 1954, 54 (11), p.1354-1355.
16) Morrissey, A. B. Rehabilitation in Hemiplegia.：Major Nursing Functions. Am J Nurs. 1962, 62 (9), p.58-61.
17) アリス・B・モリシイ. 肢体不自由者の看護. 牛場みわ訳. 看護. 1949, 1 (4), p.26-29.
18) 看護協会教育委員会シンポジウム. リハビリテーション. 看護. 1955, 7 (6), p.120-145.
19) 遠藤千恵子. NYUリハビリテーション・センターにおけるリハビリテーションナースの活動. 看護技術. 1966, 12 (109), p.75-82.
20) 千野直一, 遠藤千恵子. 対談：アメリカのリハビリテーション医療事情. 看護学雑誌. 1975, 38 (5), p.205-209.
21) 加藤正明ほか. rehabilitation序説. 看護技術. 1959, 5 (9), p.3-46.
22) 鈴木隆雄ほか. 後期高齢者の保健事業のあり方に関する研究. 厚生労働科学研究費補助金行政政策研究分野厚生労働科学特別研究. 2015.
23) 福原俊一. MOS Short-Form 36-Item Health Survey：新しい患者立脚型健康指標. 厚生の指標. 1999, 46, p.40-45.
24) Bergner, M. et al. The Sickness Impact Profile：development and final revision of a health status measure. Med Care, 1981, 19, p.787-805.
25) 前田大作ほか. 老人の主観的幸福感の研究：モラール・スケールによる測定の試み. 社会老年学. 1979, 11, p.15-31.
26) 谷口真美. ダイバシティ・マネジメント：多様性をいかす組織. 白桃書房, 2005, p.39-44.
27) 厚生労働省社会・援護局障害保健福祉部企画課.「国際生活機能分類−国際障害分類改訂版−」(日本語版) の厚生労働省ホームページ掲載について. https://www.mhlw.go.jp/houdou/2002/08/h0805-1.html, (参照2023-09-04).
28) 厚生労働省大臣官房統計情報部. 生活機能分類の活用に向けて. 厚生統計協会, 2007.
29) 上田敏. 障害の受容：その本質と諸段階について. 総合リハビリテーション. 1980, 8 (7), p.515-521.
30) 南雲直二. リハビリテーションと心理的援助：相互作用という方法. Quality Nursing. 2004, 10 (7), p.634-639.
31) NANDAインターナショナル. NANDA看護診断：定義と分類 2005-2006. 日本看護診断学会監訳. 医学書院, 2005.
32) 柳澤信夫ほか監修. フレイル予防・対策：基礎研究から臨床, そして地域へ. 長寿科学振興財団, 2021, 320p.

重要用語

リハビリテーション	総合リハビリテーション	QOL
国際生活機能分類（ICF）	トータルリハビリテーション	ノーマライゼーション
国際障害分類（ICIDH）	予防的リハビリテーション	共生社会
医学的リハビリテーション	急性期リハビリテーション	ダイバーシティ
社会リハビリテーション	回復期リハビリテーション	ADL, IADL
教育リハビリテーション	生活期（維持期）リハビリテーション	アダプテーション（適応）
職業リハビリテーション	終末期（ターミナル期）リハビリテーション	セルフケア
リハビリテーション工学		

◆ 学習参考文献

❶ 砂原茂一. リハビリテーション. 岩波書店, 1980.

日本のリハビリテーション医学の創設期を知ることができる. この本を読まずにリハビリテーションを勉強するなんて…という時代もあった.

❷ 川上途行. ナースコール！こちら蓮田市リハビリテーション病院. ポプラ社, 2017.

リハビリテーション科医師が書いた小説. リハビリテーションとは何かを考えることができる.

❸ ICFとリハビリテーション連携を考える会編著. マンガと図説で見てわかるICF（国際生活機能分類）の使いかた：回復期リハスタッフの"わからない"が"わかる"に変わる！ メディカ出版, 2023.

リハビリテーション医療や看護を考える際に不可欠であるICFについてわかりやすく概説. 基本的で重要な内容をマンガと図で説明していることから気軽に読め, かつ理解しやすい.

❹ リハビリテーションチーム医療研究会. 看護の現場ですぐに役立つリハビリ看護の基本. 秀和システム, 2020,（ナースのためのスキルアップノート）.

リハビリテーション医療やリハビリテーション看護の概論的な内容から, 実際にベッドサイドで「何を」「どのように」「対象に」「リハビリテーション看護として」提供するかの具体的な実践内容を記している.

❺ 栁澤信夫ほか監修. フレイル予防・対策：基礎研究から臨床, そして地域へ. 長寿科学振興財団, 2021.

加齢による機能低下に対する予防的リハビリテーションについての研究成果を幅広い視点で集めた冊子である.

❻ 下村晃子. 生活の再構築：脳卒中からの復活を支える. 南裕子監修. 仲村書林, 2014（SERIES, 看護のエスプリ）.

脳卒中患者のリハビリテーション期に, 本人の意向の理解をあきらめず, 先を見据えながら看護を行う, 障害の受容に向けた重要な実践知を説明している.

2 チームアプローチと看護師の役割

学習目標

- チームアプローチとは何かを理解する.
- リハビリテーション医療に携わる主な専門職種について理解する.
- チームアプローチの種類と場面について理解する.
- チームアプローチのための情報共有について理解する.
- チームアプローチにおける目標の設定・評価について理解する.
- チームにおける看護師の役割について理解する.

1 リハビリテーション関連職種によるチームアプローチ

1 チームアプローチとは

■1 チームアプローチとは何か

　障害をもつ人と家族が抱える課題の解決には，さまざまな領域から専門的な支援が必要となる．そのため，**リハビリテーション**は，チームアプローチを基本としている．この場合の**チームアプローチ**とは，各メンバーがそれぞれの分業ではなく，チーム全体で共通の目標とプログラムを立て，対象となる人と家族を中心に据えて協働していくことをいう．チームを構成するメンバーの職種は，看護師，医師，理学療法士，作業療法士，言語聴覚士，義肢装具士，公認心理師・臨床心理士，管理栄養士，社会福祉士などである．

　WHOでは，世界に先駆けて**多職種連携**の必要性を示し，1980〜90年代にかけて，専門職連携実践（interprofessional work：IPW）や専門職連携教育（interprofessional education：IPE）に関する重要な報告書を提示した．しかし，その当時，多職種連携への日本の関心は低く，あまり注目されることはなかった．近年では，超高齢社会に突入した日本の状況や，要介護高齢者の介護問題，地域・在宅医療への取り組み，医療費削減といった課題が生じる中で，多職種連携は不可欠なものとなり，教育・研究などの取り組みが推進されてきている．

　また，日本では，高齢者の割合が増加する2025（令和7）年に30万床の「軽度急性期および亜急性期・回復期リハビリテーション病院」を整備する改革シナリオが提示されている．訓練量の増加と在宅支援の充実を合わせ，多職種連携やチームアプローチは，その改革シナリオを促進させる鍵になるといえる．

■2 リハビリテーション医療に携わる主な専門職種

　リハビリテーション医療においては，さまざまな専門的知識・技術を有する専門職がチームメンバーとして活動する．以下に，代表的な職種を挙げるが，これ以外にも多くの職種や人々が関わっている．

a 看護師

　看護師は対象となる人の苦痛を和らげ，機能訓練がより適切に，また，快適な療養生活を送ることができるように，生活環境や生活過程を整える役割を担う．その患者・療養者に関わる多職種をコーディネートし，一貫したより良い医療が提供できるようにする．

b 医師

　リハビリテーション科専門医は，診断に基づいて障害のある患者の治療計画を立て，訓練を処方する．その他，各種専門医は，病態別に診断とその分野の検査や治療を行い，リハビリテーション科専門医と連携して全身管理を行う．

---

plus α

協働と連携

協働：同じ目的のために，対等の立場で相互作用しながら協力して共に働くこと．

連携：一つの目的に向かって異なる分野が一緒に仕事をすること．

---

c 理学療法士 （physical therapist : PT）

　身体機能の評価や基本的動作能力の改善を図るための運動療法，教育指導，さまざまな物理的手段を用いた治療的アプローチとして理学療法を行う．

d 作業療法士 （occupational therapist : OT）

　作業療法の「作業」とは，人々が行うあらゆる活動を指し，「身の回りのことを行う日常生活活動（ADL）」「職業・学業などの社会活動」「趣味やレジャーなどの余暇活動」に大きく分けられる．そのことを踏まえ，基本的能力，応用的動作能力，社会適応能力を評価し，それらの改善を図るために，手芸や工芸などを治療的アプローチとして作業療法を行う．

e 言語聴覚士 （speech therapist : ST）

　言葉によるコミュニケーション障害や摂食嚥下障害がある人に対して，評価・検査，言語訓練，人工内耳の調整，摂食嚥下訓練などを行う．

f 義肢装具士

　義肢および装具の装着部位の採型，義肢および装具の製作，身体への適合を図る．その多くは義肢装具製作会社に勤務し，医療機関に訪問してリハビリテーションメンバーの役割を果たしている．

g 公認心理師・臨床心理士

　公認心理師や臨床心理士などの心理職は，疾病や障害による心理的・精神的問題を抱える人に対する心理的アプローチを行う．心理検査，神経心理学的検査，心理面接，心理訓練*，カウンセリングなどを行う．

h 薬剤師

　調剤，医薬品の供給などの薬剤に関する業務を行う．リハビリテーションにおいては，患者・療養者への服薬指導などを通して疾患の再発予防や健康維持に寄与する．

i 管理栄養士

　栄養評価や経口摂取へ向けた食形態の工夫などを行うことで，患者・療養者の栄養状態の改善に寄与する．管理栄養士，看護師，医師などで構成される栄養サポートチーム（nutrition support team : NST）が機能し，効果を上げている．

j 社会福祉士

　病院では，医療ソーシャルワーカー（MSW）として，配置されていることが多い．

　福祉に関する相談・助言・指導，対象となる人・家族のエンパワメント，社会資源に関する情報提供，関係専門職や関係機関との連携およびサービスの調整を行う．

k 介護福祉士

　日常生活援助，QOLを高めるための生活の中でのさまざまな支援，介護指導を行う．

用語解説*
心理訓練

リハビリテーション分野の心理療法には，①面接・カウンセリング，②知的刺激訓練がある．②については，脳卒中や頭部外傷による脳へのダメージが原因で低下している知的能力（高次脳機能）に対し，患者の状態に合わせた個別プログラムを作成し訓練を行う．

2 チームアプローチの種類

多職種によるチームは，チームメンバーの相互依存や役割のオーバーラップの程度で分類された三つのチームモデルがある（図2-1）．すなわち，チームが達成しようとする課題や場の特性によって求められるモデルが異なる．

1 マルチディシプリナリー・モデル
（multidisciplinary model；多職種モデル）

救急の場や急性期など，生命に直接関わるような緊急の課題がチームにあるときに適している．各専門職は医師やケアマネジャーなどのリーダーの下，各自の役割を遂行し，専門職間の相互依存の程度は小さい．

2 インターディシプリナリー・モデル
（interdisciplinary model；相互関係モデル）

チームに課せられた複雑なタスクを達成するために，各専門職が協働・連携し，チームの中で果たすべき役割を分担するもので，マルチディシプリナリー・モデルよりメンバー間の相互依存は大きくなる．

3 トランスディシプリナリー・モデル
（transdisciplinary model；相互乗り入れモデル）

各専門職がチームの中で果たすべき役割を意図的・計画的にそれぞれの専門分野を越えて共有するものであり，各専門職の役割の境界は不明瞭になる．

メンバー間に密なコラボレーションがあり，リーダーシップは共有され，チームが抱える課題によってリーダーは変更になる．

回復期から生活期にかけてのリハビリテーションでは，患者の療養の場を中心に，ADLの拡大に向けて多職種が密に連携し，各職種が役割の重複をいとわず，協力して治療・ケアを提供することが必要であり，トランスディシプリナリーが望ましい．

a. マルチディシプリナリー・モデル

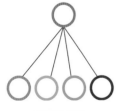

多職種モデル

b. インターディシプリナリー・モデル

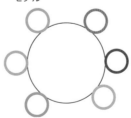

相互関係モデル

c. トランスディシプリナリー・モデル

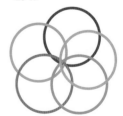

相互乗り入れモデル

a：各専門職がリーダーのもと，各自の役割を遂行する．
b：各専門職が協働・連携し，役割を分担する．
c：各専門職が意図的・計画的にそれぞれの専門分野を越えて共有する．

図2-1 チームアプローチのモデル

3 リハビリテーション関連職種によるチームアプローチ

　リハビリテーションは多職種協働によって成立するチームアプローチによる活動である．その活動として，①効果的な専門職連携の育成，②専門職の知識と技術の統合による全体的なリハビリテーション計画の立案，③専門職間の関係性を発展させるなどの実践が必要となる．

　すなわち，看護師と同様に，医師，理学療法士，作業療法士，言語聴覚士，社会福祉士，介護福祉士なども，その職種特有の知識と技術に基づいた専門的判断をもとに生活機能障害への治療ケアの方法を判断し，活動しているといえる．

　これらの専門職の専門的な判断を，リハビリテーションを行う患者の目標に統合していくことがチームアプローチである．

　例として，「心原性脳塞栓症によって右不全麻痺と失語症，嚥下障害を来した成人女性患者の回復期のチームアプローチ」を挙げた場合の，それぞれの役割と機能を図2-2 に示す．

コンテンツが視聴できます (p.2参照)

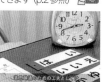

●脳梗塞患者の看護
（失語症）〈動画〉

・**医師**：基礎疾患に対する治療計画を立て，リハビリテーションの処方を行う．
・**看護師**：生命徴候（バイタルサイン）を観察して，再梗塞を予防する．転倒，誤嚥，尿路感染，昼夜逆転などのリスク管理を行い，快適な入院生活となるよう整える．多職種の治療・ケアが円滑に提供できるよう調整する．

・**理学療法士**：右不全麻痺によるADL改善に向けた起居動作や移動動作訓練を行う（例：車椅子移乗時に支えて立位がとれるようにする）．
・**作業療法士**：麻痺の影響による具体的なADLの改善や社会活動の適応に向けた支援を行う（例：利き手交換をして左手で食事ができるようにする）．
・**言語聴覚士**：失語症に対する言語訓練，嚥下障害の評価・訓練を行う．

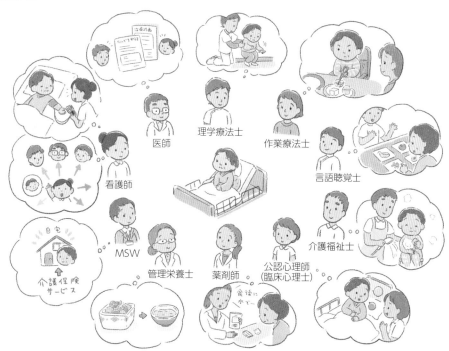

・**公認心理師（臨床心理士）**：うつや認知症の検査を行う．
・**薬剤師**：処方通りに内服薬を患者に届け，服薬指導をする．
・**管理栄養士**：食材や食形態を検討する（例：ペースト食にする）．

・**社会福祉士（MSW）**：治療費の相談に乗り，退院先や介護保険サービスを紹介する．
・**介護福祉士**：入浴介助や食事介助などを行う．

図2-2　心原性脳塞栓症によって右不全麻痺と失語症，嚥下障害を来した成人女性患者の回復期のチームアプローチ

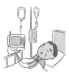

急性期	亜急性期	回復期	生活期
医師（病院） 看護師（ER・ICU） 救急救命士 薬剤師 社会福祉士（MSW） 臨床工学技士	医師（病院） 看護師（病棟） 理学療法士 作業療法士 薬剤師 管理栄養士 社会福祉士（MSW）	医師（病院） 看護師（病棟・外来） 理学療法士 作業療法士 社会福祉士（MSW）	医師（病院） 看護師（外来）
			医師（診療所） ケアマネジャー 訪問看護師 介護保険事業所
		ケアマネジャー 訪問看護師	
病院			地域

図2-3　患者・療養者の変化に応じたチーム編成の例

　なお，患者・療養者の状態や課題の変化に応じてチーム編成は新たな構成（図2-3）となり，部署間・組織間の連携をとりながら，チームアプローチの効果が最大限発揮できるように取り組んでいくことが重要となる．

　また，地域医療の重要性が増してくる「令和」の時代は，訪問看護ステーション，調剤薬局，往診医など，病院を主とした医療施設の枠組みを越えた連携の需要が高まり，その取り組みが期待される．多職種協働の機会も増え，「チーム医療」「チームアプローチ」のあり方も変化してくるといえる．

2 チームアプローチに必要な要件

1 チームづくり（チーミング）

1 リハビリテーションにおけるチームの特徴

|1| 専門職におけるチーム編成

　リハビリテーションは，「障害者とそれを取り巻く人とがその人の人生の質を高めるために行う共同作業」である[1]．また，リハビリテーションの対象となる人は，なんらかの障害のためにその人らしく生きることが困難になっているため，専門職はその人の障害を少しでも軽減し，自分らしく生活できるよう支援することが重要である．

　リハビリテーションの対象となる人の支援で重要なことは，障害の克服ではなく，障害をもちながら生活することであり，その人がより良く生きることを支えることである．そのため，「その人がより良く生きることを支える」というその人を中心としたリハビリテーションの課題に対して，チームがうまく機能できるよう，各職種が専門性を発揮しながらそれぞれの役割を果たすことが重要である．多職種協働によるチームアプローチは，対象となる人のQOL向

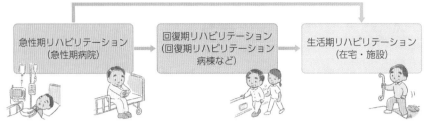

図2-4　リハビリテーションの流れ

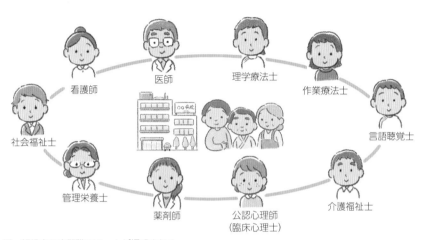

同一組織内の専門職でチームが編成される.
図2-5　急性期・回復期のチーム編成

上に有効であることが示されてきており，チームで支援することの意義は大きい.

　リハビリテーションは，1章4節で述べた通り患者・療養者の病期（健康レベル）によって急性期，回復期，生活期（維持期），終末期に分けられる．急性期を担う急性期病院から回復期を担う回復期リハビリテーション病院（病棟）への転院，回復期リハビリテーション病院（病棟）から維持期を担う在宅・施設へと連携する（図2-4）.

　急性期および回復期は，一つの医療機関内で治療およびリハビリテーションが行われるため，チームは，同一組織内の医師，看護師，理学療法士，作業療法士，言語聴覚士，介護福祉士，社会福祉士，薬剤師，管理栄養士，公認心理師（臨床心理士）などの複数の専門職で編成される（図2-5）.

　生活期では，かかりつけ医，看護師，理学療法士，作業療法士のほか，療養者の要支援・要介護度によって，訪問看護，訪問リハビリテーション，通所リハビリテーション，通所介護，訪問入浴介護，訪問介護，介護支援専門員など，地域の複数の機関および事業所における複数の専門職でチームを形成する（図2-6）.このようにリハビリテーションにおけるチームおよびチームメンバーの編成は病期（健康レベル）によって異なる.

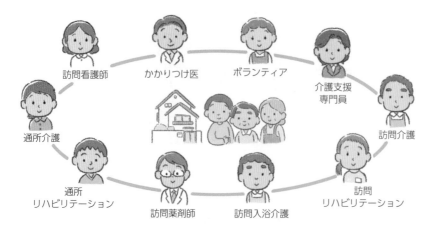

地域の複数の機関および事業所の複数の専門職でチームが編成される.

図2-6　生活期のチーム編成

|2| チームにおける看護職の役割

　看護職は，病棟では24時間の勤務体制のことが多いため，患者と接する時間が長く，患者や家族の情報が得やすい．さらに保清など，患者がリラックスでき心地良さをもたらすケアを行う中で，障害への思いや退院後の生活への不安，家族への思いなど，患者の本音を聞く機会も多い．障害受容に関する情報は，患者との信頼関係が構築されていてこそ得られる貴重なものであり，リハビリテーションを行う上で重要である．また，看護職は患者から家族の話を聞いたり，入退院や面会時に家族と会ったりする機会も多くある．

　専門職がバラバラに関わるのではなく，チームが一つになって支援するためには情報の共有が重要であり，多職種が協働しチームアプローチをするために，看護職は，チーム内で全体をまとめる調整の役割を担うことが多い．

|3| 患者・家族のチームへの参加

　リハビリテーションに関わるチームでは，専門職のみならず患者も重要なチームの一員である．患者はチームの中心に位置付けられ，目標をチームで共有する．患者がチームの一員として自覚をもち，チームの中心に位置しているからこそ，専門職の支援を受けながら強い意志をもってリハビリテーションに取り組むことができ，目標達成しやすい．

　また，患者の家族もチームの一員としてチームに参加している．家族は患者との関係性の中で，どのような役割を担うのかを明確にすることで，チームと協働しやすくなる[2]．**地域包括ケアシステム***では，費用負担が制度に裏付けられていない近隣住民やボランティアなどの「互助」の果たす役割への期待もあり，今後は，家族だけでなく，住民組織やボランティアのチームへの参加が期待される．

2 リハビリテーションにおけるチーミング

　リハビリテーションは，複数の専門職で編成されるチームで行われるため，

チームがうまく機能することが重要である．チームがうまく機能するために，チーミングの概念が活用できる．**チーミング**は，「協働するという『活動』を表す造語であり，組織が相互に絡み合った仕事を遂行するための，より柔軟な新しい方法」[3] である．また，「人々とかかわること，違った考え方に耳を傾けること，一体となって動くこと，判断を共有すること，これらがミックスされる」ことが含まれ，効果的なチーミングは「ほかの人の必要性や役割や見方に絶えず細心の注意を払うことを要求する」[3]．

なんらかの障害によってその人らしく生きることが困難なリハビリテーションの対象となる人の，「その人らしく生きる」を支えるためには，その人の多様な状況や変化に柔軟に対応することが必要である．日々変化があり，不確実性の高い医療や福祉の現場では，その都度，絶え間なく課題解決する必要があり，「学習しながら実行する」ことが求められる．チームで多職種が協働して成長し続けるためには，プロセスと結果をしっかり観察し，明瞭に質問し，よく話し合うことを重視するチーミングの概念を活用したチームづくりが有効である．

2 情報の共有

1 チームにおける情報共有の特徴

チームがうまく機能するためには，情報共有が重要である．チームにおける情報共有の方法は，チームが所属する組織，メンバーの構成によって異なる．リハビリテーション各期におけるチームの情報共有の方法を図2-7 に示す．

|1| 急性期・回復期

急性期や回復期では，病院内で使用している電子カルテなどに各職種が記載することで関わるすべての職種が情報を共有することが可能である．**リハビリ**

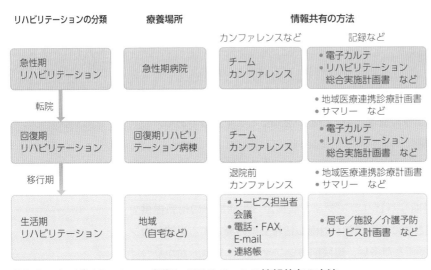

図2-7 リハビリテーション各期におけるチームの情報共有の方法

テーション総合実施計画書*は，多職種が患者・家族の望みや希望に基づき，リハビリテーションの方針や目標をチームで共有し，評価するのに役立つ．

また，定期的に開催される**チームカンファレンス**では，患者を担当する多職種が一堂に会して，目標の達成状況や課題について情報共有されるため，チームメンバーで一貫したケアを提供することにつながる．それぞれの専門職であるチームメンバーが互いの専門性を発揮しながら，一人の患者の生活について目標を決めたアプローチ（現状分析→課題抽出→目標設定→治療・ケア計画→実施→評価の過程）を行い連携する．

|2| 生活期

回復期から生活期に移行し，チームが複数の在宅サービスによって構成される場合は，専門職が所属する組織が異なるため，同一組織における情報共有と比較して，タイムリーな情報共有は難しくなる．しかし，介護保険サービスを利用している場合は，療養者・家族の希望に基づき介護支援専門員が**居宅サービス計画書***を作成し，療養者に対する支援の方針や解決すべき課題，提供される介護サービスの目標と内容をサービス担当者と情報共有することができる．情報共有が必要なタイミングや内容をチームで共通認識し，電話，FAX，メールでの連絡のほか，療養者宅との連絡帳の活用などによってタイムリーな情報共有を行うことが重要である．必要時は**サービス担当者会議***を開催し，サービス担当者，療養者，家族で目標・計画の評価を行い，今後のケアの方向性を確認することで一貫したケアにつながる．近年では，タイムリーに情報共有できるシステム開発がなされ，ICT*を活用した多職種連携システムによる情報共有の機会も増えている．

❷ リハビリテーションの移行期における情報共有

リハビリテーションは，病期（健康レベル）に合わせて急性期から回復期，回復期から生活期へと移行することから，移行期には，患者，家族を支援するチーム全体が交代し，これまでチームで行ってきたケアを次のチームへ引き継ぐための情報共有が必要となる．

|1| 急性期から回復期へ

急性期から回復期への情報の引き継ぎは，各職種のサマリーのほか，地域医療連携パスなどを介して情報共有している．この時期の引き継ぎでは特に，患者や家族が障害をどのように受け止めているかを知ることが重要である．

|2| 回復期から生活期へ

回復期から生活期へ移行する時期では，ADLの改善の程度や，障害が日常生活に及ぼす影響の程度，患者や家族の障害に対する認識の変化についての情報が必要となる．回復期リハビリテーション病棟から生活期への情報提供では，実際に患者，家族と共に各専門職が対面し情報交換の場とする**退院前カンファレンス***を実施することが多い．退院前カンファレンスでは，かかりつけ医，看護師，理学療法士，作業療法士のほか，患者の要支援・要介護度によっ

て，介護支援専門員，訪問看護師，訪問リハビリテーション，通所リハビリテーション，通所介護，訪問入浴介護，訪問介護などの在宅ケアを担う職種が参加し，情報共有を行う．

近年，療養の場が地域へ移行する中で，病院と地域の連携が強化されている．生活期ではサービス担当者会議において，自宅での生活の維持・継続を支援するために情報共有および検討がなされる．療養者・家族の社会的孤立を予防し，生活や人生を再構築することを目的に，在宅サービス担当者によって支援が展開される．特に在宅サービスにおいては，その人らしく生きることの支援，および疾病の再発予防や合併症予防などの情報共有が重要である．

3 目標の設定と評価

1 目標の設定

リハビリテーションは，患者と家族を中心に多職種で構成されるチームで支援を行うため，メンバー全員が目標を理解し，その達成に向けて支援する．**地域連携クリニカルパス***は各時期における目標を統一したものであり，患者がリハビリテーション全体を把握しやすいものになっている

地域連携クリニカルパスの一例として，脳卒中地域連携診療計画書の例を図2-8 に示す．脳卒中の医療連携体制の流れや各期の達成目標，退院・転院の目安が明確であり，標準的な回復過程に対応した計画書である．また，転院後に予測される経過について，患者・家族が安心して治療や療養ができるための資料として作成されている．これは標準的な診療計画書であるため，患者の状態によっては追加あるいは異なる方針を説明する場合もある．効果的に運用するために，連携医療機関とカンファレンスなどの情報共有の場をもつことも必要である．患者にとっては標準化された治療を受け，できるだけ早く治療が終了し，社会復帰に向けた支援を受けることにつながり，医療者側にとっては，在院日数の短縮を図り，医療・介護サービスのスムーズな連携につながる．

チームでは，患者，家族の思いや希望を叶えるための目標を共有することが重要である．急性期のケアは，回復期以降のリハビリテーションの進行に影響を及ぼすことから，急性期・回復期・生活期リハビリテーションが切れ目なく提供されることが重要である．急性期から回復期，生活期へと退院後の生活を視野に入れて目標に沿ってケアすることは，患者，家族の回復への意欲につながる．

2 評価

評価は，急性期，回復期，生活期の目標に合わせて各期で行われる．また，患者個々の課題を確認し，課題ごとの計画・実施・評価を行い，一貫したケアが提供できるよう，定期的にチームでカンファレンスを開催する．専門職としての知識や技術に基づき，タイムリーに患者の状態の変化に合わせ，計画の評価・修正ができるよう，チームで情報を共有することが重要である．そのため

用語解説 *
退院前カンファレンス

退院予定の患者が自宅で療養するために必要な在宅サービスを検討したり，情報共有を行ったりする会議．療養者と家族，主治医や看護師，リハビリテーション担当者，相談員のほか，介護支援専門員，かかりつけ医，訪問看護師などの在宅サービス担当者が参加する．療養者の病状やリハビリテーションの内容，支援が必要な事柄について共有し，療養者と家族が安心して退院できるよう，在宅サービスの担当者との信頼関係を構築することなどを目的に開催する．

用語解説 *
地域連携クリニカルパス

急性期から回復期病院を経て，退院後の生活期まで切れ目のない治療を行うための診療計画表．

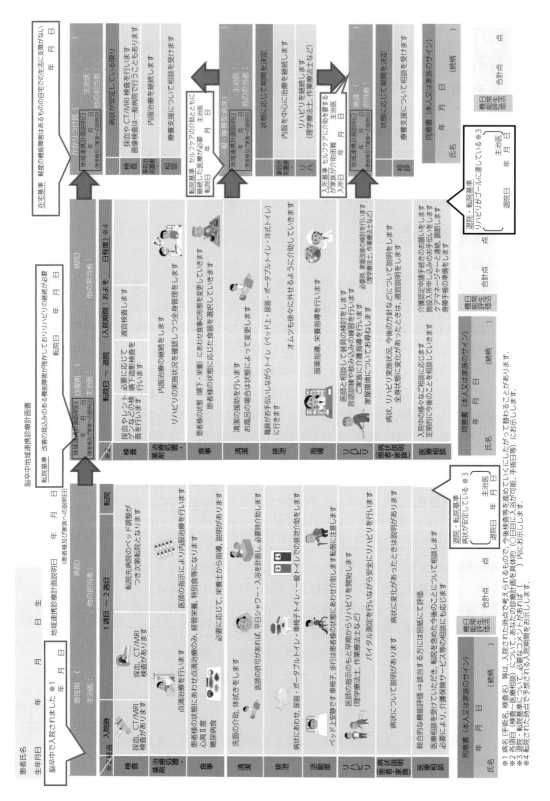

図2-8　脳卒中地域連携診療計画書の一例（岡山県の場合）

岡山県の脳卒中地域連携診療計画書．https://www.pref.okayama.jp/page/detail-27948.html，（参照 2023-06-06）より改変．

には患者の変化をとらえる観察項目や評価指標を専門職間で共有することが重要である.

4 活動の可視化

チームは多職種で構成され，それぞれの活動を可視化するためには，どの専門職でも共通理解できる用語や指標をチーム内で使用することが重要である. ICF（国際生活機能分類）は，「『生きることの全体像』を示す『共通言語』」として，さまざまな専門分野や異なった立場の人々の間での共通理解に役立つことを目指している[4]. そのため，チームで患者を理解する共通の概念として有効である.

➡ ICF については，1章5節，6章参照.

ADLの評価法である機能的自立度評価法（functional independence measure：FIM）やバーセルインデックス（barthel index：BI），手段的ADL（IADL）などは，多職種が共通で使用可能な評価指標である. また，クリニカルパスの活用は医療の標準化を進めるとともに，多職種間の情報共有に有効である. このように，共通の概念や評価指標を用いることが，チーム活動の可視化に役立つ.

➡ FIM, BIについては，6章1節p.133～135参照.

➡ 手段的ADL（IADL）については，1章5節p.40参照.

3 チームにおける看護師の役割

1 チームのキーパーソンとしての看護師の役割

リハビリテーション医療は，専門的な知識や技術をもった異なる専門職がチームで行う医療である. 各職種についての特徴や役割は1節でも触れたが，ここでは，特にチームのキーパーソンである看護師の役割について述べてみたい.

リハビリテーション医療は，急性期，回復期，生活期のそれぞれの時期と，小児期，成人期，老年期のすべての発達段階を対象とする. そのことからも，リハビリテーション医療のタイプは対象となる人のニーズによって決定され，そのタイプによってリハビリテーション医療チームの構成メンバーは変化する. しかし，その人の状態によってチームメンバーが変化する中でも，看護師は必要不可欠な存在である.

また，リハビリテーション医療に携わる看護師の中には，「摂食嚥下障害看護認定看護師」「皮膚・排泄ケア認定看護師」「脳卒中リハビリテーション看護認定看護師」「老人看護専門看護師」などの専門性の高い看護師が組織内を横断的に活動し，それぞれのケアの専門家として役割拡大しながらチームに貢献している.

リハビリテーションに携わる看護師は，リハビリテーションの質を改善し，患者・療養者や家族，専門職チーム，地域，行政にリハビリテーション看護の安全性や有効性を示し，さらに社会の変革を推進する役割がある. まさに，

チームの中でリーダーシップを発揮することが求められる.

2 チームにおける高度実践看護師（APN）の役割

　諸外国の動きでは，看護師がキュアにより踏み込んだ役割を果たすことによって患者の健康回復に貢献しており，キュアとケアの融合を高度な知識と技術をもって具現化しようとする**高度実践看護師**（advanced practice nurse：**APN**）が，医療チームの一員として複雑化する医療ニーズに対応している.

　日本においても，超高齢社会に加え，高度化・複雑化を増す医療現場において，患者に安全で安心な医療を保証する上で，看護ケアの質保証を推進することが課題となっており，エビデンスに基づく看護ケアの推進者として，大学院教育を受けたAPNに対する期待は大きい. 高度実践看護師制度推進委員会では，APNを「個人，家族，及び集団に対して，ケアとキュアの融合による高度な看護学の知識，技術を駆使して，対象の治療・療養過程の全般を管理・実践することができる看護師」と定義している.

　なお，日本におけるAPNは，現行では，特定の専門領域において卓越した能力を発揮する**専門看護師**（certified nurse specialist：**CNS**）と，病院・診療所，あるいは地域医療連携のもとに開設する看護クリニックにおいて，医師との協力関係のもと自律的に医療ケアを行う**ナース・プラクショナー**（nurse practitionet：**NP**）の二種類から構成されるものとする. しかし，APNを制度化して最も広く社会に浸透させているアメリカと比較すると，いまだに，グローバル・スタンダードには則してはいないのが現状である.

　APNの制度化の背景に，医師不足や偏在などの医療危機において，看護師の役割拡大の体制を整えることにあったといえるが，安全・安心な医療保証のためにも今後の教育体制や資格認定制度の整備が欠かせない.

　医療行為の一部を，適切な教育を受け，必要な知識と能力を身に付けた看護師に移譲されることは，看護師としての自律的行動を促進させることにつながり，チーム医療の効率化にも寄与していくと考えられる. また，チームの目標を達成するために，職種にかかわらずチームメンバーが互いに支援するという意味合いでも，今後のAPNの制度化は大きく期待されるところである.

■ 引用・参考文献

1) 坪井良子ほか編. リハビリテーションと看護：その人ら
   しく生きるには. 佐々木日出夫ほか監修. 中央法規出
   版, 1996, p.14.
2) 細田満和子.「チーム医療」とは何か：患者・利用者本
   位のアプローチに向けて. 第2版, 日本看護協会出版
   会, 2021.
3) エイミー・C・エドモンドソン. チームが機能するとは
   どういうことか：「学習力」と「実行力」を高める実践
   アプローチ. 野津智子訳. 英治出版, 2014, p.12.
4) 大川弥生. ICF（国際生活機能分類）：「生きることの全
   体像」についての「共通言語」. https://www.mhlw.
   go.jp/stf/shingi/2r9852000002ksqi-att/
   2r9852000002kswh,（参照2023-05-19）.
5) 大田仁史. 地域リハビリテーション原論 Ver.2. 医歯薬

出版, 2002.

6) 菊地和則. 多職種チームの3つのモデル：チーム研究の
   ための基本的概念整理. 社会福祉学. 1999, 39（2）,
   p.273-290.
7) 酒井郁子ほか編著. 回復期リハビリテーション病棟にお
   ける看護実践：看護の質を高めるEBPの実装. 医歯薬出
   版, 2019.
8) 篠田道子. 多職種連携を高めるチームマネジメントの知
   識とスキル. 医学書院, 2011.
9) 野中猛. 多職種連携の技術（アート）：地域生活支援の
   ための理論と実践. 中央法規出版, 2014.
10) 細田満和子.「チーム医療」とは何か：医療とケアに生
   かす社会学からのアプローチ. 日本看護協会出版会,
   2012.

重要用語

チームアプローチ	地域包括ケアシステム	地域連携クリニカルパス
多職種連携	チームカンファレンス	キーパーソン
チーミング	退院前カンファレンス	高度実践看護師（APN）

◆ 学習参考文献

❶ 細田満和子.「チーム医療」とは何か：患者・利用者本位のアプローチに向けて. 第2版, 日本看護協会出版
  会, 2021.

  医療社会学者である著者が,「専門職主導の時代」から患者と医療職者による「協働の時代」へと, チーム医療が今後いか
  にあるべきかを当事者を支える視点を軸に解説している.

❷ 日本在宅ケア学会. 在宅ケアとチームアプローチ. 在宅ケア学. 2015, 3.

  在宅ケアにおけるチームアプローチの概要および実践事例をわかりやすく解説している.

❸ 石鍋恵子ほか編. リハビリテーション看護におけるチームアプローチ. 医歯薬出版, 2002,（リハビリテー
  ション看護研究, 4）.

  リハビリテーション看護に活用できるチームアプローチの理論と実践についてわかりやすく解説している.

3 生活の再構築に向けた援助（支援）

学習目標

- 障害とともに生きることの意味を理解する．
- 「生活の再構築」の意味を理解した上で，必要な能力をアセスメントする視点を理解する．
- 活動・参加を促進するためのADLの支援について理解する．
- 障害の状況に適した環境について理解する．
- 生活の質を高める居住環境について理解する．
- 障害を負った後に現れる障害の受容（肯定的な自己概念の確立）の変容について理解する．
- 社会の中で障害がどのようにとらえられているかを理解する．
- 障害のある人はスティグマをどのように体験するのかを理解する．
- 障害のある人が障害を克服することの意味を理解する．
- 主体性を尊重し，生きる力を支えるために行うアプローチについて理解する．
- 健康維持に向けた再発・合併症の予防，学習支援について理解する．
- 家族にとって障害とはどのようなものかを理解する．
- 障害による家族機能の変容について理解する．
- 家族支援能力のアセスメントの視点を理解する．
- 家族支援の方法について理解する．

1 生活の再構築とは

1 障害とともに生きること

1 障害との向き合い方

2005年に国際生活機能分類（ICF）で定義されている[1]障害とは，疾病，変調，傷害，精神的外傷，妊娠，老化，ストレス，先天的異常，遺伝的素質，性別・年齢・教育歴などの個人属性から生じる「機能障害，活動の制約，参加の制約」であり[2]，決して身体器官から生じる機能障害のみではない．

これまで障害に対する向き合い方は，障害をどのように受容していくか，つまり障害受容をどのように行うかを考える理論が広く認識され，それらの理論に基づく対応が明示されてきた．代表的な理論に価値転換論[3,4]や段階論がある．段階論における心理段階はさまざまな専門家が提唱しており，フィンク（Fink，SL.）の危機モデル[5]や上田の理論[4]もそれに当たる．しかし，障害に対する共通の心理過程という存在自体や，心理過程の一つである悲哀段階への対応に疑問の声が生じるようになった．また障害は受容すべきなのか，受容できるのか，障害は受容する・しないという観点が必要なのかなどの論点が出るようになった[6]．

➡ 障害受容の理論については，1章5節 p.41参照.

➡ フィンクの危機モデルについては，3章2節 p.82 表3-10 参照.

2 障害とともに生きる・生活するには

障害をもつ個人は，障害を自分自身で克服する・受容するものではなく，障害とともに生きる・生活していくことが重要であると筆者は考える．万が一障害が回復し，なくなったとしても，障害の経験をもちながら生き，生活していくことは事実である．

前述の通り，障害は，個人がもつなんらかの要因から生じる「機能障害，活動の制約，参加の制約」であるが，その障害とともに生きる・生活することは，障害をもつ個人だけでは成立しない．日々の営みの中で，家族などの周囲の人々，職場や公共施設・制度などの社会環境が，一人ひとりの障害を理解し，認める努力を惜しまないことが必要となる．それができない限り，障害をもつ個人は社会から孤立することになり，社会の中で障害とともに生きる・生活することは不可能になる．これは障害の中の「活動の制約，参加の制約」に対して，特に当てはまる内容である．

価値転換論や段階論で述べられる「障害をもつ個人が他者と比較するのではなく，本来の価値を自身が新しく見いだしていくことや身体障害からの劣等感ではなく他の側面を見ること，障害をもったときの心理反応のプロセスをたどり乗り越えていく」といった個人の努力で問題が解決する方略ではなく，社会全体が障害とともに生きる・生活することを理解し，実践できることで，個人が障害をもちながら生きること，生活することが真に可能になるのである．

2 生活を再び構築する（生活の再構築）

「**生活**」とは何か？ リハビリテーション看護の視点から「生活」の意味を考えてみると，多様な状況から構成され，それらが日々の中で複雑に絡み合う現実世界のことを指す．多様な状況とは，①生命維持と日常生活活動を営む意味での生活状況，②心理的機能のバランスと心理的自立の意味での生活状況，③人的交流や職場復帰といった社会的機能の自立の視点での生活状況，④経済的自立の意味での生活状況が考えられる（**図3-1**）．

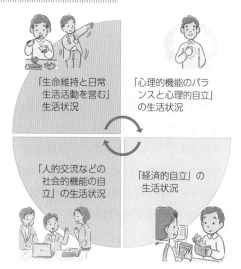

図3-1　人が営む「生活」の構成要素

この「生活」が障害をもつことで変化する．その余儀なく変化した生活状況で生存し，自分を活かしながら活動するために，自分の意思で社会と交わりながら①～④の生活状況を立て直すことが「**生活の再構築**」であるといえる．つまり，「生活の再構築」とは，「障害に付随して生じてくる生活状況の変化に，自らが意味付けを行い，社会との相互作用の中で生活状況を再建するプロセスである」と言い換えることができる．

3 生活の再構築に必要な能力

看護職が念頭に置かなければならないのは，生活を再構築するのは，障害をもつ本人であり，けっして看護職や医療者のみの力で再構築できるのではないということである．生活の再構築の主体は，常に障害をもつその人自身となる．看護職は再構築の過程を支援する立場であり，その人自身が再構築していく過程に，寄り添い，希望やニーズを尊重し，適切な再構築過程をたどれるように身体機能面，心理機能面，社会機能面を支援する．

「生活」の意味

広辞苑（第6版）では「生存して活動すること，生きながらえること，世の中で暮らしてゆくこと，その手立て，生計」，日本国語大辞典（第2版）では「生きていること，活かすこと，この世に存在すること，世の中に暮らしてゆくこと，その暮らし」とされている．

生活の意味や構造を分析した志津野[7]は，「生活」を「生命を保つこと，経済的に生きていけること，社会的に存在することの三分法での解釈が妥当である」と結論付けており，教育心理学者の花岡[7]は，「生活とは，自分を活かして生きることであり，人間の一生涯の継続プロセスという意味である」としており，非常に多義的な言葉であるととらえられる．

◼1 身体機能面の能力

生活を再構築していくために必要な能力には，**身体機能面**として，「生命を維持する・日常生活活動を営むための生物学的能力」がある．生活を再構築するには，まず基盤となる生命を維持する循環器系システムの安定や正常な働きが必要である．また食事や排泄，移動などの日常生活活動を行うための生物学的能力が求められる．

この身体機能面は，心理機能面や社会機能面との連携によって，より機能を発揮するものであり，身体・心理・社会機能は単独ではなく，互いに作用しながら機能している．看護職は身体機能面の支援として，生命維持管理や異常の早期発見，廃用症候群の予防，生物学的機能のアセスメント（フィジカルアセスメント），各日常生活活動の援助が求められる．

➡ 廃用症候群の予防については，1章4節p.28参照．

◼2 心理機能面の能力

心理機能面では，自立心もしくは自立しようする意思の強さ，自分で対処しようする力や自己管理する力（セルフケア能力），目標をもち意欲をもち続ける持続性，自己効力感や意思決定能力が必要となる．しかし，これらも障害をもつ者のみで養い，維持できる能力ではない．看護職による当事者目線での対象となる人の理解，その人中心の看護の提供，パートナーシップを基盤とした意思決定支援，教育，コーチングが必須となる．

◼3 社会機能面の能力

社会機能面では，他者とのコミュニケーション力や家族との関係を保つ力，コミュニティと交流する力・意欲，学習意欲，職場復帰への意欲・実行力が必要となる．対象となる人がこれらの能力を再度獲得し，伸ばしていくためにコミュニケーション方法の工夫や人間関係の調整，交流の場の設定などを支援する必要がある．

2 生活の再構築のための支援

1 活動・参加促進に向けたADL支援

◼1 安全・安楽の確保

患者・療養者の**安全**と**安楽**は，急性期から生活期（維持期）までの全てにおいて，各期を順調に過ごすために重要であり，看護職はその安全・安楽を確保することが必要である．

|1| 安全の確保

患者・療養者が生活を再構築する過程で，自らが主体的に構築しよう，生活の再構築を実現させようと思う気持ちをもち続けるためには，看護職がその人の身体・心理・社会機能の安全，その人を取り巻く環境の安全を確保し，保障する支援が必要となる．

a 身体機能面の安全

日々の生活を過ごすため，家族や友人と共に過ごすため，地域に参加するために，食事や排泄，衣類の着脱，移動といった日常生活活動（ADL）を，本人が安全に営めるように支援することが重要である．患者・療養者がADLを拡大していく過程では，転倒や転落，骨折などの外傷リスクが背中合わせで生じてくる．本人はできる範囲を拡大するために，回復する身体状態と心理的状況を自らアセスメントしながらADLの範囲や難易度を高め，挑戦しようとする．その挑戦は非常に重要であり，その意欲を看護職は尊重しながら挑戦がマイナスにつながらないように環境調整やその人への教育指導，家族への状況説明・指導を行い，安全の確保を行う必要がある（図3-2）．

例えば，脳卒中を発症し回復過程にいる患者は，日々のリハビリテーションの訓練成果を土台に，自らのADLを広げようとベッドサイドや自宅で自分を試すかのように行動をすることがある．その際，発生しやすいのが転倒や転落であり，四肢の骨折や頭部外傷を招く恐れがある．看護職は，転倒・転落のリスクを最大限減らし，順調な回復の妨げにならないように安全を確保した上で，ADLの訓練・拡大を支援する必要がある．

b 心理機能面の安全

ADL支援のための安全確保は，環境調整や患者・療養者への教育・指導，家族への状況説明・指導によるものだけでなく，その人の不安や躁うつ状態時の安全確保，つまり心理状態をアセスメントしながらリスク管理と防止を行うことも含まれる．看護職は，常に頑張ろうとせずに休むこと，他者に頼ることも必要であることを説明し，状況に応じて公認心理師（臨床心理士）などの他職種と連携しながら心理的に安全な状況を提供することも重要である．

c 社会機能面の安全

患者・療養者のADL支援は，ベッドサイドでも自宅でも他者との意思疎通，

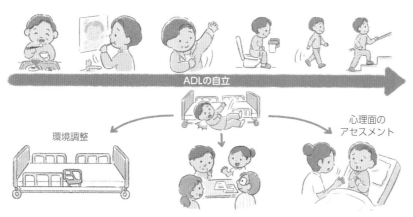

図3-2　ADL拡大を尊重しながらの安全確保

コミュニケーション内容が影響してくる．本人は，看護職や家族などの他者に，どのようにADLの支援をしてほしいか，何を希望しているのかを伝えられることで順調なADL拡大につながる．また，家族側の理解や家族との関係性，地域との関係性もADL拡大に影響する．看護職は，これらの社会機能面も視野に入れ，患者・療養者だけでなく，家族や関係する地域も意識しながら相談や連絡調整を行い，社会機能面からの安全の確保も忘れず行う必要がある．

| 2 | 安楽の確保

　安楽の確保も同様に重要である．生活の再構築の過程で，患者・療養者がADLを拡大し，さまざまな場での活動に参加し，社会との交流を深めていくことは，今後の人生の可能性を広げると同時に，心身への負荷となりストレス状態にもなりかねない．そのため，その人が適宜，ホッとできる場や時間，空間を確保できているかを確認し，確保できていなければそれを保障することも重要である．心身のストレス状態は，交感神経活動を亢進させ，身体の疲労や免疫力の低下，疲弊感を助長する要因にもなる．これらの身体状態は，心理状態にも影響を及ぼし，気分低下やうつの誘因にもなりかねない．これらを防止し，ADLの拡大・順調な生活の再構築を促進するためにも心理的に休まる時間や場の提供，悩みや対象者の訴えに耳を傾け，心理的平穏や安心をもたらすことが重要といえる．

　患者・療養者に安楽を促す支援には多種多様な方法がある．急性期では，ベッドサイドケアの中で安楽を提供するケアとして，例えば，足浴や手浴，全身清拭時の背部温罨法の実施，家族との面会調整などを行うと効果的である．慢性期以降には，活動と休息のバランスを看護職もしっかりとアセスメントし，休息時は十分に休息がとれるように，睡眠時間を確保したり，好きな音楽を流したり，アロマセラピーを提供したりするなどが効果的である．

② 代償機能の活用

　代償機能とは，本来の動作や運動を行うために必要な機能が疾患や外傷によって障害され，行えなくなった際に，残存する他機能が補うことを指す．補うことで可能となる動作や運動を**代償動作**や**代償運動**と呼ぶ．

　これまで，必要な機能が障害された場合，ほかの機能で補えるように支援すること，つまりほかの機能が代償機能となり，それを活用して生活を再構築することが目標であった．しかし最近では，「代償機能を活用する」という意味合いが変化しつつあり，「①残存機能の活用」のみでなく，代償となる「②補助具の活用」，残存機能や補助具を活用しやすくするための「③環境の調整」を含めて代償機能の活用ととらえるようになった．患者・療養者の生活を再構築するために，より活動と参加を促進するために，看護職の援助として①残存機能の活用，②補助具の活用，③環境の調整が重要となる．

| 1 | 残存機能の活用

　残存する機能は，おのおのによって異なることから，看護職は残存機能の種

類や程度といった状態を見極める必要がある．これはリハビリテーション科医や理学療法士などの多職種と共にアセスメントしていき，残存機能に関する情報と各専門職の介入内容を共有することが重要である．

　急性期の段階では，障害されている機能が回復途上であり，残存機能自体の見極めは難しく，全身状態の観察とともにすべての身体機能に対しての生活援助が必須である．しかし徐々に患者の罹患・受障後の経過日数が進み，障害された機能と残存機能が見分けられるようになると，残存機能を活かした生活の援助が必要となる．残存機能を十分に活用するためにも障害された側の運動機能も意識して支援することが求められている．

2 補助具の活用

　身体機能を補うために，自助具・補装具・機器の果たす役割は大きく，近年一層その役割は重要視されている．

a 自助具

　自助具に対する一定した定義はないが，自らのADLの自立を支える，補う道具のことを「自助具」と呼称されている．したがって，自助具の使用は疾患や事故による障害だけでなく，加齢などを起因とした日常生活の不便さも対象となる．浴室の手すりや食事の自助箸，台付き爪切り，着替えをする際のボタンエイドなどが当てはまる（図3-3）．また自助具には，視覚障害や聴覚障害，失語症・構音障害，高次脳機能障害に対するものもあり，失語症に対する会話ノート，会話補助装置などがそれに相当する．

b 補装具

　補装具は，障害者総合支援法第5条25項で「障害者等の身体機能を補完し，又は代替し，かつ，長期間にわたり継続して使用されるものその他の主務省令

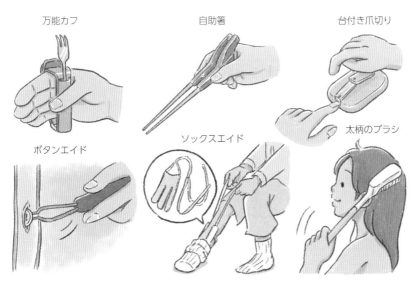

万能カフ　　　　　自助箸　　　　　台付き爪切り

ボタンエイド　　　ソックスエイド　　太柄のブラシ

図3-3　自助具

で定める基準に該当するものとして，義肢，装具，車椅子その他の主務大臣が定めるものをいう」と定義されている．補装具は，生活を送るためもしくは就労や就学のために同一製品を長期間使用するもので，電動車椅子や歩行補助の杖，麻痺のある下肢に装着する装具，切断部に使用する義肢などが相当する．また医師等の診断や意見に基づき，使用の必要性などの一定基準を満たせば，補装具費が公的に支給される（**表3-1**）．

ⓒ 最新医療機器

近年では，インターネットやコンピューター技術を利用した最新医療機器が研究者によって開発されており，**ブレイン・マシン・インターフェース（BMI）**はその代表といってよい．四肢切断者や脊髄損傷，筋ジストロフィー，筋萎縮性側索硬化症（ALS）の患者は，慢性的にコミュニケーションやADLが障害されている．この患者の脳波とコンピュータープログラムを連動させることで，画面上に患者の意思を表現し，他者とのコミュニケーションが可能になるといわれている[8]．この技術は一般活用には至っていないが，近い将来，希望がもてる補助具といえる．脳卒中患者の麻痺側やALSの上肢に，ギプスのように装着するサイボーグロボット（Hybrid Assistive Limb®：**HAL®**）もある．患者の運動意思を脳神経の電位信号として，サイボーグロボットが受信し，患者の動きを可能とする機器である．これらも広い実用化に向けて国内外で取り入れ始めている[9-11]．

コンテンツが視聴できます (p.2参照)
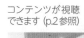

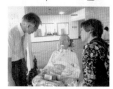

●ALS患者からのメッセージ〈動画〉

ⓓ 補助具と支援

補助具は，患者・療養者のADLの自立と拡大，社会交流への参加促進に対する支援につながるため，大いに活用したい．時代が進むにつれて，多種多様で高度な技術を備えた補助具が開発され続けているが，いかに進化しても，対象となる人の状態と生活に即したものでなければ支援にはつながらない．適した補助具を活用するためには，その人との関係性を構築した上で，障害の状態と生活状況をよく知ることが重要である．また看護職のみでは補助具選択の判断や活用は困難である．リハビリテーション科医や理学療法士，言語聴覚士といった他医療専門職，市町村役場や更生相談所の職員，補装具業者などと連携とることが必須である．

｜3｜環境の調整

前述の①残存機能の活用，②補助具の活用を可能にするためには環境調整が必要となる．環境調整では，単なる住居の構造や街のバリアフリーといった物理的な環境だけでなく，患者・療養者の生活を再構築する，より広く活動と参加を促進するために必要な家族，友人，医療・介護・福祉に関わる専門職などの人的な環境を調整することも重要である．

また，残存機能や補助具の活用は，対象となる人自身のやる気や意欲に依存することが多い．その人が心理的に安定できるように，自己効力感を上げるための支援や希望に対する支援を行うことも看護職の役割である．さらにその人

表3-1 補装具種目一覧

種目	名称			R4購入基準	耐用年数
義肢（注1, 2）				470,000	1〜5
装具（注1, 2）				86,000	1〜3
座位保持装置（注1）				394,000	3
視覚障害者安全つえ	普通用	繊維複合材料		3,550	2
		木材		1,650	
		軽金属		2,200	5
	携帯用	繊維複合材料		4,400	2
		木材		3,700	
		軽金属		3,550	4
	身体支持併用			3,800	4
義眼	レディメイド			17,000	2
	オーダーメイド			82,500	
眼鏡	矯正用（注3）	6D未満		17,600	4
		6D以上10D未満		20,200	
		10D以上20D未満		24,000	
		20D以上		24,000	
	遮光用	前掛け式		21,500	
		掛けめがね式		30,000	
	コンタクトレンズ			15,400	
	弱視用	掛けめがね式		36,700	
		焦点調整式		17,900	
補聴器（注4）	高度難聴用ポケット型			41,600	5
	高度難聴用耳かけ型			43,900	
	重度難聴用ポケット型			55,800	
	重度難聴用耳かけ型			67,300	
	耳あな型（レディメイド）			87,000	
	耳あな型（オーダーメイド）			137,000	
	骨導式ポケット型			70,100	
	骨導式眼鏡型			120,000	
車椅子	普通型			100,000	6
	リクライニング式普通型			120,000	
	ティルト式普通型			148,000	
	リクライニング・ティルト式普通型			173,000	
	手動リフト式普通型			232,000	
	前方大車輪型			100,000	
	リクライニング式前方大車輪型			120,000	
	片手駆動型			117,000	
	リクライニング式片手駆動型			133,600	
	レバー駆動型			160,500	
	手押し型A			82,700	
	手押し型B			81,000	
	リクライニング式手押し型			114,000	
	ティルト式手押し型			128,000	
	リクライニング・ティルト式手押し型			153,000	

種目	名称			R4購入基準	耐用年数
電動車椅子	普通型（4.5km/h）			314,000	6
	普通型（6.0km/h）			329,000	
	簡易型	A	切替式	157,500	
		B	アシスト式	212,500	
	リクライニング式普通型			343,500	
	電動リクライニング式普通型			444,400	
	電動リフト式普通型			725,100	
	電動ティルト式普通型			582,600	
	電動リクライニング・ティルト式普通型			1,016,100	
座位保持椅子（児のみ）				24,300	3
起立保持具（児のみ）				27,400	3
歩行器	六輪型			63,100	5
	四輪型（腰掛つき）			39,600	
	四輪型（腰掛なし）			39,600	
	三輪型			34,000	
	二輪型			27,000	
	固定型			22,000	
	交互型			30,000	
頭部保持具（児のみ）				7,100	3
排便補助具（児のみ）				10,000	2
歩行補助つえ	松葉づえ	木材	A 普通	3,300	2
			B 伸縮	3,300	
		軽金属	A 普通	4,000	4
			B 伸縮	4,500	
	カナディアン・クラッチ			8,700	
	ロフストランド・クラッチ			8,700	
	多脚つえ			6,600	
	プラットフォーム杖			24,000	
重度障害者用意思伝達装置	文字等走査入力方式				5
	簡易なもの			143,000	
		簡易な環境制御機能が付加されたもの		191,000	
		高度な環境制御機能が付加されたもの		450,000	
		通信機能が付加されたもの		450,000	
	生体現象方式			450,000	
人工内耳	人工内耳用音声信号処理装置修理			30,000	−

（注1）義肢・装具・座位保持装置の基準額については，令和2年度交付実績（購入金額）1件当たり平均単価を記載（千円未満は四捨五入．令和元年度福祉行政報告より）

（注2）義肢・装具の耐用年数について，18歳未満の児童の場合は，成長に合わせて4カ月〜1年6カ月の使用年数となっている

（注3）遮光用としての機能が必要な場合は，30,000円とすること

（注4）デジタル式補聴器で，補聴器の装用に関し，専門的な知識・技能を有する者による調整が必要な場合は2,000円を加算すること

第13次改正　令和4年3月31日厚生労働省告示第129号

厚生労働省．補装具種目一覧（平成18年厚生労働省告示第528号）．https://www.mhlw.go.jp/content/12200000/000957689.pdf，（2023-07-12参照）．

自身の情報リテラシーを判断し，自ら情報を収集し，意思決定していく支援も看護職として忘れてはならない．看護職は，患者・療養者が自らの意思で残存機能を使い，補助具を選択し活用し，生活を再構築していくことを念頭に置き，実践することが重要である．それが倫理観に満ちた患者・療養者中心の看護を実践することにつながる．

❸ 居住環境の整備

│1│ 居住環境がADL・QOLに与える影響

人が日常生活を送る生活の「場」は，生活のしやすさや生活の快適さに関わるだけでなく，生活の豊かさにも直接影響を及ぼす．生活の「場」は，多様性のある個々の人が自立的かつ自律的に生活を送りながら（振る舞いながら），周囲との相互作用を繰り返し，生活／存在基盤をつくり出す．そこでは，空間としての場の広がりがあり，生まれてから死ぬまでの一定の時間制限の中で成長と発達を遂げ，身体を通して，意識的かつ主体的に動きや活動を形づくる．

ⓐ 居住環境

居住環境は，工学や建築，医療などの分野により何を環境に含めるかは異なる[12]．しかし，生活の観点から環境をとらえるときには，生活を取り巻くさまざまな状況を指し，人の意識や行動になんらかの作用を及ぼすと同時に，人の意識や行動によってなんらかの影響を受けている．人と人の相互作用である社会環境に対して，人と人以外の相互作用は物理的な環境であり，居住環境はその物理的な環境に位置付けられる．空間的・時間的な要素は生活のしやすさ・快適さ，ひいてはQOLに関わってくる（図3-4）．

ⓑ 生活機能と生活の自立

ICFに基づいて生活機能をとらえてみると，生活機能は，身体機能・形態機能の状態や活動状態，社会参加の3側面から成り立っており，単に身体機能においてどのような機能状態にあるかだけでなく，日常的にどのような活動状態にあるか，そしてどのような社会参加をしているかという「生活者としての人」を総合的にとらえる視点が必要になる．このような全体像をみることで，生活の場がどこまで一人ひとりの生活のしづらさに直接影響するかが理解できる．

ⓒ 居住環境の自然環境との対比

生活の場としての居住環境には，温熱，光，色，音，空気などの自然環境に対して，人が作り出す人工物としてのさまざまな環境が含まれる．ことに，人の身体機能の状態により，身の回り，部屋，住まい，その周辺の町や村，生活圏，広域の地域など，その人の活動や社会参加の状況に応じて空間的な広がりまでもを含む．また一方で，身の回りの物理的な環境である屋内環境と，屋外環境という居住空間の区分がある（図3-4）．この中でも，屋内環境は，生活活動の制限のある人にとっては，活動のための道具を空間の内側に配置することによって，生活活動の範囲を広げることにつながるが，活動が制限されたままの状態では，屋内・屋外の生活の範囲を縮小することにもつながる．

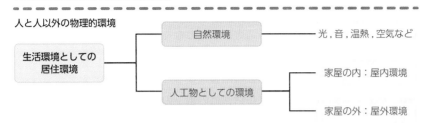

図3-4　生活の場をとらえるときの居住環境の分類

d 居宅環境とADL・QOLとの双方向の関係

障害をもった人がどのように活動し，社会に参加できるかということは，単に日常生活の自立の状態だけでなく，その人を取り巻く環境に大きく左右される．例えば，移動能力の訓練によって車椅子で自走できるようになったとしても，実際の社会生活におけるさまざまな環境下では必ずしも車椅子を円滑に使用できる場所ばかりではない．退院していく先の暮らしの場では，障害を体験していなかったときには想像もできないほど，狭く（空間），段差もあり，滑りやすく（床面の材質），つかまる手すりもなく（手すりなどの環境），車椅子が進みにくく（車椅子のメンテナンス），医療機関でできていたことの応用が利かないと感じることが少なくない．その結果，「自分のできる範囲でしか生活できなくなる」あるいは「徐々に生活圏が縮小する」ことにつながる．

居宅空間は，その人らしさが現れる空間である．その人が住み慣れた生活環境には，その人の日常が映し出され，自分らしく居られる空間の中に，日中の暮らしぶりや振る舞い，その人の生活へのこだわりや意思，周囲の人との付き合いなどが見える．他者から見れば雑多なものが煩雑に置かれているようでも，その人が自由に，心地良く過ごせる空間であり，周囲の人との境界がある一方で，交流できる場でもある．それゆえにその人らしさを大切にすると同時に，QOLも併せてみることが必要になる．

e ADLを高める環境因子

ICFモデルに示されている人の生活機能に影響を及ぼす背景因子には，個人因子と環境因子が含まれる．そのうちの環境因子には，人々が生活し，人生を送っている①物理的環境，②社会的環境，③人々の社会的な態度による環境の三つが含まれている．

日常生活の困難や不自由に対して，日常生活能力を再獲得したり，維持したりするときに，重要となる環境因子は，表3-2の通りである．このような環境因子の調整や活用が対象となる人のQOLを高めることにつながる．ここでは居住環境に絞って解説する．

| 2 | 居住環境のアセスメント

　日常生活を送る居住環境がその人に適しているかどうかを判断するとき，対象となる人の身体機能をその生活に照らして検討することが必要となる．

ⓐ 生活機能と生活のしづらさの抽出

　基本的には，障害の種類や自立の状況によって生活上の困難になると予測される点を見極め，困難が起こるものも抽出していく．生活機能の低下のために自立または自律が困難な人にとって，「自立」の可能性があるかは，個人の生活機能の状態（障害の状態）を基盤に環境因子を確認する（表3-2）．

❶物理的環境：居住空間，居住する時間をもとに，その人の身の回りの物理的環境を確認する．

❷当事者のニーズ：実際に暮らす環境として，生活のしづらさはないか，自由な活動を困難にしている環境ではないかどうかを確認する．

❸介護が必要な場合：介護者，生活を助ける家族や周囲の人々にとって，介護がしづらい環境ではないかを確認する

　この場合の生活のしづらさとは，例えばベッドの位置で考えると，日中に主に過ごす場（物理的環境）として，物品の高さや置き方，材質や触り心地，色合いなど，当事者でないとなかなか気付けない条件があることが少なくない．日中過ごす場として，手の届く範囲に何を配置すれば過ごしやすいのか，細かな配慮が必要になる．また，自立あるいは介助による移動の環境として，自室からトイレ，食事の場所，浴室など生活に必要な動線を確認し，場から場への移動の困難を解消するよう整える．

　生活機能によって生活の物理的環境や，生活物品の仕様はかなり異なる．目の見えづらさ，音の聞き取りづらさ，感覚機能の状態，体温の変動など，詳細

表3-2　障害のある人の自立を助ける環境因子

物理的環境	生活の場の居住環境	・住宅・建物の構造と動線，障害物：家屋全体の構造，玄関スロープ，段差，床面など ・日中過ごす場や自室周辺の環境：障害のある人の居住空間，移動空間，生活道具の配置など ・移動手段：階上への移動手段，エレベーターなど
	用具の使用	・補装具，日常生活用具の使用状況など
	生活圏	・生活必需品を入手できる地理的状況：生活必需品の入手場所までの移動手段など ・移動のための交通手段：最寄り駅やバス停までの距離や道路状況，自宅駐車場環境
	職場，地域活動，社会資源の活用状況	・職場の福利厚生：雇用の継続，利用できる制度 ・地域の社会資源：利用できる資源の種類や内容など
人的環境	家族・介護者・支援者	・家族の構成・家族形態：構成員の数，続柄など ・家族の発達段階：家族構成員の年齢など ・家族内の役割：役割と役割分担 ・家族の人間関係：情緒的交流や関係性など ・介護者の状況：介護者の存在，介護者の健康状態と負担など ・近隣支援者の状況／社会資源としての人材活用状況 ・地域住民との交流機会

な生活のしづらさに目を向けて居宅環境を整える必要がある．情報はできる限り細かく集め，一人ひとりの生活で困難になるものを解消できるようアセスメントする．

居住環境のアセスメントでは，同時に福祉用具の適合もアセスメントする．居住環境が十分でない場合でも，介護者の要件や福祉用具が整っていれば，自立に向けたケアにつながる．また，住宅改修は経済的に大きな負担を伴うことからも，福祉用具の利用や社会資源の活用をまずは検討する．

ⓑ 居住環境の中にあるバリア

障害のある人から見た**バリア***は，障害の種類によって大きく異なる．例えば，車椅子が必要な人にとって路面の凸凹はバリアとなるが，視覚障害者にとって誘導用ブロックは必要な情報源である．住宅改修は，そうした障害や身体機能の状況に合わせて居住環境を整備する作業である．

❶**視覚障害者のバリア解消**：視覚障害者の場合，全盲かロービジョン（弱視）か，またロービジョンの症状（かすみ，羞明，夜盲，視野狭窄，暗点，半盲など）によってバリアが異なる．全盲の場合，移動を誘導する点字ブロックの中断や不足，大きな段差などは，事故につながりやすいため細やかな整備が必要になる．時計やカレンダーなどの表示は，視覚情報を音声情報に代替することで補う．ロービジョンの場合は，視機能に合わせて部屋の配置（同一階にする），床の調整（滑りにくくする），壁面の衝突物の撤去，色彩による明示，浴室や洗面所での物品配置などがバリアの解消につながる．

❷**聴覚障害者のバリア解消**：聴覚障害者の場合，当事者にとっては，音に頼る生活環境がバリアになって生活のしづらさにつながっている．例えば，電話の呼び出し音，玄関の呼び鈴，非常用の警報機，テレビ，日常会話などである．これらは健常者にとっては当たり前になっている便利な環境であるが，聴覚障害がある場合は，これらの音が聞こえないもしくは聞き取りづらいことが生活の不自由さや不便さにつながり，危険な状況がわからなかったり，意思疎通の円滑さを損なったりする．バリア解消としては，音を光や振動に置き換える機器の導入，コミュニケーション手段としての手話，筆談などにより代替する．難聴の場合は，医療器具や生活補助用具（補聴器など）の活用によってカバーできるものもある．

| 3 | 入院中の居宅訪問と課題の抽出

入院中に，一時帰宅あるいは自宅訪問の機会を設定して，居宅環境を確かめておくことが，退院後の生活の困難回避につながる．**居宅訪問**は，退院後に暮らす場所が入院前と異なる場合は，入院前の居宅の環境と合わせて，新たな居宅への訪問を検討する．

訪問者は，通常，作業療法士，看護師，ケースワーカーが中心となって，専門職の視点で生活機能や障害状況と照らして，不自由や困難が予想される事象に注目して情報収集し，その上で，療養者や介護者と共に自宅に出向き，居宅

用語解説 *

バリア

高齢者や障害者などの日常生活や社会生活を妨げる障壁のこと．交通機関，建物，公園，道路などのハード面だけでなく，制度的，文化的，心理的障壁もある．

plus α

バリアになるもの

移動能力に課題を抱えている人の自宅での移動を困難にするものは，動線の中断，身体機能の低下を補う円滑な移動の中断であり，自宅でのバリア解消には，手すりの取り付け，段差の解消，滑り防止または移動の円滑化のための床または通路面の材料変更，引き戸などの取り替え，洋式便器への取り替えなどが，住宅改修の種別として挙げられている（厚生労働大臣が定める居宅介護住宅改修費等の支給に係る住宅改修の種類：平成11年3月31日厚生労働省告示）．

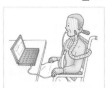

●福祉機器の一例〈動画〉

の情報を確認する．身体障害を負ってからの居宅環境のチェック事項を**表3-3**に示す．

　居住環境整備の目標は，**表3-4**に整理される．基本動作としての起居動作，移動・移乗動作，ADLの食事，整容，更衣，排泄，入浴などをなるべく具体的に確認して，身体機能に照らしてアセスメントする．その際重要なのは「何ができて，何ができないか」「一人でできることと，見守ればできること」「何に手助けが必要か」「本人が手助けしてほしいことは何か」を見極めることである．そして，事故の回避とともに，これから先の活動の維持と生活圏の拡大までを目標に据えていく．

│4│ 居住環境の特徴を踏まえた援助

ⓐ 住宅改修

　テクノエイド協会*によれば[13]，**住宅改修**におけるニーズは，より良い生活を送るために問題や課題を解決することであり，看護職が主に関わるのは，①ニーズの発見と②アセスメントであり，作業療法士やケースワーカーに情報をつないでいく．対象となる人のニーズにどう応えられるかを検討するプロ

plus α

障害者の住宅状況

2006年の厚生労働省の身体障害者実態調査によると「持ち家」82.3％，「借家」14.4％で，特に内部障害で「持ち家」の割合が最も高く，視覚障害では「借家」の割合が高い．しかし，身体障害者が「住宅改修をした」割合は17.3％，「改修の必要がない」25.8％，「改修したいが資金がない」25.4％，「改修したいが構造上困難，借家のためできない」12.0％と，改修の意向が十分に叶えられていない状況がある．障害の種別では肢体不自由が他の障害に比べ「改修した」割合が高く21.2％，改修場所は，「トイレ」71.4％，「風呂」68.7％，「玄関」38.7％となっている．

用語解説 *

テクノエイド協会

福祉用具に関する調査研究・開発，関連情報の収集・提供，義肢装具士国家試験を実施する．以前は厚生労働省所管であったが，2011年7月1日に公益財団法人へ移行した．

表3-3　障害者の住みやすさを検討する上での居宅環境の主なチェック事項

場　所	改修箇所	チェックポイント
玄関まわり	建具，段差，床面，手すり	上がり框の昇降，玄関内での靴の着脱
廊　下	建具，段差，床面，手すり，照明	出入口，廊下の幅の確保，段差解消，照明の工夫，手すりの中断による転倒回避
階　段	滑り止め，手すり，階段寸法，段差，照明	滑りや踏み外しによる転落回避，明るさの確保
居　室	出入り口，手すり，段差床，掃き出し窓	広さ，フローリング，ポータブルトイレ，特殊ベッド
浴　室（脱衣場・洗い場）	広さ，手すり，段差浴槽，入浴用椅子，入浴台浴槽内椅子（すのこ）	脱衣所の広さ，滑りによる転倒回避，車椅子を離れた後の体位保持，浴槽の乗り越え，通報装置
トイレ（改修優先順位高）	出入口，手すり，段差，床，広さ*，便器，手洗い，暖房，収納	プライバシーの保持，介助のしやすさ，居室とトイレの距離，入りやすさ，つかまりやすさ，通報装置

*　推奨される広さ　健常：910×1,365mm　介助：1,365×1,820mm　車椅子：1,820×1,820mm以上
厚生労働省．厚生労働大臣が定める居宅介護住宅改修費等の支給に係る住宅改修の種類（平成11年3月31日厚生労働省告示）を参考に作成．

表3-4　居住環境整備の目標

目　標	視　点
事故の回避	転倒，転落，つまづき，滑り，打撲など
移動移乗，介護のしやすさ	歩行補助用具の室内での使用可能性，自力での移動移乗の可能性，介護用具・医療用具の使用可能性
自立行動の拡大	移動を除く各生活場面での自立動作，自立した行動の拡大
活動性の維持	長期的な活動性の維持を踏まえた環境整備

厚生労働省．厚生労働大臣が定める居宅介護住宅改修費等の支給に係る住宅改修の種類（平成11年3月31日厚生労働省告示）を参考に作成．

セスをたどるが，ニーズがない場合でも，リスクの発生を防ぐために専門職の視点で多側面から検討する場合もある．ニーズの発見は，身体機能の確認，家族状況の確認の二つの視点から，その家屋に再び住まう人にとっての暮らしにくさが何かを明確にしていく．

住宅改修が必要となる場合は，特に費用の問題，建築業者への発注から施工までの時間を念頭に置いて進める．住宅改修の決定・実施において，実働できるキーパーソンを把握することが重要である．

住宅改修の計画，実施には，地域の制度，経費の補助給付，キーパーソンの意思決定など多くの検討事項が生じる．実際にはケースワーカーと地域福祉課の窓口との申請・承認手続きなどを進め，具体策の実施につなげる．

当初の見立てよりも機能訓練が進まない場合は，次の訓練機関へ転院して訓練を継続するか，または在宅での介護者を確保するなどの措置をとる．逆に予測よりも早く自立できる場合には家族と相談の上，退院予定の調整を図る．この意思決定には，対象となる本人や家族のほか，医師，理学療法士，作業療法士，医療ソーシャルワーカー，看護師，保健師，ケアマネジャー，介護福祉士，福祉用具関係者，建築士や工務店などが連携して関わる．

b 日常生活用具の工夫

住宅改修には費用がかかる．そのため，まずは給付や貸与サービスなどの利用を検討する．**日常生活用具の工夫**は，住宅の確認とともに併せて検討されることが望ましい．住宅改修が難しい場合でも，障害者や高齢者に給付される用具の活用によって，自立生活へとつなげられることも少なくない．用具は，日常生活の状況と障害の状況を照らし，導入を進め，使用できるよう訓練していく．

日常生活用具の給付は，障害者総合支援法における日常生活用具の給付等事業（表3-5）に規定されており（根拠法令：障害者総合支援法第77条第1項第

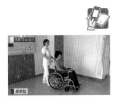
●歩行補助具〈動画〉

表3-5　日常生活用具の給付事業によるサービス（例示）

支給の種類	サービスの例	対象障害
介護・訓練支援用具	特殊寝台，特殊マット，移動用リフトなど	下肢または体幹機能障害
自立生活支援用具	T字杖・棒状の杖 入浴補助用具 特殊便器 火災報知機，自動消火器など	下肢または体幹機能障害 平衡機能または下肢もしくは体幹機能障害 上肢障害 障害にかかわらず
在宅療養等支援用具	ネブライザー 加湿器 盲人用体温計など	呼吸器障害 腎機能障害 視覚障害など
情報・意思伝達支援用具	点字用タイプライター 盲人用時計	視覚障害
排泄管理支援用具	ストーマ装具	ストーマ造設者
居宅生活動作福祉用具	居宅生活動作補助用具 （住宅改修費）	下肢，体幹機能障害または乳幼児期非進行性脳病変

障害者総合支援法第77条第1項第6号を参考に作成．

6号），介護保険によるサービスも併せて検討することができる．**福祉用具**が安価，あるいは無料でそろうことで，経済的負担は軽減される．しかし福祉用具の種類によっては，居宅の整備が必要になる場合も出てくる．例えば，車椅子を使うには，その車椅子が使える廊下の広さや玄関アプローチへのスロープが必要になる．もし段差が解消されないのであれば，介護者二人で車椅子ごと抱えての移動になるかもしれない．そうしたバランスの中で改修を検討する．

　福祉用具貸与の種目を表3-6に示す．貸与された用具が使える居宅環境にあるか，これを使える介護者の条件が適うのかも併せて検討する．

2 社会生活の適応に向けた心理的支援

1 受障後の心理社会的反応

|1| 障害発症機転と心理社会的反応

　障害がある人の**心理社会的反応***（psychosocial reaction）は，①先天性（あるいは生後間もない時期からの）障害であるか，②後天性障害（中途障害）

plus α

介護保険の給付対象となる福祉用具

令和4年3月31日付で最終改正が行われた「介護保険の給付対象となる福祉用具及び住宅改修の取扱いについて」（解釈通知）では，対象となる福祉用具の種目として，車椅子（電動，自走式，介助用など），車椅子付属品（クッションまたはパッド，電動補助装置，テーブル，ブレーキ），特殊寝台，特殊寝台付属品（サイドレール，マットレスベッド用手すり，テーブル，スライディングボード）などが挙げられている．

表3-6　福祉用具貸与の種目

種　目	機能または構造
車椅子	自走標準型車椅子，普通型電動車椅子または介助用標準型車椅子に限る．
車椅子付属品	クッションまたはパッド，電動補助装置，テーブル，ブレーキなどであって，車椅子と一体的に使用されるものに限る．
特殊寝台	サイドレールが取り付けてあるもの，または取り付けることが可能なものであって，次に挙げる機能のいずれかを有するもの．①背部または脚部の傾斜角度が調整できる機能，②床板の高さが無段階に調整できる機能
特殊寝台付属品	マットレス，サイドレール，スライディングボード（マット介助用ベルト），ベルト用手すりなどであって，特殊寝台と一体的に使用されるものに限る．
褥瘡予防用具	次のいずれかに該当するものに限る．①送風装置または空気圧調整装置を備えた空気マット，②水などによって減圧する体圧分散効果をもつ全身用マット
体位変換器	空気パッドなどを身体の下に挿入することにより，居宅要介護者などの体位を容易に変換できる機能を有するものに限る．ちなみに体位の保持のみを目的とするものを除く．
手すり	取り付けに際し，工具を使わないものに限る（便器を囲んで据え置く手すり，浴槽縁はめ込み手すり）．
スロープ	段差解消のためのものであって，取り付けに際し工具を使わないものに限る．
歩行器	歩行が困難な者の歩行機能を補う機能を有し，移動時に体重を支える構造を有するものであって，次のいずれかに該当するものに限る．①車輪を有するものであって，体の前および左右を囲む取っ手などを有するもの．②四脚を有するものにあっては，上肢で保持して移動させることが可能なもの
歩行補助杖	松葉杖，エルボークラッチ，ロフストランドクラッチ，および多点杖に限る．
認知症老人徘徊感知機器	認知症老人が屋外に出ようとしたときなど，センサーにより感知し，家族・隣人などへ通報するもの
移動用リフト（吊り具の部分を除く）	床走行式，固定式または据え置き式であり，かつ身体を吊り上げ，または体重を支える構造を有するものであって，その構造により，自力での移動が困難な者の移動を補助する機能を有するもの（取り付けに住宅改修を要するものを除く）
自動排泄処理装置	特殊尿器として追加．尿と便が自動的に吸引でき，洗浄装置を有するもの

野村（2014）より引用．

「厚生労働大臣が定める福祉用具貸与に関わる福祉用具の種目」1993年3月31日，厚生省（現厚生労働省）告示第93号，一部改正2000年11月16日告示第348号，2000年12月28日告示第479号に基づき野村が作成．

であるかによって大きく異なる.

a 先天性障害

　先天性障害には，出生前からの染色体異常，遺伝性の疾患による障害，出産時に起きた障害などが含まれる．いずれの場合でも，自分自身が周りの同年代の子どもと違う身体の形態や機能であることは，乳児期からの成長発達の過程を通して，周囲の環境の影響を受け理解する．身体の成長とともに，次第に「障害のある自己」を自覚しながら，**自己概念**そのものを形成していく．先天性障害の場合，「障害のない自己」「障害のなかったときの自己」を体験したことがないため，「障害も含めた自己の存在」を認識し，**自己価値観**が形成されていくという特徴がある．

b 後天性障害（中途障害）

　人生の途上で障害を負う**後天性障害**，いわゆる**中途障害**の場合には，障害を負う以前の自分自身の身体，不自由さや生活上の困難を体験していなかったときの自己を明確に認識している．そのため，ことに受障後早期においては，不自由や生活上の困難がなかった受障前の状態を想起し，「以前の私に戻りたい」という考えを長い間もち続けることも少なくない．その結果，さまざまな心理社会的反応を引き起こす．

　さらに中途障害の場合，障害の発生時期，障害の種類や大きさ（程度），発生状況，受障後の経過，その人を取り巻く人や物理的環境，経済的状況など，さまざまな要因が受障後早期の心理社会的反応を引き起こす（表3-7）.

| 2 | 障害受障後に表出される感情

　障害に伴う心理社会的反応については，発症後の時間の経過に従って異なる過程をたどることが知られている．これは，いわゆる障害受容の「段階論」という考え方で説明されてきた．障害は，それを受け容れていく過程でさまざまな感情として表出され，これらの反応は，時間とともに移り行き，**心理社会的安寧**（psychosocial well-being）に向かうとされる．

　障害を受け容れていく過程で表出される感情には，否認，悲嘆，怒り，落胆，不安などがある．こうした多くの否定的な感情はことに受障後早期に生じやすい[14,15]．この時期は，受障によって身体機能・生活機能の喪失を体験し，受障前とは異なる自己の身体を知覚して混乱に直面し，苦悩に満ちた状態に陥

<table>
<tr><td colspan="2">表3-7　障害受障後の心理に影響する要因</td></tr>
<tr><td>受障時期</td><td>発症年齢や障害が発生したときの心身の発達状態</td></tr>
<tr><td>障害の種類や大きさ</td><td>機能・形態障害の部位・自立生活への影響</td></tr>
<tr><td>障害の発生状況</td><td>病気・事故・自殺未遂など受障の原因となった事柄</td></tr>
<tr><td>受障後の経過</td><td>受障後の治療状態，受障後の経過における障害の軽快または悪化</td></tr>
<tr><td>当事者を取り巻く環境</td><td>支援できる人の存在や支援の内容，家屋や住居などの物理的な環境の状態，経済状態</td></tr>
</table>

用語解説 *

心理社会的反応

人は生活上さまざまな刺激を受けるが，刺激の大きさや質，社会環境の影響により，知的活動を含んだ感情，情緒，意欲，意思，自我状態など，さまざまな心の反応が現れる．この心の反応を心理社会的反応という．

plus α

受障と受傷

受障：本項では主に「障害を負う」という意味で用いている．
受傷：障害の発生（原因）に関係する場合は主に「受傷」が用いられる．

➡ 障害受容の理論については，1章5節p.41参照.

plus α

受け入れと受け容れ

本章では，「障害の受容」の意味で「受け容れ」の表記を用いる．

りやすい．さらに，身体の形態や機能の一部を失うことは，特に機能障害の程度によって生活能力を失うことにつながり，他者からの手助けを必要とする立場に置かれることにもなる．他人から世話を受けるという体験は，自己価値を低め，自己概念を揺るがす．それによってさらに被害感や羞恥心，絶望感，挫折感，羨望など，さまざまな心理社会的反応を引き起こすことにもつながる．このような否定的感情が続く期間もまた，人によってかなり異なっている．

|3| 防衛機制

自己概念が揺らいでいるときには，さまざまな**防衛機制**が働くことがある（表3-8）．防衛機制とは，現実に起こっていることに対して不安を抱くことによって心に葛藤が生じ，その結果，心の安寧を図ろうとして"無意識"に起こる心の働きである．防衛機制は，現実を十分に受け容れられないでいるようなときには，さまざまな行動として現れる．例えば，「とても受け容れがたいと思われる状況に陥っているにもかかわらず平然と受け容れているように振る舞っている」「何か強迫的な様子でリハビリテーションに取り組んでいる」「明るく振る舞っているけれども，ふとした瞬間につらそうな表情をしている」あるいは「人を避けるようにして苦悩している表情をみせるときがある」場合には，無意識に防衛機制が働いているかもしれない．

|4| 障害受容とそのプロセス

本田によれば，「障害を受容する」には，①障害の認知，②回復の断念，③適応的な行動，④社会的自覚，⑤価値の変化，の五つの要素が含まれる[16,17]．臨床では障害を受容することを，対象となる人が達成しなければならない一つの目標としてとらえる見方がある．しかし，障害受容を一連の時間経過における変化としてとらえる見方もあり，このような障害受容の段階論は諸説ある（表3-9）．これらの段階論では，①障害の受容は，一連の過程としてみると障

表3-8　行動に含まれる防衛機制

抑　圧	意識のなかで欲求や願望を押さえつける．
否　認	同意できない現実を無視したり，認めることを拒否したりして避ける．
投　影 （投　射）	自分のなかにある感情や衝動や考えを，自分の意識のなかで受け容れがたいために，他人がそれらの感情をもっているとみなす．
退　行	人生の初期に逆戻りして，幼児期に得られた満足を再び得ようとする．
自己離反	自己に向けられた外的な敵対を自分自身の罪意識に置き換えて，自分自身を罰したり気持ちを損傷したりする．
置き換え	抑えている感情や葛藤や考えなどが本来向けられていた対象から離され，別の対象に向けられる．
打ち消し	ある感情や考えを取り去ろうとしてさらに違う感情が起こり，ある行動を脅迫的に起こす．
合理化	受け容れがたい感情などを正常化して受け容れやすくするために，社会的に論理的な説明ができる形に変える．

粟生田友子．"リハビリテーション看護における心理アセスメント：こころの状態を捉えるための分析視点"．リハビリテーション看護における評価（2）．金城利雄ほか編．医歯薬出版，2002，（リハビリテーション看護研究，3）をもとに筆者が一部改変．

表3-9　障害受容の段階論

コーン（Cohn, N.）：心理的回復過程とみる
・ショック → 回復への期待 → 悲嘆 → 防衛 → 適応

フィンク（Fink, SL.）：ストレスへの対処過程とみる
・ショック → 防衛的退行 → 自認 → 適応または順応

上田：ライト（Wright, B.）の段階論に価値の転換が受容の本質とする価値転換論を加えたハイブリッドモデル
・ショック期 → 否認期 → 混乱期 → 解決への努力期→受容期

Fink, SL. Crisis and motivation：A theoretical model. Arch Phys Med Rehabil. 1967, 48, p.592-597.／Cohn, N. Understanding the process of adjustment to disability. J Rehabil. 1961, 27, p.16-18.　／上田敏. 科学としてのリハビリテーション医学. 医学書院, 2001, p.75 を参考に作成.

害を負った人には共通する現象があること，②それらの過程では障害に対する心理社会的反応はさまざまな否定的感情として表出されること，③その受容のゴールは心の安寧な状態があることが共通しているが，受容までの段階がおのおの異なっている．

　これらの中で最も援用されているものは，フィンクの危機モデルである[5]．フィンクは危機理論を背景に障害受容に関する理論を構築している．フィンクの理論では，外傷性脊髄損傷などにより，身体機能不全になった傷病兵を対象にし，自己の体験，現実の受け入れ，情緒的体験，認知の構造，身体障害の現実から，障害受容の段階を「**ショック**」「**防衛的退行**」「**自認**」「**適応または順応**」の4段階で受容までのプロセスを描いている（**表3-10**）．そして，それぞれの段階におけるニードに着目して，安全のニード，情緒的な支援，現実的な自己評価を促し，問題解決を図るといった介入を示している．

　コラム　障害受容の理論

　アメリカにおいては，1950年代に障害受容に関するいくつかの理論が生まれたものの，1970年代に入ってからは少なくなっている．一方，日本においては1980年代に障害受容に関する多くの論文・事例報告が見受けられるようになり，現在も活用されている．また，障害受容は自己受容の過剰適応であり，本来は用いるべきではないという意見[18,19]もある．

　受障後早期から回復期においてリハビリテーションが進められる過程で，障害によりさまざまな否定的な感情が表出されることはごく自然ななりゆきである．医療者はそれらを認めていくことが大切である．否定的な感情が起こるときは対象が障害のある自分自身と直面しているときでもあるため，支持的に関わっていくことが必要になる．

表3-10　フィンクの障害受容論

段　階	自己の体験	現実の受け入れ	情緒的体験	認知の構造	身体の障害の現実
ショック（ストレス）	脅威現存する構造への脅威	太刀打ちできないものとしての受け入れ	パニック，不安，支援を感じられない	混乱（方向性の喪失），状況を理解し意味付けし計画する能力の欠如	最善の医療を希求する急性の身体的ダメージ
防衛的退行	過去の構造を維持しようとする試み	現実逃避，たくさんの希望的な考え，否認，抑圧	無力感あるいは多幸感（怒りがない状態でのチャレンジを除いて），低い不安	防衛的再編，変化への拒絶	急性期からの身体的回復，最大限可能なレベルへの機能的回復
自認（新たなストレス）	現存の構造を保つことへの諦め，自己価値の低下	現実への直面，事実が自身を覆い隠す	無関心あるいは興奮を伴う抑うつ状態，悲痛，悲嘆，極度な不安，圧倒される場合は自殺	防衛的衰弱（崩壊），変化した現実を受け入れる際の①構造の崩しと②再構造化	身体的変化の停滞，なんの変化も実感できないような緩慢な回復
適応または順応	新しい構造への到達，新たな価値観	新たな現実に挑む	徐々に満足できる体験の増加：徐々に減少する不安	現存する資源と能力に関する再構造化	身体的障害の状態の固定

Fink, SL. Crisis and motivation：a theoretical model. Arch Phys Med Rehabil. 1967, 48（11），p.592-7 より改変.

事　例

　Aさん，50歳男性，高校の体育の教員
　脳卒中の発作後，右半身運動障害，右感覚障害が残った．
　「以前のように歩きたい」という気持ちに駆り立てられ，理学療法士，作業療法士の訓練を受けていた．しかし，約2週間の訓練を経ても，思うように身体は動かない．ひたすら立って歩く訓練は無駄にも思えたが，これをやらないことには自分は元の仕事に戻れないとわかっていた．あるとき，自分の足の先がぴくりと動くように感じる瞬間があった．「自分は良くなるかもしれない」と思えて看護師にも伝えたが，看護師には変化がないように見えた．

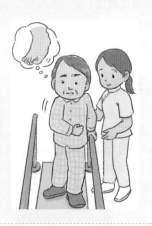

　しかし看護師は，「できることが増えてきている」ことを日々の生活場面で言葉にして繰り返し指摘し，できなくなってしまったことはAさん自身が一番感じて落胆していたため，触れないようにしていた．そして気持ちを理解しようとする姿勢を示し，見守り続けた．こうして，Aさんは徐々に現実的な身体をありのまま認められるようになり，先が見えないような感覚がなくなっていった．

　リハビリテーションに関わるときに医療者が「障害を受容すべきである」という前提で患者と向き合うと，「障害受容できていない」「リハビリテーションを進めるために，早く障害を受容できるようにならないといけない」などという決め付けで患者をみることになる．このような状況では，対象となる人を全人的に理解するのに困難が生じる．障害受容とは，誰にとって，なんのために用いられるべきことなのかを吟味する必要があるのかもしれない．

5 肯定的自己概念

「自己概念が肯定的に変わる」ことは，障害を負った人がなんらかの形で自己の価値を新たに見いだし，その人なりに障害を受け容れていることでもある．障害を受け容れることは，文字通り障害受容という言葉で表されるが，障害の受け容れ方は人それぞれであり，障害があることを認めつつ治ると信じて努力する人もいれば，仕方ないとあきらめることで受け容れる人もいる．どのような受け容れ方をしていても障害受容で大切なことは，その人なりの受け止め方をすることで，安寧な状態に落ち着けることである．実際には，いったん障害を受け容れたとしても，何回も心が揺らぎ，感情の落ち込みを繰り返すこともしばしばある．

リハビリテーションの過程においてさまざまな体験を経ることで，その人らしい肯定的な自己概念が確立されていく．障害の受容ができたことでリハビリテーションが始まるのではない．リハビリテーションの過程を通して，肯定的な自己像を回復することができるように，リハビリテーション看護では対象となる人に対して全人的に関わることが求められる．そうすることで，その人の生活全体における問題や課題への具体的な対応，QOL維持や向上に向けた支援などが可能となるのである．

2 受障に対する社会の見方

1 障害に対する社会の見方

社会は障害のある人をどのようにとらえているのだろうか．受障後の患者を社会へ送り出す医療者は，障害のある人に対する**社会的態度***を的確に理解しておく必要があるだろう．障害を負う当事者は，少なくともこれから先の長い人生を障害とともに社会で生き続けることになる．当事者でなければおそらくは，体験しえないようなさまざまな社会の空気を感じ，生活上の困難を抱えながらも，生活していくことになる．医療者は，障害を負った人の体験を少しでも理解しようと努力することで，障害によってその人の暮らしがどのように変容し，どのような日々を過ごすのか，社会から何を感じ取り，何を乗り越えていくのか，障害を負った人の生活を当事者の立場で見据えていくことで，彼らの苦悩に近づき寄り添うことができる．

2 現代の障害者観

ノーマライゼーション思想が浸透した1980年代以降，「人はみな平等であり公平である」という考え方に変化してきている．障害がハンディキャップとして存在するかどうかは，障害のある人自身が障害を障壁としてとらえるかどうかによる．障害は多少不自由であっても不幸ではない．障害のある人は障害という個性をもつ一人の人間である．社会は障害の存在を認め，あるがままに受容していくことが大切であり，健常者との違いに関心を寄せるのではなく，人々が共に暮らしやすい社会をつくっていくことが大切である．現代はそのような受け止め方に変わってきている．

用語解説 *
社会的態度

社会的態度（societal attitudes）は，ある文化的・社会的な背景やつながりをもつ集団に属する人々が社会・政治・経済問題に関してもつ意見や信念のことで，集団や個々の行動に影響を及ぼすものとされる．

➡ ノーマライゼーションについては，1章5節p.34参照．

　一方で，現代においても障害者に対する隔たりが全くないわけではなく，あいかわらず物理的距離や心理的な障壁が存在していることも事実である．障害のある人に対するさまざまな差別語は，当事者からみると不快な言葉であるが，健常者は差別とは意識せずに日常的に用いていることがある．これは，障害のある人と健常者との明らかな温度差によるもので，障害を負って初めて感じ取ることができる．障害のある人の手記や書籍の中に次のような表現が取り上げられている．

「障害者なのにがんばってはるね」
「かわいそう」
生瀬克巳編．"障害者を見る眼"．障害者と差別語：健常者への問いかけ．明石書店，1995 より．
「こんな子を産んで…子どもを産んだ後，医療者の方がかけてくれた言葉がそんな言葉だった．産んだ後も親戚からなんで産む前にチェックしなかったのかと言われた」
要田洋江．障害者差別の社会学．岩波書店，1999 より．

　ノーマライゼーションの思想の浸透とともに，社会は障害に対して肯定的な見方に変化した．しかし，障害をもたずに生活してきた人たちにとっては意識されにくいが，目に見える不自由さや困難を体験している人にとっては差別観として感じ取れる場面がある．

　障害のない人からみると「普通」の行動が，障害のある人にはできないことも数多くある．しかし，「普通」とは一つの定まったものではなく，「普通」についての比較も本来必要ではない．このことは観念としては理解されているが，障害を負ったことがないと本当の意味でわかるのは難しいのかもしれない．

b スティグマと自己アイデンティティー

　スティグマ*とは，社会的な差別が生み出されるような烙印（らくいん）のことであり，社会はその徴（しるし）をもつ人を差別する時代があった．

　現代では，スティグマとは**社会的アイデンティティー**の一つとしてとらえられている[20]．障害を負った人々が生活する中で，自己の障害が社会でどのように受け止められているか，「障害のある私」「以前とは異なる私」「私はどう見られているか」「今の私はどのような価値があるのか」というような自己への意識から，新たな**自己アイデンティティー**の形成にスティグマは影響する．

|3| 社会受容

　障害のある人にとっての苦悩の一つは，障害のある自己と向き合うこと（**自己受容**）であるが，もう一つの苦悩は，障害のある自己を社会がどう見ているかに向き合うことである（**社会受容**）[20]．

　障害を負った人が障害を克服するには二つの観点が重要である．一つは身体

用語解説*
スティグマ

stigma．アメリカの社会学者ゴフマン（Goffman, A.）によると，語源はギリシャ語で，奴隷や犯罪者を忌むべき者として人々に告知するため，身体に烙印したことを指した．今日では，肉体上の徴そのものではなく，屈辱や不名誉，劣等感などを表す．

表3-11　障害を受け容れるということ

受容の本質

障害は，当初失われた機能や身体の一部にとらわれ，「できない」ことを体験し続けることである．そのため，自己価値を見直し，価値転換をすることが受容の本質といわれている．その価値転換には，デンボー（Dembo, T.）とライト（Wright, BA.）によると，次の四つがある．
①自分の身体能力に応じて価値を作り上げていく（価値の拡大）．
②そのときもっている機能で十分価値ある存在である（身体の価値をほかの価値に従属させる：価値の従属）．
③障害者は社会から二次的影響を受ける．それに伴う波及効果を抑制する（波及効果の抑制）．
④他人と比較して劣っていると考えず，自分の価値を見つめる（相対価値から絶対価値への変換）．

Wright, BA. Physical disability : A psychological approach. Herper & Row, 1960.

機能や形態の障害に対して積極的にリハビリテーションを進め，実際に生活の自立の方法を獲得することである．もう一つは，障害を負った後の自己アイデンティティーを新たに作り上げ，スティグマから自分自身を解放することである．

障害の克服において，自己価値を認めるためには四つの価値転換が必要であるとされている（表3-11）．社会の態度に適応していくということは，社会の見方に影響されて苦悩することから解放され，新たな自己価値を見いだしていくことにほかならない．

3 障害を克服することの意味

障害を負った人に日常性を取り戻していけるように支援していくことは，とりもなおさず，その人の存在の回復を図ることに向けられる．受障によって，生きづらさを抱えていようとも，その人はその人であり，変わりなく大切な存在であるということが周囲とともに分かち合えるまで[3]は，「私とはなんなのか」「私の価値はなんなのか」「私の生きる意味はなんなのか」など，自分自身に問いかけることが障害のある人の当事者体験であることは自明のことであり，この現象は，いわゆる「自己概念」への問いかけと再構築の作業をしていることでもある．

障害によって他人の世話を受けたり社会的地位や役割を失ったり，リハビリテーションの訓練過程で身体的な痛みやさまざまな苦痛を体験したり，以前とは異なる不自由さを抱えながら社会に復帰したりするなど，受障後には自己概念が揺らぐような体験が繰り返される．ことに，自分の身の回りのことが自力でできなくなることや，経済的に自立できなくなることは，自己の価値を喪失し，自己概念を否定的に変容させる．しかし，障害がどのような形で残ろうとも，表3-11のような障害による自己価値の転換が諮れたら，障害を受け容れ，障害を克服した状態に行きついたといえる．

4 主体性を尊重し生きる力を支える

|1| 主体性の回復

ⓐ 生活機能の低下と主体性

リハビリテーションが必要な人は，少なからず心と身体が自由にならない状態を抱えている．あるいはもっと良い状態，もっと健康的に生きたいと望んでいる．特に入院治療を受ける受障直後のショック期にある人は，活動するため

のエネルギーがなく，脆弱な状態にあり，**主体性**が損なわれている．

　主体性がないと感じる人は，一見してほかの人からは動きが乏しく見え，表情も乏しく見える．あるいは生気がなくエネルギーが感じられず，これから先のことを描けないように感じられる．逆に，少しでも自分自身が思うように身体が動かせるようになってくると，先の見通しが立ち，そこに向けてやる気も起こってくる．

　やる気が起こっている状態は，主体性がある状態でもある．主体性が起こるには，単に空間的・物理的な身体の移動だけでなく，人生の目標のような自分の意思のおもむくままに自由に行動できることが重要である．そして，その人自身が周囲の環境の中で自らの存在価値を見いだし，周囲の人とのつながりを感じ取り，「やる気が起こせる／やる気になる」ことも必要になる．つまり，存在の回復が自己価値を見いだすことになる．また周囲の人の力も主体性を作り出す大切な一つのスイッチになる．さらに活力を失った心身を回復するには，十分な栄養やある程度の時間も必要になる[21]．

　もともと，主体性は自分自身の成長発達過程の中で，形成されるといわれている[22-24]．人は経験の中で，自分自身に気付き，自分のやる気を育てていき，その人らしい行動がとれるようになる．自己（self）の存在の中心にある自我（ego）は，その人の意思そのものであり，人が生まれてから発達を遂げていく過程で，周囲の状態を感知し，そこにうまく合わせながら，行動を起こすことを学んでいる．だからこそ自分で自分のことがうまくできなくなった状態では，主体性がいったんは損なわれてしまうことになる．

　このように，人の主体性には，意思，内発的な動機，栄養状態を含んだ活動耐性，エネルギー，時間，周囲の人からの支援が必要になる．

b リハビリテーションが必要な人の主体性の回復

　主体性を回復するためには，①現実認知により自分の状態のありのままを正しく理解すること，②生きていく希望をもつこと，③自分自身の課題に気付き，それに意味があると受け止められること，④他者との関わり合いの中で自分の位置を理解し，役割を自覚すること，⑤周囲の人とつながっている，一人ではないと感じ取れること，⑥自分にはできるという自信をもつことが必要になる．したがって，医療者の支援は，主体性を形成するための①〜⑥を整えていくことが目標となる．主体性の形成要因を整えることで，主体性は発揮されてくる．

c 主体性を回復させる手立て

　主体性を回復するために医療者にできる手立てを考えていこう．主体性のある高齢者では，「影響を受けて存在しつつ行おうとする」「自然な自分を保とうとする」「自分で行おうとする」「自分のために行い，楽しむ」「周囲の状況や看護者に応じる・合わせる・任せる」「看護者との関わり合いによって自己を認め，自分なりに行う」の六つが主体性のある態度として抽出されている[25]．

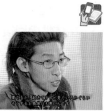

●依存による自立〈動画〉

表3-12 主体性を回復させる支援

① 【感情の落ち込み】感情の落ち込みに気付く
　落ち込みがあるときには，無理にいろいろなことを進めない．
② 【基本は身体】身体のエネルギーを整える
　身体を可能な限り回復へ向ける．本人の身体感覚や確信を確かめ，身体の調子を整える．
③ 【見守り】と【待つ】見守ることと積極的にやらせていくことを見極める
　声を掛ける前にまずはよく見て，見守ること．そして手を出してよいことと，時間がかかっても自分でやっていったほうがよいことを判断する．
④ 【意思の確認】さまざまな援助の前に本人の「意思」を確認する
　「意思」を表現してよいこと，希望を伝えてよいことを学習してもらう．
⑤ 【目標】と【希望】自分の状態の理解と目標を確かめる
　「したい」「やりたい」「家に帰ったら……」といった言葉に気持ちを傾ける．
⑥ 【状況の認知を判断】周囲の状況の認知と折り合いのつけ方を確認する
　自分自身が帰ったら何をしたいかだけでなく，家族との関係やこれまでの暮らしとの折り合いをつけて希望が表現できるように共に考える．
⑦ 【適度な刺激】適度な刺激を加え気分を上げる
　感覚刺激，他者との交流，日常性を取り戻すものがあるかを検討する．

栗生田友子. 主体性を回復させる支援. リハビリナース. 2020, 13 (3), p.253-257 を参考に作成.

これらは高齢者を対象とした研究から導き出された主体性のある人の態度であるが，人の主体的な状況としては，高齢者に限らず類似性がある．表3-12は主体性を回復させる支援をまとめた．

　医療者は主体的にみえない状況として，何をとらえているのかをまず明確にしておく必要がある．そして，感情の落ち込みや気分の変動がある場合には，無理に行動を起こすことは活動のエネルギーを低下させることにもつながるため，適度に見守り，意思，希望の確認をしながら適度な刺激をしていくことが必要になる．

2 | 身体的な機能回復や生活能力の獲得に向けた心理的支援

a ADL訓練を促す支援

　身体的な機能回復や生活能力を獲得するために，医療職は患者を日々ADL訓練へと向かわせる．それは，機能訓練を早期から始め，毎日繰り返して続けていくことが確実に訓練の効果を上げることになるからである．ADLの自立度が上がれば一般的にはQOLも上がると考えられる．ADL自立を高めることで患者の自己効力感は高まり，心の立て直しにもつながる．しかし，ADLがいくら自立し，身体の機能回復が進んでも，なおQOLが高まらない状態の人もいる．そういった人に対する心理的支援はとても重要であり，個別的な状況を検討し，具体的な援助方法を実践する必要がある．

　障害を負った人の感情を再び安寧へと導くには，まず患者のADLを十分に高めるよう訓練に向かうことを支援する．それぞれの障害状況によって可能な限り最大限のADL自立訓練を行うことは，基本的に必要である．それによって本人が回復を自覚することができ，自ら回復意欲を維持することができる．

b 心の立て直しに向けた支援

　心の立て直しのための支援は看護職に特化したものではなく，医療チームメンバーの誰もが支援する立場にあり，チーム全体での関わりが大切である．そのために本人が話したいときに話ができ，感情を表出したいときにはできるよ

うな環境を，自立訓練のどのような状況においても
整えておくことが必要である．患者の話し相手は必
ずしも看護師である必要はなく，病院の職員や看護
助手など，その人にとって楽になれる，あるいは癒
される相手がいることが望ましい．

ピアサポートのように，同じ障害をもつ人との交
流は，互いに励まされることが多いが，時として自
分と比較して落ち込む原因になることもある．一般
に同じ障害をもつ人同士が支え合える関係になるの
は，同じような体験や苦悩を共有でき，誰にも理解してもらえなかった気持ち
を，無条件に分かち合えると実感できるからである．そのため，医療職とは異
なる支え合いが可能となる．

リハビリテーション期間は長く，機能回復訓練は痛みや苦しみを伴うことも
多いため，幾度となく挫折を繰り返す．病院での訓練を終えて在宅や別の施設
へと送り出すときには，少なくとも患者が障害を負う前とは異なる新たな自己
価値を認め，安寧でいられる状態であることが望ましい．患者にとって自立の
形はさまざまであり（表3-13），新たな自己の存在の意味があることに気付
くことが必要である．障害との"折り合い"は退院をもって終わるわけではな
い．患者自身が少しでも治ろうとすることや，さらに良い状態へと回復するこ
と，生活機能を維持することへ向けて内発的な動機付けをもてるように，次の
リハビリテーションの場へ送り出したい．そのためには，本人が自分で物事を
決定できるような環境を調整し，障害を負ってもなおさまざまな能力がある
「価値ある人」であるということを保証していきたい．

表3-13　自立のさまざまな形の例

身辺自立	少なくとも自分の身の回りのことができるようになる．
経済的自立	生活能力として経済的な生産性を残している自立．例えば家庭内でなんらかの仕事や役割を担えることや，収入を得ることができる．
意思決定権のある自立	身体機能が回復できない人であっても，その人の意思が発揮でき，権利が保障される自立

3 健康維持のための支援

1 再発・合併症の予防

障害のある人が順調に生活の再構築をするには，健康維持が重要であり，そ
のための支援が必要となる．障害の起因となる疾患がある場合は，支援として
疾患の再発予防，疾患や障害による合併症の予防が重要となる．看護職者の支
援としては，①生活リズムの調整，②加齢による心身変化への対応，③安全
の確保，④生活習慣病の予防対策，⑤ストレス緩和と心理的安定に向けた援
助がある．

1 生活リズムの調整

障害をもって生活する人の約2%が民間企業に雇用されており[26]，この割合
は年々増加傾向にある[27]．しかし障害のある人の1日の生活時間は，睡眠・
身の回りの用事・食事ならびにテレビなどのくつろぎの時間で大半を占めてお
り，仕事や学業，社会活動の時間は少ない傾向にある[28]．このような生活状
況は，活動時間が少ない状況と推測でき，規則正しい活動や1日のメリハリを

つけることが難しく昼夜逆転になりやすい．また不活動の状況から廃用症候群を招きやすい．昼夜のメリハリをつけ，規則正しい生活を継続すること，座位や活動時間を最大限増やし，生活の再構築の妨げにならないよう努めることが重要である．

　看護職は，生活リズムの調整への支援として，会話の中で1日の過ごし方を聴取し，リズムの乱れがあるようであれば，その人と共に原因を検討し，具体的かつ実現可能な方法を助言していく必要がある．例えば，テレビなどのくつろぎの時間が長いのであれば，起床後に寝間着のままで過ごすのではなく，私服に着替え，身だしなみを整えるよう説明する．ほかにも，決まった時間に座位で食事をとり，就寝時間も決めておくと生活リズムが乱れないことを説明する．排泄もトイレで行うように努力すると自然と活動量も多くなるため，なるべく自分でできる部分を増やすための訓練を促す．排泄行動の自立度が増すことは生活リズムを整える上でも非常に有効である．

　また，生活リズムが整えば，血圧などの循環器系や胃腸運動などの消化器系の機能の乱れも防ぎ，生物学的機能の調整にも役立つ．昼間の活動や夜間の良好な睡眠をもたらし，睡眠による十分な休息もとれ，翌日の良い活動や心理的安定にもつながる．

　このように生活リズムを整えることは，心身機能の好循環をもたらし，疾患の再発や合併症の予防につながる．

│2│ 加齢による心身変化への対応

　障害をもち生活する人も加齢による心身の変化は必然である．疾患の再発，疾患ならびに障害による合併症の予防のためにも，加齢による心身の変化に対応しながら過ごす必要がある．日本の高齢化率が非常に高いことは周知の通りであるが，身体障害者の高齢化率はその2.7倍といわれており[29]，2021年の厚生労働省の調査によると障害者総数964.7万人（人口の約7.6%）の52%は65歳以上であるとの報告がある[30]．

　加齢の最初の徴候は筋骨格系に出現するといわれている．続いて眼，耳の変化が中年期以降に出現する．生物学的機能は30歳手前でピークに達し，その後徐々に衰退し始めるとされているが，予備能力があるため，中年期以降もある程度の正常機能は維持できるといわれている．看護職は加齢による生物学的機能の変化を理解し，疾患の再発や合併症の発生につながりやすいことを踏まえた上でその人を支援する必要がある．以下に加齢による生物学的機能の変化の詳細を示す（図3-5）．

ⓐ 脳神経系

　脳の細胞が顕著に減少し，脳萎縮が起こる．結果的に短期記憶力や語彙力，新しいことを覚える能力，言葉を思い出す能力などが低下する．脳以外に脊髄の神経細胞数も減少することから感覚の低下も生じる．しかし，動作や反応が遅れることがあるものの，長年の経験から時間を要しながらもたいていの動作

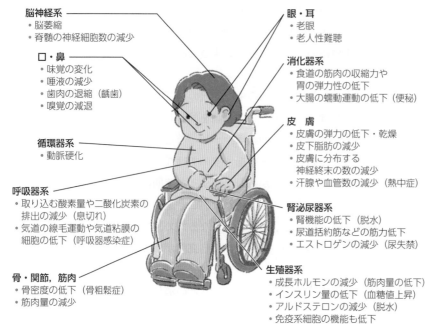

脳神経系
• 脳萎縮
• 脊髄の神経細胞数の減少

口・鼻
• 味覚の変化
• 唾液の減少
• 歯肉の退縮（齲歯）
• 嗅覚の減退

循環器系
• 動脈硬化

呼吸器系
• 取り込む酸素量や二酸化炭素の排出の減少（息切れ）
• 気道の線毛運動や気道粘膜の細胞の低下（呼吸器感染症）

骨・関節，筋肉
• 骨密度の低下（骨粗鬆症）
• 筋肉量の減少

眼・耳
• 老眼
• 老人性難聴

消化器系
• 食道の筋肉の収縮力や胃の弾力性の低下
• 大腸の蠕動運動の低下（便秘）

皮膚
• 皮膚の弾力の低下・乾燥
• 皮下脂肪の減少
• 皮膚に分布する神経終末の数の減少
• 汗腺や血管数の減少（熱中症）

腎泌尿器系
• 腎機能の低下（脱水）
• 尿道括約筋などの筋力低下
• エストロゲンの減少（尿失禁）

生殖器系
• 成長ホルモンの減少（筋肉量の低下）
• インスリン量の低下（血糖値上昇）
• アルドステロンの減少（脱水）
• 免疫系細胞の機能も低下

図3-5　加齢による身体の変化

や反応は正確にできる．

　脳卒中や頭部外傷など，脳疾患による障害をもつ人であれば，加齢による脳機能の変化か，脳疾患の再発かの判断がつきにくい場合もある．そのような場合は，早急にかかりつけ医に相談し，早期発見を逃さないことが重要である．

b 骨・関節，筋肉

　加齢とともに骨密度は低下する傾向にあり，骨密度の重度の低下を骨粗鬆症という．女性は特に閉経後，エストロゲンの減少により骨密度の低下が進みやすい．骨粗鬆症が誘因となり，軽度の転倒でも重度の骨折につながる可能性が高い．骨折はこれまでの構築してきた生活行動を退行させることになりかねないため，可能な限り防止したい．

　看護職は，可能な限り骨密度の低下を防ぐため，カルシウムやビタミンDの摂取，骨折しやすいといわれている大腿骨頸部，橈骨・尺骨，椎骨への衝撃に留意する必要がある．自身もセルフケアとして前述に配慮しながら生活することが重要である．

　筋肉量の減少も30歳前後から始まる．運動不足も筋肉量の減少を助長することから，できるだけ生活リズムを整え活動量を確保した生活を営むよう心掛ける必要がある．加齢だけでなく疾患や過度の運動不足が原因でサルコペニアが生じることもある．筋肉量の回復のために，医師に相談しながらトレーニングや治療を行う必要がある．

➡ サルコペニアについては，1章4節p.29参照．

c 眼・耳

　眼は水晶体の変化により老眼が生じる．近くを見たり薄暗い場所で物を見た

りすることが困難になり，色の感じ方にも変化が生じる．この場合は老眼鏡と
よばれる眼鏡の装着により解決することが多く，各個人に適した眼鏡を活用す
ることが推奨される．

　耳は，加齢とともに高音が聞き取りにくくなる（老人性難聴）．女性や子ど
もの声は比較的高いため，男性の声よりも聞き取りにくくなる．騒々しい場所
でも聞き取りが難しくなる．これらは補聴器の装着で聞き取りやすくなる場合
が多いため，補聴器の使用に向けて支援する必要がある．

d 口・鼻

　口は加齢とともに味蕾の感受性が鈍くなり，味覚に変化を及ぼす．特に苦味
や酸味よりも甘味と塩味に影響があるといわれている．また唾液の減少も認め
るため，口腔粘膜が乾燥しやすくなったり，歯肉の退縮により歯間に隙間がで
き，食物が残存する機会が増えたりすることから，齲歯の危険性が高くなる．
看護職は対象となる人の歯磨きを確認したり口腔ケアを提供したりする必要が
ある．

　鼻は，鼻粘膜が薄くなることで嗅覚が減退する．この変化により食物が苦く
感じたり，味が薄く感じたりする．

e 皮膚

　コラーゲンとエラスチンの低下により，皮膚が裂け損傷しやすくなる傾向が
あるため，高齢者の皮膚は特に摩擦などの外部刺激による皮膚損傷に留意する
必要がある．また皮下脂肪の減少，皮膚に分布する神経終末の数の減少がみら
れることから，皮膚損傷を起こしても痛みを感じにくい傾向もある．したがっ
て生活行動において，皮膚損傷のリスクが多いことを看護職は認識しておく必
要がある．

　加齢による皮膚の変化は，熱中症にも影響する．汗腺や血管数が減少し体内
の熱の移動が困難になることから，体内に熱がこもり熱中症を起こしやすい．
夏場や猛暑日の生活行動では，適宜冷所で休み，冷水を飲むよう説明していく
ことが必要である．

f 循環器系

　加齢により心臓と血管壁が硬くなり，動脈硬化が起こりやすくなる．激しい
運動時に心拍出量の低下を認めるが，日ごろから有酸素運動を行うことで運動
能力の維持・向上が可能といわれている．高齢者でも運動習慣などにより循環
器系への影響はさまざまであるため，個別対応が必要であり，生活行動を拡大
する際に看護職がアセスメントすることは重要である．

g 呼吸器系

　呼吸で使用する横隔膜や肋間筋は加齢により衰え，取り込む酸素量や二酸化
炭素の排出も少なくなる．そのため運動時に息切れしやすくなり，高地での活
動は呼吸困難になりやすい．微生物などの異物を除去するための気道の線毛運
動や気道粘膜の細胞の低下もあることで呼吸器感染症にもなりやすい．呼吸器

系の加齢を理由に生活行動を制限する必要はないと思われるが，急激な生活行動の拡大や登山などのレジャーについては留意事項を説明しておく必要がある．

h 消化器系

ほかの臓器や器官と比較し，消化器系は加齢による影響を大きく受けないといわれているが，大腸の蠕動運動の低下により便秘になりやすい．

生活活動をするためには栄養バランスのとれたものを摂取することが重要であり，便秘を予防するための援助を行う．

i 腎泌尿器系

腎機能の低下によって，水分は過剰に流出するが塩分排出が低下し，脱水になりやすい．また排尿に関係する筋肉（尿道括約筋など）の筋力低下が生じ，尿失禁を生じやすくなる．特に女性では閉経によるエストロゲンの減少により尿道が短くなり失禁を生じやすい．生活行動時に尿失禁を心配する場合は，薄い尿取りパッド装着などの説明をするのも一案である．

j 生殖器系

性行動は生活行動の一つに含まれる．女性はエストロゲンの減少によって性交時の痛みや出血などが生じやすくなる．男性も加齢によりテストステロンの減少などで精子が減少するが，女性ほどの自覚はなく，勃起も生涯認められるといわれている．加齢により性行為における夫婦間の楽しみが高まるともいわれており，生活行動の拡大にもつながるため，看護職は気軽に相談できる態度を心掛ける必要がある．

k ホルモンと免疫

成長ホルモンの減少による筋肉量の低下，インスリン量の低下による血糖値の上昇，アルドステロンの減少による脱水がみられることがある．免疫系細胞の機能も低下することから，感染症に罹患しやすくなる．しかし本人の自覚はない場合が多いため，看護職は加齢による変化を理解した上で対応する必要がある．

| 3 | 安全の確保

前述の2節1項「活動・参加促進に向けたADL支援」内の「①安全・安楽の確保」（➡p.66参照）に加えて，再発・合併症の予防の支援として，転倒・転落による外傷，すなわち骨折によるADLの低下や寝たきり，頭部外傷による高次脳機能障害によるADL制限などを防止する支援が必要となる．

また脳血管障害患者は，片麻痺や意識障害を伴うことが多いため，転倒・転落の危険性が高いとされる．片麻痺，注意障害，半側空間無視，見当識障害などを伴う患者で転倒・転落が多いとの報告がある[31]．リハビリテーション病院に入院する脳血管障害患者の場合，ベッドサイドやトイレでの転倒・尻餅が多く，中でも60歳以上に高頻度であるとされている．

生活の再獲得時は，ADL拡大のために患者・療養者も自分自身の体調と障害の程度を考えながら挑戦をしていく．このときに，安全確保を優先しすぎる

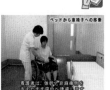

●右麻痺患者のADL支援（ベッドから車椅子への移乗）〈動画〉

とその人の行動を過剰に制限することになり，生活の再構築の妨げになる．看護職はその人のADLの再獲得を支援することを忘れずに，転倒・転落を防止できる環境整備を積極的に実施するとともに，恐怖や不安を与えることのない転倒・転落予防の教育を行う必要がある．看護職は，安全の確保はあくまでも生活の再構築を支援するために，ADLの拡大を尊重しながら行うことを忘れてはならない．

　転倒・転落に関しては，「転倒・転落予防のガイドライン」が国内外で発表されているが，各医療施設，在宅現場などに適したガイドラインなどを活用するとよい．患者・療養者自身でセルフチェックをする転倒予防手帳なども発表されている[32]．自己評価が簡単に行える簡易式転倒スコア（表3-14）も，よく利用されている[33]．

|4| 生活習慣病の予防対策

　障害のある人の健康維持として，生活習慣病の予防は不可欠な課題である．脊髄損傷者100名を対象とした人間ドック調査において約80％に生活習慣病やメタボリックシンドロームが認められたと報告されている[34]．中でも高血圧，糖尿病，脂質異常症の割合が多く，介護度の高い全介助者に認められている．運動については，「していない」者も多く，理由として「気が向かない」「一人ではできない」「場所がない」などが挙げられている．ベッド上で過ごすことが多いためか，菓子類などの間食を多く摂取する者も多い[34]．脳血管障害者も同様であるが，自力で運動や食事といった生活行動がとれない場合，ベッド上で過ごすことが多くなり，空き時間の多いことから間食の機会も多くなる．そのため生活習慣病の予防のために，運動や食事管理などの支援を行う必要がある．入院中は病院食や訓練によって生活習慣病予防対策を実施できるが，在宅療養になった際にも運動できる環境や制度の支援をしていく必要がある．食事についても対象となる人とその家族を巻き込みながら，手軽に健康に良い食事が提供できる支援策を検討していく必要がある．

　健康な口腔づくりとして齲歯の予防も重要である．2012年に策定された「歯科口腔保健の推進に関する基本的事項」において，「障害（児）者入所施設での定期的な歯科検診実施率の増加」が目標に挙げられており，障害者などに

表3-14　簡易式転倒スコア（fall risk index：FRI）

		点数
過去1年に転んだことがありますか	はい	5
歩く速度が遅くなったと思いますか	はい	2
杖を使っていますか	はい	2
背中が丸くなってきましたか	はい	2
毎日お薬を5種類以上飲んでいますか	はい	2

7点以上が「要注意」となる．

運動器の不安定性に関与する姿勢と中枢制御機能に着目した転倒予防ガイドライン策定研究班．高齢者の転倒予防ガイドライン．鳥羽研二監修．メジカルビュー社，2012，2より引用．

対する歯科保健医療サービスの提供といった支援も行われている.

　看護職はこれらのサービスも利用しながら障害のある人の生活習慣病予防に取り組む必要がある.

|5| ストレス緩和と心理的安定に向けた援助

　障害をもち, 作業所に通う人は, 大学生や作業所の職員に比べ, 対人関係に関するストレスが高く, 作業所の机の高さやトイレの設備などの物理的ストレスも高いとされている[35]. 生活の再構築のプロセスの中で生じる当事者のストレスは計り知れない. 常に障害のある人の声を聴き, 対応しながら生活の再構築を支援していくことが重要である. 看護職は障害のある人の心理面ならびに身体面に生じるストレス反応を見逃さないように留意する. また, 障害のある人自身がストレス対処法を修得することも, 生活の再構築の過程で重要である. アロマセラピーや呼吸法などのリラクセーションの方法を取り入れたり, 運動を習慣化させ活動量を増やしたりすることは, 交感神経の興奮を抑え, 副交感神経を優位にするのに効果的である. 言語化による感情のコントロールや, 他者へのストレスの相談, 十分な睡眠も有効である. これらはストレスマネジメントとして一般的に明示されている内容であるため, 障害のある人においてもできるよう看護職が支援する.

➡ ストレスに対するケアについては, p.68も参照.

2 学習支援

　リハビリテーション看護における生活の再構築に向けた援助の一つとして, 対象となる人への学習支援がある. 学習とは, 経験に基づいて新たな知識や技術を習得することであり, その結果として行動が変容する過程である[36]. 障害のある人の学習には, アイデンティティーに関する知識習得と理解, コミュニケーション能力の向上, 社会参加に対する理解といった生活を再構築する過程で必要な事柄を学ぶことも含まれる. 看護職は, 看護の役割の一つとして, 障害のある人の学習について理解し, 生涯にわたる学習を支援する必要がある.

|1| 日本における障害のある人への学習支援

　近年, 日本は障害のある人に対する生涯にわたる学びの支援事業を推進する施策が盛んであり, 障害のある人の持続的な学びが, 共生社会の実現につながるとしている. これはリハビリテーションの理念に通じるものであり, 人権の復権そのものである[37]. 各大学では障害のある人を受け入れるための体制整備と人材育成を行い, 市区町村では障害のある人を包摂する学習プログラムの開発, 生涯学習プログラムを構築している[38]. 基本的な生活習慣の形成, 体力の維持・向上の重要性, コミュニケーション能力, 社会規範の理解, 安全への対策, いじめや偏見への対策, ボランティアなどの社会奉仕活動・地域活動への理解, 就業の必要性・社会的意義, 選挙権・政治への理解, ピアサポートの参画促進, 災害に対する対策, 自殺や犯罪防止のための対策などを学習することは, 自律的な生活の再構築につながる. 看護職は常にこのような施策や事業内容について情報収集し, 障害のある人に情報提供し, 学習に参加できるよう

表3-15　障害者に対する生涯にわたる学習支援内容

青年期	心の健康やアイデンティティー，大学教育や生涯学習，ボランティア活動の意義，就業の必要性や職業的自立，職業選択，自己の能力開発，年金や社会保険制度，社会貢献活動，いじめや偏見，選挙権や政治への理解，ピアサポートの参画，自殺や犯罪防止など
成人期 壮年期	基本的な生活習慣の維持，心の健康，加齢に伴う心身の変化，社会活動や職業的選択の意義，社会保障制度や人権，経済的自立，選挙権や政治への理解，ピアサポートの参画促進，災害に対する対策，自殺や犯罪防止，職場や社会での偏見，結婚や家族，社会人としてのコミュニケーション方法，生涯学習，生活習慣病予防や疾患予防など
向老期	加齢に伴う心身の変化，年金などの社会保障制度，基本的生活習慣の維持，心身の健康維持，生涯学習，生活習慣病や疾患予防など

に支援する．

|2| 年齢期や発達段階ごとの学習支援

年齢期や発達段階ごとに学習支援の内容は異なり，青年期，成人期，壮年期，向老期といった各期に応じた学習支援内容を提供する必要がある（表3-15）．成人期にある人で，意識清明で認知症や高次機能障害を認めない場合は，学習支援をする上で，成人教育学の理論を活用することが有効である．

成人教育学は，成人の学びの特徴を生かした学習方法であり，教師主導型学習ではなく，自己主導型学習を重視した方法である．成人教育学では，①学習者の自己概念，②学習者の経験の位置付け，③学習へのレディネス，④学習の方向付け，⑤学習への動機付けの5要素が重要とされている[39]．

❶**学習者の自己概念**：依存的パーソナリティーから自己主導的パーソナリティーになること，つまり能動的な学習者であること．

❷**学習者の経験の位置付け**：人は経験を蓄積し，その経験が学習する中で豊かな資源となること．

❸**学習へのレディネス**：社会的役割の遂行，発達課題や生活上の課題を解決する上で生じる学習の必要性やニーズ，準備状況のこと．

❹**学習の方向付け**：なんのために学習をするのかが明確であり，学習目的があることを指し，目的をもって課題を解決していくこと．

❺**学習の動機付け**：規則や指示といった外的動機付けよりも興味や関心といった内的動機付けが重要であり，内的動機付けによって学習を行うこと[40-42]．

障害のある人の場合，自己主導型の学習を尊重するためにさまざまな工夫と方略が必要になる．障害をもつと，学習する活動自体に多大なエネルギーと意欲を必要とすることから，看護職は学習環境の整備や教材の工夫，教育者や指導者の充実を公的機関と連携しながら検討していく必要がある．また，障害のある人が学習する過程において，心身の健康管理にも留意できるように心身のアセスメントも重要となる．

4 家族への援助

■1 障害に対する家族の心理社会的反応

|1| 家族の基本的な機能

家族の基本的な機能には，表3-16のようなものが挙げられる．障害のある人が生活を再構築していこうとするとき，**家族機能**は受障後の生活を左右する．また家族を含め対象となる人を取り巻く環境（表3-2 ➡ p.74参照）も，障害のある人の自立の様態に影響する．

障害の種類や部位，大きさや程度など，障害それ自体がその人の自立度を決定付けるとともに，家族機能全体に影響を及ぼす．特に，障害のある人を取り巻いている「家族との情緒的つながり」「健康を維持する力」「経済状態」への影響は大きい．例えば，障害の程度が大きく日常生活の自立度が低く，かなりの介護が必要な場合であっても，家族の介護力が高ければ自宅で日常生活の支援を受けることができる．また，経済的に余裕があり福祉サービスが充足していれば，居住環境を整えて機械や器具をうまく活用して豊かに生活を送ることもできる．

家族は，家族としてのまとまりにおいて**役割構造***を形づくり，内的な力関係としての**勢力構造***をもつ[43,44]．家族員の役割，家族内の情緒的つながり，家族全体の問題対処能力が，家族としての機能の安定感を形成している．家族の一人が障害をもつことは，必ずしも家族機能の安定感を揺るがす出来事ではないが，家族機能は変容していく（図3-6）．その障害が不可逆的であれば，さらに大きな家族機能の変容が生じる．その変容のしかたはそれぞれの家族の状況によって異なり，家族の一人に障害が発生したことで家族の絆が深まることもあれば，家族機能が崩壊し喪失してしまうこともある．

> **用語解説***
> **役割構造**
>
> 家族を維持するために必要な家族内の分業のシステムのこと．家族内の地位に関連した公的な役割と，家族の情緒的なつながりを維持する公的でない役割とがある．

> **用語解説***
> **勢力構造**
>
> 家族員が互いに影響し合う潜在的な力の構造のこと．意思決定，問題解決，葛藤の解消，危機の調整をするときに重要となる．

表3-16　家族の機能

社会学的にはさまざまな家族機能が挙げられるが，クーラン（Curran, D.）に基づいて列記する．

情緒的機能 affective function	家族員の情緒的欲求を満たす機能 家族ユニットを形成し，維持するために不可欠の基本的家族機能
社会化と地位付与機能 socialization and social placement function	子どもへの初期の社会化を主に担い，同時に家族員としての地位を子どもに与える． 子どもは家族の価値システム*から非常に強い影響を受けながら自己の価値体系を発達させ，社会人として輩出される．
ヘルスケア機能 health care： providing physical necessities and health care	人間が生きていく上で最低限必要な健康を維持するために必要となるものを供給する機能．健康的なライフスタイルを維持し向上させるような保健習慣を含む．家族員に健康問題が生じて初めて意識されることが多い機能である． 家族の保健習慣は，健康と疾病のとらえ方や医療サービスを求める動機，保健行動を改善しようとする動機の強さによって異なる．
生殖機能 reproductive function	家族の連続性を世代から次の世代へつなぎ，人間社会を存続させる機能．世代を超えて家族や社会の継続を保証し，社会のために新しい社会人を送り込む．
経済的機能 economic function	十分な経済資源を提供し，それらの配分について決断を行い，実際に家族成員に配分する機能

*価値システム：家庭の生活に影響を強くもつ価値観のこと

Curran, D. Traits of a Healthy Family. Winston Press, 1983 を参考に作成．

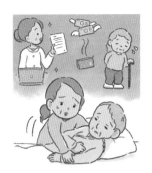

 介護疲れなどによる健康問題の発生

経済的な困窮・困難

仕事をやめる，障害者が行っていた仕事を
請け負うなどの社会生活上の制約

将来への不安や，介護上の感情的問題など

家族機能の変容

・家族関係の変化
・家族の役割や地位の変化
・地域や社会における家族
　の位置や機能の変化

図3-6　家族に生じる第三者障害

　家族の一人に生活機能の低下が生じた場合，通常，家族機能は三つの要素によって大きく変化を起こす．

①障害を負った人自身が以前にもっていた家族員としての役割機能，家族の中での地位や役割の状態であり，障害によってその家族員としての機能がどのくらい発揮できなくなったか．

②障害のある人自身の喪失してしまった家族員としての役割を，別の家族員が代替あるいは交代できるか．

③役割交代をした家族員の役割を，さらにほかの家族員がどのように支援できるか．

　個々の家族員の年齢，資質，家族員同士の人間関係，家族としての発達や成熟度によって，それぞれの家族は家族機能を維持しつつ，障害によって発生した家庭内のさまざまな問題への対処能力を発揮することになる．

　その家族特有の考え方や物事のとらえ方は，日ごろは互いに意識されることは少ないが，家族の構成員に障害が発生することによって，互いにどのような家族の役割や位置，関係性であったのか，家族全体としてどのような特性をもっているのかを改めて振り返る機会となる．全体的な家族関係は，障害の発生によって変容する．さらに，「家族員の誰が障害を負ったか」によって，家族員それぞれの心理社会的反応として現れる．

▶ **コラム**　　**家族の定義**

　社会学的には諸説あるが家族看護学ではフリードマン（Friedman，MM.）の定義「家族とは絆を共有し，情緒的な親密さによって互いに結びついた，しかも家族であると自覚している二人以上の成員である」がよく用いられる．また，家族の特性として，①保育，教育（社会化），保護，介護などの機能をもつ，②社会との密接な関係をもち，集団として常に変化し発達を続けている，③役割や責任を分担し，不断の相互的作用によって家族間に人間関係を育成している，④結婚，血縁，同居を問わず家族員であると自覚している人々の集団である，⑤健康問題における重要な集団であり一つの援助の対象であるなどが挙げられる [45]．

　同居や血縁に関係なく，本人が家族と認める対象を家族ととらえることもできる．ペットや昔の大切な写真なども家族の象徴といえるであろう．

2 子どもの障害と家族

　子どもの障害の場合，親あるいは親役割を果たす人の考え方や受け止め方が，障害に対する家族の態度を大きく左右する．子どもの障害は先天性か，事故や疾病によるものが多いが，いずれの場合でも，子どもに障害が発生すると，親は喪失感や絶望感を体験することが多い．図3-7に，ドローター（Drotar, D.）らの「先天奇形をもつ子どもの誕生に対する正常な親の反応の継起を示す仮説的な図」を示す[46]．この図は，ショック，否認，悲

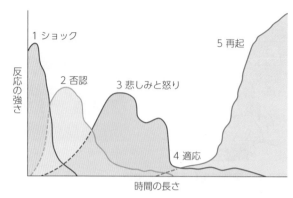

Drotar, D. et al. Pediatrics. 1975, 56, p.710-717より改変.

図3-7　先天奇形をもつ子どもの誕生に対する正常な親の反応の継起を示す仮説的な図

しみと怒り，適応，再起という心の状態が少しずつ重なり合いながら段階的に変化していく状態を示している．また，発達障害など幼児期における障害の場合でも，同じような感情の変化を親の多くが経験するといわれている．

　子どもの障害に対する親の態度の特徴として，①自責の念を抱く，②障害を隠そうとする，③夫婦でジレンマを抱えるなどが挙げられる．しかし一方で，親は当初，「なんとかして治らないか」と考えて対処しようとするが，障害を抱えていても子どもの成長や能力を見いだすことによって，障害のある子どもの親として共に成長していくことができる．そのような家族は家族としてのまとまりが強く，価値観を共有し役割構造も明確である[47]．

　障害に対する親の対処に影響を及ぼす要因として，祖父母，医療・教育関係者，近隣の人々，**ピアグループ***などがあり，周囲の人々の理解やサポートによって親の対処がうまく進むこともあれば，妨げられることもある．

　また，障害のある子どもは，障害をもったまま成長していき，親は何歳になっても養育の義務を負う．しかし，親が壮年期から老年期になると，親自身の健康面や経済面で問題が発生し，養育の力を失う．そのとき，社会制度によって生活が保障されるか，社会資源をどのくらい活用できるのかは，生活の自立を支える大きな要素となる．

3 配偶者の障害，親の障害と家族

　配偶者や親が障害をもつことになった場合は，すでに成長を遂げその人なりの自立した生活を送ることができていた人が，新たに生活の困難を抱えることになる．そのため，役割交代，社会資源の提示，情緒的な調整や支援など具体的な生活支援を検討して，家族全体で，障害を負った人の果たしていた役割ごと障害への対応を引き受けていくことが求められる．障害を負う前と同じような在宅生活を家族が再び送ることができるかどうかを左右する要因には，表3-17のようなものがある．

用語解説*
ピアグループ

ピア（peer）とは年齢や社会階層，環境や能力が同じような仲間のこと．同じ問題や経験をもった者同士の支援活動はピアサポートと呼ばれている．

表3-17 在宅生活への移行を左右する家族要因

障害に関する要因	身体の障害：知的な能力の障害，行動能力 コミュニケーション能力，セルフケアのレベル
疾病管理に関する要因	疾病，合併症の管理 障害のある人の苦痛状態 食事や排泄の障害
心理的な要因	障害のある人とその家族の極度のうつ傾向の有無
社会的な要因	居住地域の生活のしやすさ 近隣の支援やつながり 医療やリハビリテーションの場への移動手段・容易さ
家族の介護能力に関する要因	障害を負った人の役割の代替あるいは交代能力 介護者への支援体制と家族員のマンパワー 介護する人の健康状態，介護や支援への意志 障害のある人との関係性 家族の経済力 住居の物理的環境と改修の見通し

2 家族の支援能力

1 健康な家族の特性

　家族とは本来，家族としての機能が発揮され，互いに家族として認知し合う集団である．そこには血縁だけでなく家族としての心理的なつながりが形成されている．しかし，たとえ血縁があっても心理的なつながりが希薄であれば本質的な家族機能が発揮されることは少なく，家族員に疾病や障害が発生した場合の支援能力も乏しい．健康的な家族には図3-8のような特性がある[45]．家族の一人に疾病や障害が発生した場合，家族は家族機能を発揮して対処する．そこで家族がうまく対処できないと，家族としてのバランスが損なわれ，さらに二次的な機能障害が発生しやすくなる．

2 家族による役割の代替

　障害を負った人が果たしていた家族員の役割は，家族の別の構成員によって代替される．しかし，役割によっては代替する人がなく，代わりがきかない場合もある．例えば，自営業の家族員が障害を負った場合や，技能的な仕事によ

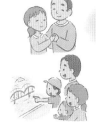

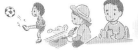

父親と母親の仲が良い（親密である）

親子が対等に話し合える

家族が一緒に活動する機会が多い

家族と社会の適度な交流がある

各自が目的や生きがいをもち，互いに尊重し合っている

図3-8 健康な家族の特性

り生計を立てている家族員が障害を負った場合，またすでに介護を受けている人がいる家族の介護者自身が障害を負った場合など，役割を代替する者がいない状況では経済的な生活基盤を失い，家族としての調整能力が発揮されにくい.

|3| 家族の介護能力

介護能力の高い家族とは，一般的に，①家族員の数が多く，全体としてのマンパワーが充足している，②家族の人間関係が良好で互いに尊重されている，③家族としてのアイデンティティーが高く調整能力がある，④構成員全体のライフスタイルが健康的である，⑤生産年齢*にある構成員が複数いる，⑥日常生活で援助を受けなければならない人が複数いないなどの特徴がある.このような家族は家族としての調整能力に優れ，疾病や障害を負った構成員が発生したとしてもバランス良く対処することができる.逆にこれらの介護能力が欠如している場合は，なんらかの形で補う必要性が生じる.

❸ 家族状況のアセスメントと支援方法

家族を支援する方法は，大きく分けて二通りの家族の見方に基づいて実践される.一つは，Ⓐ家族全体を患者の背景としてとらえて「患者と家族」をみる見方であり，もう一つは，Ⓑ家族をシステムとしてとらえ，患者を含めた「家族全体」をみる見方である.いずれも，家族は一つの集合体としてとらえ，その全体をアセスメントする.

Ⓐ**家族を患者の背景としてとらえる見方**：患者自身が家族に直接介入してほしくない事情がある場合や，家族が十分に患者のもとに来られない場合などが考えられる.障害を負った人もそれを支える家族にもパワーが不足している場合には，支援する家族と患者を含めた協働関係やパートナーシップをつくり，家族支援について共に考えることができるような関係性づくりが必要である.

Ⓑ**家族をシステムとしてとらえる見方**：家族員同士の小さなまとまりである「サブシステム」の相互作用や家族システムを取り囲む地域社会など，ほかのシステムとの相互作用に働きかけ，問題の解決を図る.

❹ 家族支援のプロセス

家族支援は，図3-9 のようなプロセスを踏み，家族の状況をアセスメントすることから始める.

|1| 家族のアセスメント

アセスメントでは，家族像を明確につかむことが必要になる.この家族に降りかかった出来事は家族にどのように影響しているか，この家族の出来事への対処能力はどのくらいあるか，家族の発達上の課題はどのような段階か，家族は過去にどのような危機に直面し対応してきたかなどを把握し，支援すべき課題を明確にする.

|2| 援助計画

前述のアセスメントによって，家族に患者を支援する力が十分にある場合は，患者を支援することを家族と共に考え，解決策を検討していく.また，家

用語解説*
生産年齢
労働力などの生産活動へ主に参加する15歳以上65歳未満の年齢層のこと.年齢階級別人口のうちでは生産年齢人口として示される.

plus α
家族システム

家族を，相互に関係し合う部分をもつまとまりのある「システム」としてとらえる考え方.家族システムの考え方では，家族員の一人に発生した健康問題は家族員個々だけの問題としてとらえるのではなく，家族システムの機能上の問題としてとらえる.

plus α
援助に対する要望

家族から「入院中に医療者にしてほしいこと」について，さまざまな研究報告には，①家族としての頑張りを認めてほしかった，②患者に対する家族の方針を聞いてほしかったというような直接の傾聴を期待する要望や，③具体的な患者の情報を直接聞かせてほしかった，④介護のしかたを時間をかけて教えてほしかったなどがあり，具体的な支援に関する要望が多く挙がっている.

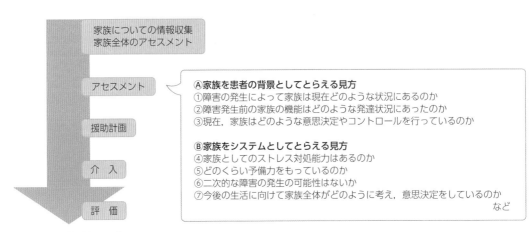

Ⓐ**家族を患者の背景としてとらえる見方**
①障害の発生によって家族は現在どのような状況にあるのか
②障害発生前の家族の機能はどのような発達状況にあったのか
③現在，家族はどのような意思決定やコントロールを行っているのか

Ⓑ**家族をシステムとしてとらえる見方**
④家族としてのストレス対処能力はあるのか
⑤どのくらい予備力をもっているのか
⑥二次的な障害の発生の可能性はないか
⑦今後の生活に向けて家族全体がどのように考え，意思決定をしているのか
など

図3-9　家族支援のプロセス

族の支援する力が十分に発揮できない状況があれば，家族を直接支援する方法を併せて検討する．

a 家族への介入の時期

家族に介入しやすい時期は，家族が患者のもとに訪れた面会のタイミングや，医師の説明を受けるため来院に応じたとき，家族の状況を家族自身が直接確認したり，面会を求めてきたりしたときなどがある．例えば，治療についての病状説明，治療の意思決定が必要になるとき，退院やこれから先の生活の場について話し合いが必要になるときなどがそれにあたる．また，患者自身の意思決定能力が低い場合や，患者と家族の意思が異なる場合も家族への直接な支援が必要になる．リハビリテーションの場では，医療チームのカンファレンスに，患者や家族が加わることも少なくないため，そうした好機を活用することが支援に直結することが多い．

さらに，退院前の自宅訪問や退院後の訪問の機会も必要になるときがある．

b 家族員に対して行われる支援内容

具体的には次のような支援がある．

❶ 家族の介護意思を高める支援

患者が入院前とは異なる状態で帰宅することになったり，施設などの入所をするような自宅退院ができない状況があったり，回復期リハビリテーション病院へさらに転院する場合があったりすると，家族にはそれまでとは異なる日常生活での対応が求められてくる．例えば，

- 家族の介護がどのような状況にあるかに応じて，ADLの介助方法の獲得，在宅で家族が医療的ケアの一部を行う場合の技術の獲得が必要になる（点滴以外のチューブ類の挿入がある場合，在宅酸素が必要な場合，持続点滴が続く場合など多くの状況がある）．
- 患者の状況によって，活用できる福祉サービスの活用に関する知識や手続きの方法の知識を得る．

- 日常生活に活用できる社会資源を得るため，具体的な手続きを進める手立てを知る.

など，患者の状態によって支援する. 家族自身が「支援していきたい」「支援できる」と確信できるような具体的な技術や知識を獲得できる支援を進める.

❷ 患者の意思を尊重した家族の意思決定支援

治療や退院後の生活の場を決定するのは，患者の意思が最も尊重されるが，家族がその支援を後押しすることや家族なりに意思決定しなければならないことも多くある. 自分で意思決定ができない患者であれば，代理意思決定はまず患者を最も理解している家族に求められる. 適切な良い意思決定ができたかどうかは，結末によって左右されることも少なくないが，家族に良い話し合いの場をつくることや，皆の総意で決めていくことを支援する.

❸ 家族自身の精神疲労や介護負担感が高い場合，障害受容が乏しい場合の支援

家族の心理的な課題として，家族自体に大きな支援が必要になる状況には，家族の**不適応状態**がある. 家族が体験する感情は，喪失感，悲嘆，介護負担感などさまざまあるが，時には患者本人よりも強く感じる場合も少なくない. 家族は自分の身体機能の不調が強まったり，患者を介護していくことや患者の身体状況を見守ることなどが重い負担感となっていたりする. 残された家族の生活のために自ら働くことも必要になり，派生して経済的な負担が生じることもある. 家族のうつの発生率は高く，重症であればカウンセリングや精神科受診を進めることも必要になる.

❹ 家族員の関係性に働きかける支援

家族がそれぞれの立場でどれくらい話し合いの機会をもてているか，相互理解ができているか，互いの生活を調整して分担したりコントロールしたりできる体制がとれているかを見守る. 強みとしての家族の絆や深い援助の関係性が保たれているかを見守るが，必要であればあるいは求められれば，その関係性を築くために，家族員全体に声を掛けて介護技術を共有する場を設けること，一緒に面会に来てもらい，患者自身の回復を確認していくことなどを進める.

| 3 | 援助者としての看護師の態度

看護師に望まれる家族への援助姿勢としては，自らの価値観によって家族をみるのではなく，家族とのパートナーシップを形成した上で，家族としてのまとまった個性をありのままにみていくことが必要である. さらに，家族員にまとまりがなく集団としての凝集性に乏しい場合や，家族としての意思決定が協調性をもって行われていないような場合には，中立の立場で一人ひとりの家族員の考え方を傾聴し，無理に介入せずに家族としての力が発揮されることを見守る必要がある.

■ 引用・参考文献

1) World Health Organization. International Classification of Functioning, Disability and Health（ICF）. https://www.who.int/standards/classifications/international-classification-of-functioning-disability-and-health,（2023-06-21参照）.

2) World Health Organization. International classification of functioning, disability and health. Large Print Format for the Visually Impaired, 2009.

3) Wright, BA. Physical Disability：A Psychological Approach. Harper & Row, 1960.

4) 上田敏. 障害の受容：その本質と諸段階について. 総合リハビリテーション. 1980, 8, p.515-521.

5) Fink, SL. Crisis and motivation：A theoretical model. Arch Phys Med Rehabil. 1967, 48, p.592-597.

6) 田島明子ほか. 障害受容からの自由：あなたのあるがままに. CBR, 2015, 224p.

7) 志津野知文. 生活事象と生活情報：生活の構造と設計を中心に. 情報管理. 1987, 29（12）, p.1011-1024.

8) 橋本泰成. BMIによるインターネット制御, 医学の歩み. 2013, 246（11）, p.983-988.

9) CYBERDYNE. What's HAL®？：世界初の装着型サイボーグ「HAL®」. https://www.cyberdyne.jp/products/HAL/index.html,（2023-07-12参照）.

10) Morioka, H. et al. Effects of Long-term Hybrid Assistive Limb Use on Gait in Patients with Amyotrophic Lateral Sclerosis. Intern Med. 2022, 61（10）, p.1479-1484.

11) Watanabe, H. et al. Effect of hybrid assistive limb treatment on maximal walking speed and six-minute walking distance during stroke rehabilitation：a pilot study. J Phys Ther Sci. 2021, 33（2）, p.168-174.

12) 友清貴和ほか. 居住環境を考慮した介護度認定システム開発の試み. 鹿児島大学工学部研究報告. 2006, 48, p.53-58.

13) 公益財団法人テクノエイド協会. 厚生労働省平成25年度障害者総合福祉推進事業補助具費支給制度の適切な理解と運用に向けた研修のあり方等に関する調査：補装具費支給事務ガイドブック. 2014. https://www.mhlw.go.jp/file/06-Seisakujouhou-12200000-Shakaiengokyokushougaihokenfukushibu/0000070149.pdf,（2023-07-12参照）.

14) 渡辺俊之ほか. リハビリテーション患者の心理とケア, 医学書院, 2000.

15) 渡辺俊之. ケアを受ける人の心を理解するために. 中央法規出版, 2005.

16) 本田哲三. "障害受容". リハビリテーション患者の心理とケア. 渡辺俊之ほか編. 医学書院, 2000.

17) 本田哲三ほか. 障害受容と適応. リハビリテーション医学レビュー. 1994, 1, p.150-157.

18) 下村祐子. "自立を支援する教育的関わりの方法". リハビリテーション看護とセルフケア. 石鍋圭子ほか編. 医歯薬出版, 2002, p.15-23,（リハビリテーション看護研究, 5）.

19) 田島明子. 障害受容再考：「障害受容」から「障害との自由」へ. 三輪書店, 2009.

20) 南雲直二. 社会受容：障害受容の本質. 荘道社, 2002.

21) 粟生田友子. 主体性を回復させる支援. リハビリナース. 2020, 13（3）, p.253-257.

22) 水間玲子. 自己形成過程に関する研究の概観と今後の課題：個人の主体性の問題. 京都大学大学院教育学研究科紀要. 2002, 48, p.429-441.

23) 塚田毅. "主体性"をめぐる諸問題：その心理学的点描. 教育心理学年報. 1987, 26, p.151-160.

24) 伊藤真理ほか. 看護学領域における主体性の概念分析. 日本クリティカルケア看護学会誌. 2015, 11（3）, p.1-10.

25) 島田美紀代ほか. 看護者がとらえにくいと感じる高齢者の主体性に関する研究. 老年看護学. 2007, 11（2）, p.112-119.

26) 厚生労働省職業安定局. 障害者雇用の現状等. 2017. https://www.mhlw.go.jp/file/05-Shingikai-11601000-Shokugyouanteikyoku-Soumuka/0000178930.pdf,（2023-07-12参照）.

27) 厚生労働省. 令和3年度ハローワークを通じた障害者の職業紹介状況などの取りまとめを公表します：「障害者の就職件数」が2年ぶりに増加. https://www.mhlw.go.jp/stf/newpage_26200.html,（2023-07-12参照）.

28) 土屋葉. 障害者の自立支援に向けた生活実態把握の重要性：「障害者生活実態調査」の結果から. 季刊社会保障研究. 2006, 44（2）, p.196-211.

29) 内閣府. 参考資料障害者の状況. https://www8.cao.go.jp/shougai/whitepaper/r02hakusho/zenbun/pdf/ref2.pdf（2023-08-20参照）.

30) 厚生労働省社会・援護局障害保健福祉部. 障害保健福祉施策の動向等. https://www.mhlw.go.jp/content/12601000/000763127.pdf（2023-08-20参照）.

31) 高峰一雄. 脳血管障害患者の転倒・転落の危険因子. 北関東医学. 2005, 55（1）, p.1-4.

32) 国立長寿医療研究センター. 高齢者の転倒予防セルフチェック. https://www.ncgg.go.jp/hospital/news/20171222.html,（2023-07-12参照）.

33) 鳥羽研二監修. 高齢者の転倒予防ガイドライン. メジカルビュー社, 2012, p.2.

34) 佐久間肇. 脊髄損傷者の生活習慣病・二次的障害予防のための適切な運動処方・生活指導に関する研究. 平成17年度総括研究報告書. 厚生労働科学研究費補助金障害保健福祉創造研究事業. https://mhlw-grants.niph.go.jp/system/files/2005/057071/200500603A/200500603A0001.pdf,（2023-07-12参照）.

35) 今枝広丞ほか. 身体障碍者の生活・労働環境とストレス. http://www.shiga-med.ac.jp/~hqpreve/kyouiku/socmed_fw/pdf/2001/2001_3.pdf,（2023-07-12参照）.

36) 長谷公隆. 運動学習理論に基づくリハビリテーション, 四條畷学園大学リハビリテーション学部紀要. 2013, 9, p.51-56.

37) 文部科学省. 共に学びひろがる世界：障害者×生涯学習. https://mext-shakaikyoiku-gov.note.jp/n/nf35276b11cb7,（2023-07-12参照）.

38) 文部科学省. 学校卒業後における障害者の学びの支援推進事業. https://www.mext.go.jp/content/20230620-mxt_kyousei02-000029814_1.pdf,（2023-07-12参照）.

39) Knowles, M. 成人教育の現代的実践：ペダゴジーからアンドラゴジーへ. 堀薫夫ほか監訳. 鳳書房, 2002, 584p.

40) 渡邊洋子. 成人教育学の基本原理と提起：職業人教育への示唆. 医学教育. 2007, 38（3）, p.151-160.

41) 三輪建二. 成人教育学と看護教育：成人学習者への学習支援論. 上智大学総合人間科学部看護学科紀要. 3, 2018, p.3-13.

42) 島美佐子. M. ノールズの成人教育理論に関する考察：理想的な成人教育者像に焦点をあてて. 早稲田大学大学院教育学研究科紀要別冊. 2019, 26（2）, p.45-54.

43) Hanson, SMH. et al. 家族看護学. 村田恵子ほか訳. 医学書院, 2001.

44) 鈴木和子ほか. 家族看護学：理論と実践. 第2版. 日本看護協会出版会, 2002.

45) 鈴木和子ほか. 事例に学ぶ家族看護学：家族看護過程の展開. 第2版. ヌーヴェルヒロカワ, 2003.

46) Drotar, D. et al. The Adaptation of parents to the birth of an infant with a congenital malformation：A hypothetical model. Pediatrics. 1975, 56（5）, p.710-717.

47) 中田洋二郎. 子どもの障害をどう受容するか：家族支援と援助者の役割. 大月書店, 2007,（子育てと健康シリーズ）.

重要用語

生活の再構築	福祉用具	自己アイデンティティー
安全・安楽	心理社会的反応	社会受容
代償機能	自己概念	主体性
補助具	防衛機制	健康維持
居住環境	障害受容	学習支援
バリア	スティグマ	家族機能

◆ 学習参考文献

❶ **渡辺俊之ほか. リハビリテーション患者の心理とケア. 医学書院, 2000.**
リハビリテーション過程にある人に当たり前に起こる心理反応や注意しなければならないことなど, 心理学的な解説を含めて理解しやすい.

4 リハビリテーションに必要な臨床倫理

学習目標

◉ リハビリテーションにおける倫理的課題を理解する.
◉ リハビリテーションにおける倫理的課題への対応を理解する.
◉ 自律に向けた意思決定の支援について理解する.

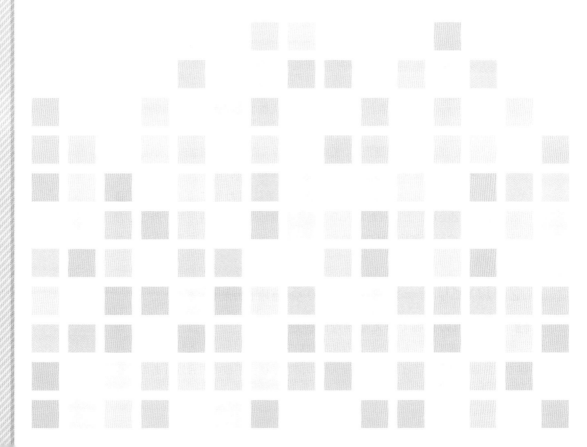

1 リハビリテーション領域における倫理的課題と対応

1 リハビリテーションにおける倫理

人としての**倫理**の基本は，日本国憲法の基本的人権の尊重に示されている．さらに，患者に対する倫理については，ヒポクラテスの誓い*に患者の利益優先，堕胎禁止，守秘義務などが示されている．近年では，多くの法律や宣言によって倫理的配慮がなされるようになった（➡p.115 表5-1 参照）．また，情報社会に対応して，守秘義務については2003（平成15）年に個人情報の保護に関する法律が整備され，インフォームドコンセント（またはインフォームドチョイス）などの患者（障害者を含む）主体の自己決定と倫理的な治療選択が浸透してきた．

しかし，リハビリテーションにおける倫理について，統一されたものは日本にはまだない．一方，アメリカでは1994年にアメリカリハビリテーション看護師協会が倫理的リハビリテーション看護実践基準を定めている[1]．この中で次のような基準が定められている．

> リハビリテーションナースは，アメリカリハビリテーション看護師協会の看護倫理（1985年）遵守とともに，クライアントに対する①守秘義務，②擁護者としての行動，③差別の禁止，④権利擁護と自立支援，⑤意思決定促進（情報提供と話し合いへの参加促進）などを掲げ，⑥クライアントの意思決定がチームと合わないときはクライアントの権利を支持する．さらに，⑦看護者自身の価値信念が他者へ影響することを自覚することや，⑧倫理的意思決定に役立つ資源をもち，資源の配分についても配慮する．

リハビリテーションの対象となる原因は，先天性または後天性の疾患や事故などさまざまである．その中で対象となる人は，多職種と共に治療方針やゴールを話し合い，自分自身で選択し，QOLの維持・向上を目指す．しかし，障害に加え老化や生活環境の変化などは予後予測が難しく，そのたびに意思決定が必要となる．QOLつまり生命・生活・生涯に関わることから，**QOD**（quality of death）といった本人の意思を尊重した人生最終段階の過ごし方に至るまで，倫理的課題は起こりやすくそれぞれの課題に対して適切な支援が必要となる．

2 リハビリテーションにおける倫理的課題

1 それぞれの立場で考える倫理的課題

先天性の障害では「もしかしたら私のせいでこの子が……」といった親の立場での葛藤が生じることがある．後天性の障害では，事故の場合は「あのとき

用語解説 *
ヒポクラテスの誓い

紀元前5～4世紀のギリシャの医師ヒポクラテスの言葉とされ，医師の倫理や任務などについてうたわれている．世界中の医学校で卒業の宣誓として広く用いられている．

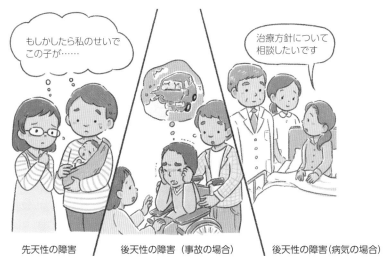

もしかしたら私のせいでこの子が……

治療方針について相談したいです

| 先天性の障害 | 後天性の障害（事故の場合） | 後天性の障害（病気の場合） |

図4-1　それぞれの立場で考える倫理的課題

気を付けていれば……」「あの車が来なければ……」といったその状況や関係性など，病気の場合は治療方針や障害の程度，自分自身の受け止め方など，自分自身あるいは他者を巻き込んだ倫理的ジレンマが生じることがある．このように障害のある人を中心として家族や支援者，友人，同僚などそれぞれの立場で葛藤やジレンマが生じることがある（図4-1）．

2　急性期リハビリテーションにおける倫理的課題

　救命や急性期病棟では，患者の生命を守るためにやむを得ず**身体拘束**を行うことがある．厚生労働省が定めた『身体拘束ゼロへの手引き』では，「指定介護老人福祉施設の人員，設備及び運営に関する基準」にも定められているように身体拘束が認められるのは，「当該入所者又は他の入所者等の生命又は身体を保護するため緊急やむを得ない場合」とされている．その緊急やむを得ない場合とは，①切迫性，②非代替性，③一時性の三つの要件であり，三つの要件すべてが満たされているときにのみ身体拘束が認められている[2]．患者への身体拘束は，実施する側の心理的葛藤も大きい（図4-2a）．

3　回復期リハビリテーションにおける倫理的課題

　回復期では，リハビリテーションの成果でADL拡大とともに転倒や転落のリスクも高まる．自分で動きたい患者と転倒を避けたい看護師の間で「動くときは必ずナースコールを押してくださいね」などの会話がなされる．しかし患者は，「みんな忙しそう」「こんな小さな用事で呼ぶのは申し訳ない」「呼んでもすぐ来てくれないから」などの葛藤が生じ，自分自身で動き転倒することがある（図4-2b）．

4　生活期リハビリテーションにおける倫理的課題

　障害を抱えたまま学校あるいは職場に復帰すると，環境の変化により，病院内でできたことが困難になることも少なくない．**インクルーシブ教育**[*]や**合理**

用語解説[*]
インクルーシブ教育

共生社会の形成に向け，障害のある者と障害のない者ができるだけ同じ場で共に学ぶしくみのこと．多様性の尊重を強化すること，障害者の能力などを最大限まで伸ばし，社会参加を可能とすることなどが目的であり，教育の場においてはそれぞれの子どもが必要とする環境整備を行うことが重要である．

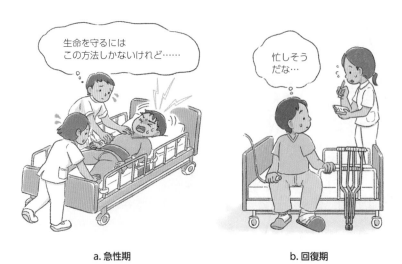

a. 急性期　　　　　　　　　　　b. 回復期

図4-2　急性期・回復期リハビリテーションにおける倫理的課題

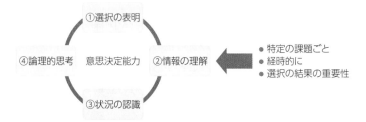

図4-3　意思決定能力

的配慮*などが制度としてあるが，他者に障害を理解してもらえるかといった不安はライフイベントごとに生じる．受け入れ側においても，初めて聞く病名や障害への戸惑い，個人情報保護の限界と守秘義務など少なからず葛藤は起こる．

5　生涯にわたって生じる倫理的課題への支援

　障害に老化が加わるとさらに生活上の困りごとが増える．近年，アドバンス・ケア・プランニング（advance care planning：ACP）により尊厳ある死に向け終末期リハビリテーションなどが実施されている．一方で「助けてという声に応えられない」と，治療の限界に涙する看護師もいる．

　このようにリハビリテーションにおける倫理的課題は，人の生涯にわたって生じる．それについて箕岡は自立支援だけでなく**自律支援**も重要であるとし，**意思決定能力**は「特定の課題ごと」「経時的に」「選択の結果の重大性」に応じて変わるため，固定的に"できない"などととらえてはいけないと述べている[3]．続けて，意思決定能力があるといえるのは①選択の表明，②情報の理解，③状況の認識（治療が自分自身にもたらす結果の認識），④論理的思考（選択したものが自身の治療目標と一致していること）の四つの構成要素を満たすことと述べている（**図4-3**）[3]．倫理的課題は誕生から最期のときまであらゆる場面で存在し，ACPやQODといったその人らしいLifeをまっとうするための

医学的対応（Medical Indications）	患者の意向（Patient Preferences）
善行と無危害の原則 1. 患者の医学的問題は何か？病歴は？診断は？予後は？ 2. 急性か，慢性か，重体か，救急か？可逆的か？ 3. 治療の目的は何か？ 4. 治療が成功する確率は？ 5. 治療が奏功しない場合の計画は何か？ 6. 要約すると，この患者が医学的および看護的ケアから 　どのくらい利益を得られるか？ 　また，どのように害を避けることができるか？	自律性尊重の原則 1. 患者には精神的判断能力と法的対応能力があるか？ 　能力がないという証拠はあるか？ 2. 対応能力がある場合，患者は治療への意向についてどう 　言っているか？ 3. 患者は利益とリスクについて知らされ，それを理解し， 　同意しているか？ 4. 対応能力がない場合，適切な代理人は誰か？その代理人 　は意思決定に関して適切な基準を用いているか？ 5. 患者は以前に意向を示したことがあるか？ 　事前指示はあるか？ 6. 患者は治療に非協力的か，または協力できない状況か？ 　その場合，なぜか？ 7. 要約すると，患者の選択権は倫理・法律上，最大限に尊 　重されているか？
QOL（Quality of Life）	**周囲の状況（Contextual Features）**
善行と無危害と自律性尊重の原則 1. 治療した場合，あるいはしなかった場合に，通常の 　生活に復帰できる見込みはどの程度か？ 2. 治療が成功した場合，患者にとって身体的，精神的，社 　会的に失うものは何か？ 3. 医療者による患者のQOL評価に偏見を抱かせる要因はあ 　るか？ 4. 患者の現在の状態と予測される将来像は延命が望ましく 　ないと判断されるかもしれない状態か？ 5. 治療をやめる計画やその理論的根拠はあるか？ 6. 緩和ケアの計画はあるか？	忠実義務と公正の原則 1. 治療に関する決定に影響する家族の要因はあるか？ 2. 治療に関する決定に影響する医療者側（医師・看護師） 　の要因はあるか？ 3. 財政的・経済的要因はあるか？ 4. 宗教的・文化的要因はあるか？ 5. 守秘義務を制限する要因はあるか？ 6. 資源配分の問題はあるか？ 7. 治療に関する決定に法律はどのように影響するか？ 8. 臨床研究や教育は関係しているか？ 9. 医療者や施設側で利害対立はあるか？

Jonsen, A.R., Siegler, M., & Winslade, W.L. 臨床倫理学：臨床医学における倫理的決定のための実践的なアプローチ. 赤林朗，蔵田伸雄，児玉聡監訳. 第5版，新興医学出版社，2006, p.13.

図4-4　ジョンセンの四分割表

支援が必要となる．また本人による意思決定が困難な場合は，家族などが代理意思決定を行う．

　さらに障害のある人における意思決定の難しさの背景には，国際生活分類（ICF）でいう「心身機能・身体構造」「活動」「参加」の三つの生活機能と「環境因子」「個人因子」の二つの背景因子がライフイベントや成長発達に応じて変化し，環境要因の影響を受けやすいことにある．したがって，その課題ごとに生涯にわたって倫理的課題への支援が重要であるといえる．

➡ ICFについては，1章5節，6章参照．

3 倫理的課題への対応

　共生が唱えられる現在，障害のある人と健常者が共に過ごすことで数多くの学びや相互理解が生まれ，少しずつではあるが，障害のある人も障害をもちながら社会の一員として生活できるようになった．臨床倫理を考える方法の一つとして，ジョンセン（Jonsen, A.R.）らの**四分割法**（four topics method）がある（図4-4）．四つそれぞれの構成要素を吟味し，誰にとっての利益なのか，

話し合いに参加するすべての人が互いの考えや議論を理解できるように努め，違いを受け入れながら合意形成を図るときに用いられる．医療者ができること，対象となる人が望むこと，周囲の人や生活環境の中でできることとできないこと，それが生活にどう影響するかなどを話し合う．そして対象となる人とその家族や支援者のみんなが共同で意思決定できるようにする．一度決めたことも，状況が変化すれば再度検討を始める．終わりがないように見えるが，話し合う中で互いを知り，意思決定がスムーズに進みやすくなる．

　日常の生活場面では，チームで話し合うことが増えた．しかし，急変時や近年増加している災害などの非常時にも事前に備え，非常時の倫理的課題を最小限にすることも今後求められると考える．

 引用・参考文献

1) Association of Rehabilitation Nurses. The Speciality Practice of Rehabilitation Nursing：A Core Curriculum. 4th ed, Association of Rehabilitation Nurses, 2000.
2) 福祉自治体ユニット編．身体拘束ゼロへの手引き：高齢者ケアに関わるすべての人に．厚生労働省「身体拘束ゼロ作戦推進会議」，2001.
3) 箕岡真子．リハビリテーションの臨床倫理．総合リハビリテーション．2022, 50（1），p.7-15.
4) 木村禎．臨床倫理における4分割法の活用と課題．研究論集．2023, 22, p.101-120.

重要用語

倫理	インクルーシブ教育	四分割法
QOL	合理的配慮	
QOD	意思決定能力	

◆ 学習参考文献

❶ 藤島一郎編．はじめてのリハビリテーション臨床倫理ポケットマニュアル．医歯薬出版，2023.
　リハビリテーションの臨床倫理に関する言葉の説明から，事例を通した解説もあり倫理的課題やジレンマがとてもイメージしやすい．自分だったらどうするなど考えながら読み進めることができる．

❷ 箕岡真子ほか．リハビリテーションにおける臨床倫理と合理的配慮．総合リハビリテーション．2022, 50（1）.
　倫理の基本から解説があり，加えて心身障害児や脳卒中・神経難病，障害のある学生の支援，就労支援など状況に合わせた倫理を学ぶことができる．

5 地域で暮らすことを支える法律やサービス

学習目標

- 障害者の定義を説明できる.
- 障害者の権利擁護を理解する.
- 障害者に関連した社会保障を学習する.
- 障害者が利用可能なサービスを学習する.

1 障害者とは

1 障害者の定義

　1975年に国連総会で**障害者の権利宣言**が決議され，障害者を「先天的か否かにかかわらず，身体的または精神的能力の障害のために通常の個人生活ならびに社会生活に必要なことを自分自身では，完全にまたは部分的にできない人」と定義した．また，1980年の国際障害者年行動計画においても，障害者は「通常の人間的ニーズを満たすのに特別の困難をもつ普通の市民と考えられるべきである」とされ，障害者であるというだけで排除され殺害すらされた時代とは大きく変化している．

　日本でも障害者の定義は時代とともに変化している．1970（昭和45）年に制定された心身障害者対策基本法は，1993（平成5）年には国や地方自治体の責務などを明確にした**障害者基本法**に改正・名称変更されたが，この法律でも障害者は障害種別に示されただけで，すべての障害者を包括するものではなかった．そこで2004（平成16）年の改正では，障害者を①**身体障害**，②**知的障害***，③**精神障害**の三つに大きく包括した分類（**3障害**）が示された．さらに付帯決議*として，「てんかんおよび自閉症を有する者ならびに難病に起因する身体上または精神上の障害を有する者であって長期にわたり生活上の支障があるもの」も障害者に含まれるようになった．

<table>
<tr><td>用語解説*</td></tr>
<tr><td>知的障害</td></tr>
</table>

以前は精神薄弱と呼ばれていたが，ノーマライゼーションの理念から見直そうと1999年4月，「精神薄弱の用語の整理のための関係法律の一部を改正する法律（1998年9月28日法律第110号）」の施行により，障害者に対する国民の理解を深め，障害者の福祉の向上に資するため，知的障害に改められた．

<table>
<tr><td>用語解説*</td></tr>
<tr><td>付帯決議</td></tr>
</table>

議決された案件などに関して，希望意見として付される決議のこと．法的拘束力をもたない．

障害者
障害者基本法
第二条　この法律において「障害者」とは，身体障害，知的障害又は精神障害があるため，継続的に日常生活又は社会生活に相当な制限を受ける者をいう．
1970年　「心身障害者対策基本法」制定 1993年　「障害者基本法」に改正 複数改正あり

身体障害	知的障害	精神障害
身体障害者福祉法	知的障害者福祉法	精神保健及び精神障害者福祉に関する法律
第四条　この法律において「身体障害者」とは，別表*1に掲げる身体上の障害がある18歳以上の者であって，都道府県知事から身体障害者手帳の交付を受けたものをいう*2.	用語の定義なし 1960年　「精神薄弱者福祉法」 1998年　「知的障害者福祉法」に改正*3	第五条　「精神障害者」とは統合失調症，精神作用物質による急性中毒又はその依存症，知的障害，精神病質その他の精神疾患を有する者をいう．
1949年　「身体障害者福祉法」制定 複数改正あり		1950年　「精神衛生法」制定 1987年　「精神保健法」に改正 1995年　「精神保健福祉法」に改正

*1　➡p.212 資料参照
*2　18歳未満は身体障害児
*3　精神薄弱の用語の整理のための関係法律の一部を改正する法律（1998年9月28日法律第110号）により名称変更.

図5-1　法律からみる障害者の定義

現在の法律における障害者の定義を図5-1に示した．3障害の中で，知的障害のみ法的な定義はない．一般に知的障害は，知的機能の障害が発達期（おおむね18歳）までに現れ，社会的な適応が困難なことが多く，日常生活に支障がありなんらかの援助が必要な状態にある人を示している．知的機能については知能検査で評価され（ウェクスラー児童用知能検査*で知能指数：IQ 70以下，ビネー式知能検査*で知能指数：IQ68以下であることなど），日常生活能力（自立機能，運動機能，意思交換，探索操作，生活文化，職業などの同年齢の到達水準との比較）と併せて知的障害とされる．身体障害者は，さらに障害が分類され，障害の程度の範囲などが示されている（➡p.212 資料参照）．

2 障害者数の変化

障害者の年次推移をみると，年次増加傾向にある．3障害では，身体障害者が最も多く，次いで精神障害者，知的障害者の順である（図5-2）．厚生労働省の「2016年生活のしづらさなどに関する調査（全国在宅障害児・者等実態調査）」によると，在宅の身体障害者の72.6％は65歳以上の高齢者であり，障害者の高齢化が指摘されている[2]．また精神障害者も高齢化し，入院患者は減少傾向にあるが，通院患者は増加傾向にある[3]．

障害者の生活の場については，3障害とも在宅が圧倒的に多い（図5-3）．障害ごとに生活の場の割合をみると，知的障害者の12.1％が施設入所であり3障害の中では最も高く，身体障害者は1.7％である．また，精神障害者の7.2％が入院生活をしている[2]．

plus α
知的障害と精神遅滞

知的障害は法令やマスコミなどの一般社会で用いられているが，医学用語としては精神遅滞が用いられており，WHOの疾病分類にもMental Retardation（精神遅滞）とある．意味はほぼ同じだが法律上の定義がないため，各都道府県で基準を設けて，申請に基づき知能指数，コミュニケーション能力，日常生活能力などを総合して障害の程度を判定し，療育手帳を交付している[1]．

用語解説*
ウェクスラー児童用知能検査

Wechsler intelligence scale for children：WISC. 5～15歳に適用される．言語性，動作性，全体的な知能を測る全検査の3種類の知能指数（IQ）を測定する．

用語解説*
ビネー式知能検査

正解した問題の難易度によって精神年齢を求め，これを生活年齢で割り100倍して知能指数を計算する．日本では田中・ビネー式知能検査が広く使われている．

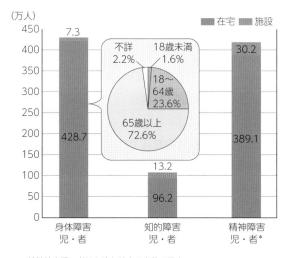

* 精神障害児・者は入院と外来の人数で示す．
内閣府．障害者白書 令和4年版．p.213, 215, 217より作成．

図5-2 障害者数（推計）と身体障害者（在宅）の年齢層別割合

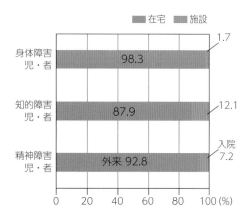

精神障害児・者は外来と入院の割合で示す．
内閣府．障害者白書 令和4年版．p.213, 215より作成．

図5-3 障害別にみた生活の場

2 障害者の権利

1 障害者の権利に影響する施策の変遷

　国内外ともに，歴史の中で障害者は，収容・更生・措置されていた時代から，人としての権利を獲得し，自立・社会参加・サービスの選択が可能な時代へと社会が変化している．日本においては終戦直後の優生保護法〔1948（昭和23）年施行，現・母体保護法〕により優生上の見地から不良な子孫の人工妊娠中絶が公認されていた．1949（昭和24）年に成立した**身体障害者福祉法**において，初めて「障害者」という用語が法律に登場したが，法の目的は更生であり権利保障には至らなかった．

　その後の障害者基本法の改正により，4条において「何人も，障害者に対して，障害を理由として，差別することその他の権利利益を侵害する行為をしてはならない」ことが明記され，障害者個人の尊厳と，その尊厳にふさわしい生活保障の権利が追加された．また，3条1項において「すべて障害者は，社会を構成する一員として社会，経済，文化その他あらゆる分野の活動に参加する機会が確保されること」とし，権利保障と社会参加が促進された．

　2006年には第61回国連総会で，障害者自らも参加して障害者の人権を決めるという思想に基づき，今世紀初の人権条約である**障害者の権利に関する条約**が採択された．日本は2007年に署名し，2014年1月に批准，2月発効となった．国内外で障害者のあり方や権利が法的に整備されたのは近年になってからである．

2 障害者のアドボカシー

　現在，障害者の権利に関しては法的に整備されているが，介護負担による傷害事件や虐待，障害者を巻き込んだ金銭トラブルなどは社会問題となり，法的遵守がなされているとは言いがたい現実がある．このような社会的背景から，近年，障害者の人権を守る**アドボカシー**（advocacy）という概念が注目されるようになった．

　アドボカシーには，擁護・唱道・支持などの意味がある．政策提言の意味でも使われるが，ここでは**権利擁護**としてのアドボカシーの意味を説明する．

　アドボカシーとは，自己の権利を十分に行使できない障害者や認知症，意識障害あるいは認知障害の人の代弁や擁護を意味している．日本看護協会の「看護職の倫理綱領」の4には，「看護職は，人々の権利を尊重し，人々が自らの意向や価値観にそった選択ができるよう支援する」と明記されている．権利を守るには，当事者抜きには語れない．しかし，高齢者や障害者の増加に伴い，自分自身を語れない人や意思決定の過程から支援が必要な人もいるため，支援者からの働きかけも重要である．

plus α
「障害」の表記
もともと「障碍（しょうがい）」と表記される（「碍」は「さまたげる，さえぎる」という意味）．「害」の字が与えるイメージが好ましくないという考えや，読みやすさへの配慮から，福祉関係者や民間団体，一部の自治体では「障がい」と表記されることもある．

➡ 障害者の権利に関する変遷については，p.217 年表⑬参照．

plus α
アドボカシー室
患者や家族からの苦情・相談・提言に対応し，サービスの質的向上に役立てる相談窓口として設置が進められ，「患者相談室」などの名称で普及している．

3 障害者の権利を守るには：障害者の権利擁護

障害者の権利擁護の第一歩は，障害者自身による自己決定権の尊重にある．しかし，知的障害や精神障害のある人では判断能力が低下していたり，判断はできてもその行使に障害を有したりする場合が多い．日本では，人としての権利擁護に加え，障害者の権利擁護を目的とした法律などが整備されている（**表5-1**）．

また，サービス提供者側に対しても，介護保険法に基づいた福祉サービスに対する第三者評価が行われている（**図5-4**）．2012（平成24）年度から社会養護施設（児童心理治療施設など5施設）では，3年に1回以上の第三者評価の受審，評価結果の公表が義務付けられた．さらに，社会福祉法人や介護保険施設などに対し，適正なサービス運営を図るため，介護保険法等に基づいた指導監査などを実施し，その結果を各都道府県のウェブサイトなどで公開することで，第三者評価と指導監査双方の立場から障害者の権利擁護を行っている．障害者に対してサービスを提供する際には，まず，これらの制度を知っておくことが障害者の最低限の権利擁護につながる．

表5-1 権利擁護のための法律や制度

	権利侵害の要因	権利擁護の方法	権利擁護の法律など
尊厳確保	虐待：18歳未満	身体・性・心理的虐待，ネグレクトの防止	・障害者虐待防止法 ・障害者差別解消法 ・児童虐待防止法*1 ・高齢者虐待防止法*2
	虐待：18歳以上	上記に経済的虐待を追加	
	暴力：配偶者など	身体的・精神的・性的・経済的暴力防止	DV防止法*3
権利行使支援	不正な商取引	・消費者を悪徳商法から保護 ・クーリングオフ，抗弁（欠陥商品の支払い拒否）	・特定商取引法 ・割賦販売法 ・消費者契約法
	悪質な契約	契約勧誘と契約内容の適正化	
	介護情報不足	介護サービス情報の公開	介護保険法
権利行使支援（判断困難者）	認知機能の低下	福祉サービス利用と日常生活の支援	・日常生活自立支援事業
	金銭管理不安	日常的な金銭管理（通帳預かりを含む）	
	重度の判断能力低下	・法定後見：家庭裁判所が後見人等を選ぶ ・任意後見：本人が事前に後見人を選ぶ *制度利用が困難な人には市町村が支援	・成年後見制度 　→成年後見制度利用支援事業
権利侵害回復	暮らしの悩み事	法律や多重債務などの相談対応	無料法律相談，消費生活センター
	サービスに対する苦情	サービス提供者との話し合いによる解決	苦情処理の窓口
	行政への不服（軽度）	・代理人となり行政との仲介実施 　→簡単・便利に権利侵害を防止	オンブズパーソン制度 （行政型，NPO法人など設置主体は多様）
	行政処分による不利益	・行政処分の不利益解消 　→審査・再審査請求，異議申し立て	不服申し立て制 （行政機関への公的な申し立て）
	違法な行政処分	処分取消のための裁判	行政事件訴訟

相談は無料で，相談窓口は主に市町村の役所にある．地域によって異なることもあるので市町村の役所に問い合わせるとよい．
＊1 児童虐待の防止等に関する法律（2000年）
＊2 高齢者虐待の防止，高齢者の養護者に対する支援等に関する法律（2005年）
＊3 配偶者からの暴力の防止及び被害者の保護等に関する法律（2001年）．ドメスティック・バイオレンス法ともいわれる．

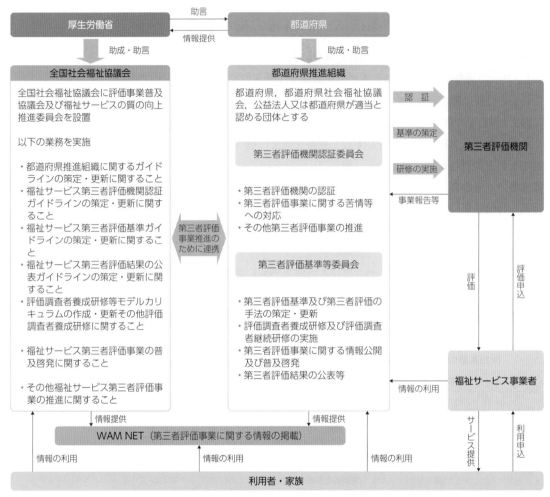

社会福祉法人全国社会福祉協議会. "第三者評価事業について". 福祉サービス第三者事業. http://shakyo-hyouka.net/evaluation/, （参照 2023-04-25）より転載.

図5-4　福祉サービス第三者評価事業の推進体制

リンク G 社会福祉と社会保障

3 障害者を支える法律

1 社会保障のしくみ

　社会保障とは，人の一生の中で起こる労働災害や失業，病気，死亡といったリスクから国民を守る国家的保障のことである．社会保障の考えの始まりは，国家が国民に対して保障する最低限の生活水準や公共サービスを表すナショナルミニマムの思想であり，日本国憲法第25条においても，「すべて国民は，健康で文化的な最低限度の生活を営む権利を有する．国は，すべての生活部面について，社会福祉，社会保障および公衆衛生の向上及び増進に努めなければならない」とあり，生存権の確立が示されている．社会保障を規定する法律を

表5-2　社会保障に関わる法律

	法律名（略称）
基本法	・日本国憲法
生活を支える	・生活保護法 ・介護保険法 ・災害対策基本法 ・戦傷病者特別援護法 ・児童福祉法
障害別にみる法律	・身体障害者福祉法 ・障害者基本法 ・障害者の日常生活及び社会生活を総合的に支援するための法律（障害者総合支援法） ・精神保健及び精神障害者福祉に関する法律（精神保健福祉法） ・発達障害者支援法 ・知的障害者福祉法 ・難病の患者に対する医療等に関する法律
権利擁護など	・障害を理由とする差別の解消の推進に関する法律（障害者差別解消法） ・障害者虐待の防止，障害者の養護者に対する支援等に関する法律（障害者虐待防止法） ・高齢者虐待の防止，高齢者の養護者に対する支援等に関する法律（高齢者虐待防止法） ・成年後見制度の利用の促進に関する法律（成年後見制度利用促進法）
社会参加促進	・障害者の雇用の促進等に関する法律（障害者雇用促進法） ・高齢者，障害者等の移動等の円滑化の促進に関する法律（バリアフリー法） ・障害者による文化芸術活動の推進に関する法律（障害者文化芸術推進法） ・障害者による情報の取得及び利用並びに意思疎通に係る施策の推進に関する法律（障害者情報アクセシビリティ・コミュニケーション施策推進法） ・視覚障害者等の読書環境の整備の推進に関する法律 ・聴覚障害者等による電話の利用の円滑化に関する法律 ・障害者の日常生活及び社会生活を総合的に支援するための法律に基づく地域活動支援センターの設備及び運営に関する基準
その他	・高齢者の居住の安定確保に関する法律 ・部落差別の解消の推進に関する法律 ・本邦外出身者に対する不当な差別的言動の解消に向けた取組の推進に関する法律

plus α

マイナンバー制度

2016（平成28）年1月から，社会保障，税，災害対策分野において法律または条例で定められた行政手続きでマイナンバー（個人番号）が使用されている．マイナンバーは国民一人ひとりに交付される12桁の番号で，原則として一生涯変更されない．制度は，公平・公正な社会の実現，国民の利便性の向上，行政の効率化を図る目的．

5

地域で暮らすことを支える法律やサービス

表5-2に示した．

　日本の社会保障制度では，人の成長発達に合わせて多くの社会保障が整備されている（図5-5）．ただし，社会保障制度が充実していても，その制度について知らなければ意味がない．障害者の場合，これらの情報へのアクセス自体が不自由なこともあるため，情報提供から手続き・利用までのトータルサポートが重要となる．

　また，社会保障制度間には法の優先順位があり，生存権を保障する「生活保護」が最終手段となる．例えば，交通事故にあった場合の法的順位は，①損害賠償，②業務災害補償，③社会保険*，④社会福祉，⑤公的扶助である生活保護であり，最初から国の補助を受けることはできない．

用語解説*

社会保険

社会保険とは保険加入者（保険料を支払った人）を対象に一定の事故に対し給付を行い，加入者を貧困から救う政策上の制度である．つまり強制加入であり，いわゆる任意加入の民間保険とは異なる．社会保険料は，社会保障費の多くを占めている．

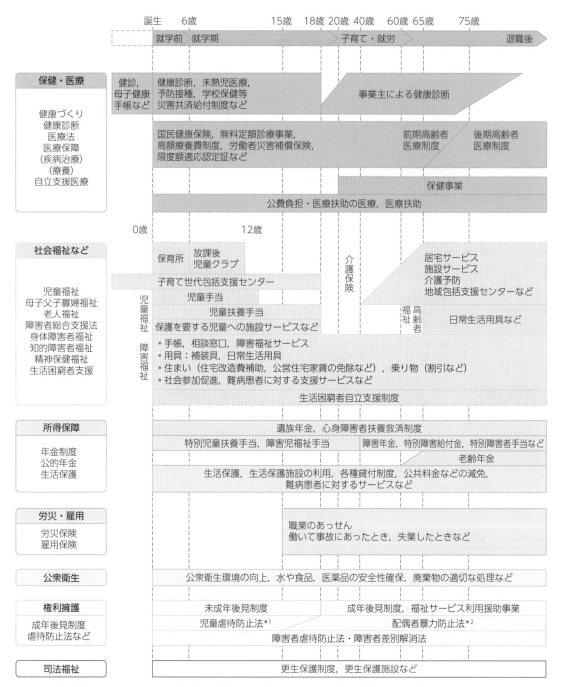

*1 児童虐待の防止等に関する施策を促進し，児童（18歳に満たない者）の権利利益を擁護することを目的とする．

*2 配偶者からの暴力の防止及び被害者の保護を図ることを目的とする．

厚生労働省．平成29年版厚生労働白書．2017，p.8 を参考に作成．

図5-5 ライフステージからみた社会保障

2 自立と社会参加に向けて

3障害を定義している法律（➡p.112参照）には，障害者の自立と社会参加が共通の目的として示されている．2003（平成15）年，国民の誰もが人格と個性を尊重し支え合う共生社会の実現に向けて，**新障害者プラン**が策定された．その後，障害者基本法の改正［2011（平成23）年］に伴い，施策の基本原則を見直し，障害者の自己決定の尊重を明記した第3次障害者基本計画が2013〜2017（平成25〜29）年度，共生社会の実現に向けた第4次障害者基本計画（**表5-3**）が2018〜2022（平成30〜令和4）年度で実施された．

また，障害者自立支援法は障害者の生活を支え共生に向けた法律の一つであるが，利用者負担などの問題があり，2012（平成24）年6月，障害者の日常生活および社会生活を総合的に支援するための法律「**障害者総合支援法**」に改正された．

表5-3　第4次障害者基本計画の概要

基本原則	①地域社会における共生等（3条） ②差別の禁止（4条） ③国際的協調（5条）

分野別施策の基本的方向
1. 安全・安心な生活環境の整備
2. 情報アクセシビリティの向上及び意思疎通支援の充実
3. 防災，防犯等の推進
4. 差別の解消，権利擁護の推進及び虐待の防止
5. 自立した生活の支援・意思決定支援の推進
6. 保健・医療の推進
7. 行政等における配慮の充実
8. 雇用・就業，経済的自立の支援
9. 教育の振興
10. 文化芸術活動・スポーツ等の振興
11. 国際社会での協力・連携の推進

内閣府．障害者施策の総合的な推進−基本的枠組み−．https://www8.cao.go.jp/shougai/suishin/wakugumi.html．（2023-04-25参照）．

4 障害者を支えるサービス

1 障害者手帳の取得：サービス利用前に

日本では，障害者がサービスを受けるためには**障害者手帳**の取得が前提となる場合が多い．障害者手帳の取得に際しては，3障害それぞれの法律に沿って申請を行う（**図5-6**）．障害者手帳の取得により，等級に応じたサービスが受けられる．ただし，サービス内容は地域で若干異なることがあるので確認が必要である．

2 障害者自立支援法から障害者総合支援法へ

これまで日本の福祉では，障害者がサービスを利用するときに障害者自身がサービスを選ぶのではなく，都道府県知事や市町村長がサービス提供の是非を決めていた（措置制度）．しかし，2003（平成15）年に身体障害者・知的障害者・障害児に対する支援費制度が導入され，サービス利用者が消費者として，契約に基づいたサービスを受けられるようになった．障害者にとって大きな一歩であるが，これによりいくつかの問題が浮上した．最初の問題は，①精神障害者が対象外であることである．さらに，支援費制度導入によりサービス利用者が増えた結果，②国と地方自治体のみでは財源確保が困難になった．また，サービス提供側の問題として，③障害種別に縦割りのサービス提供で事

身体障害者の等級

身体障害者手帳の等級は1〜6級であるが，肢体不自由において7級相当の障害が二つ以上ある場合は6級として認定する（➡p.212 資料参照）．

障害福祉サービスの利用者負担

受けたサービスの1割負担（応益負担）とされていたが，障害によって負担が大きくなるため，2012年の法改正で原則，支払い能力に応じた負担（応能負担）とされた．

障害者		
種別 身体障害	知的障害	精神障害
手帳の名称 身体障害者手帳	療育手帳	精神障害者保健福祉手帳
手帳の等級 1〜6級	軽度〜重度　表示は自治体で異なる	1〜3級
申請に必要なもの 申請書，印鑑，写真，「指定医」の診断書*1	申請書，印鑑，写真*2 知的障害者更生相談所の判定 →18歳未満：児童相談所の判定	申請書，印鑑，写真，医師の診断書*3
窓口 居住地の市町村の担当窓口		
交付 都道府県知事（政令指定都市の市長を含む）		

*1　重複障害の場合は，それぞれの診断書がさらに必要．
*2　取得していれば身体障害者手帳がさらに必要．
*3　障害年金受給者は年金証書の写しと改定通知書がさらに必要．
*4　マイナンバー法に基づき手帳申請の際には，3障害ともにマイナンバーが必要となる．情報連携により行政手続の簡素化による国民の利便性向上，行政事務の効率化，公平・公正な社会の実現を目的としている．

図5-6　障害者手帳の概要

業体系がわかりにくいことや，それに付随し，④サービス提供では全国共通のルールがなく地方自治体間の格差が増大したこと，⑤障害者の就労状況にも格差が生じたことなどが挙げられる．

　これらの問題に対する改善策として，2006（平成18）年に**障害者自立支援法**が施行され，障害の種別にかかわらずサービス利用が一元化された．この法律の目的は，障害児・者が安心して自立した日常・社会生活が送れるよう支援することであったが，自己負担額が大きいなどの問題もあり，2012（平成24）年6月，「障害者の日常生活および社会生活を総合的に支援するための法律（**障害者総合支援法**）」に改正，2013（平成25）年4月に施行された[4]．

■1 障害者総合支援法の基本理念

　障害者総合支援法では，「自立」の代わりに新たに「基本的人権を享有する

障害者総合支援法のポイント
①障害者の範囲の見直し
・3障害に難病等を追加
②障害支援区分の創設
・障害者等の多様な特性，心身の状態に応じて支援の程度を総合的に示す区分
③障害者に対する支援
・重度訪問介護の対象拡大
・共同生活介護（ケアホーム）の共同生活援助（グループホーム）への一元化
・地域移行支援の対象拡大
・地域生活支援事業の追加
　（障害者理解を深める研修や啓発事業，意思疎通支援を行う者の養成事業など）
・サービス基盤の計画的整備

個人としての尊厳」を明記し，障害福祉サービスにかかる給付に加え，地域生活支援事業による支援を総合的に行うことを目的に掲げた．障害者の範囲も3障害に関節リウマチと難病の患者が加わり，2021（令和3）年11月より対象の難病は366疾患となった．

　また，2014（平成26）年から「障害程度区分」が「障害支援区分」に改められ，障害者への総合的支援が段階的に進められている[5]．利用者負担は，サービス量と利用者の家計負担能力やその他の事情に配慮した負担額となり，軽減措置もある．このように，サービスの利用促進に向けた対象疾患拡大と軽減措置などが盛り込まれた．

❷　サービスの概要

　障害者総合支援法による総合的な支援は「自立支援給付」と「地域生活支援事業」で構成される（図5-7）．「自立支援給付」は，個別に支給決定が行われる全国一律のサービスで，「地域生活支援事業」は，各市町村などの創意工

●日常生活自立支援事業〈動画〉

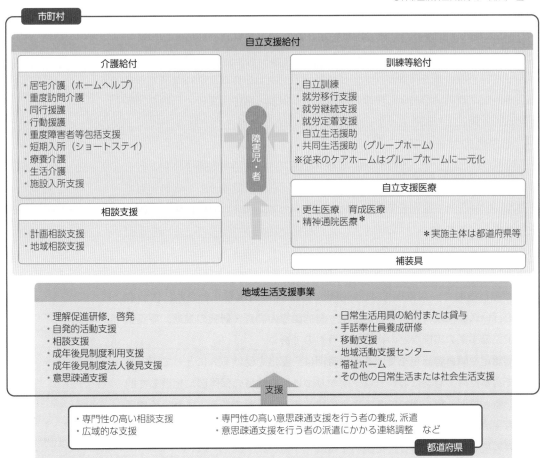

社会福祉法人全国社会福祉協議会．障害福祉サービスの利用について：障害者総合支援法：地域社会における共生の実現に向けて　2021年4月版．一部改変．

図5-7　障害者総合支援法に基づく障害福祉サービス体系

夫により，利用者の方々の状況に応じて柔軟に実施できる事業である．

　利用者本位のサービス利用の視点から，①在宅生活で利用可能な訪問・通所系サービスである「日中活動の場」と，②入所施設で提供されるサービスである「住まいの場」のサービスを組み合わせて利用できるようにした．

　入所施設のサービスは，さらに昼のサービス（日中活動事業）と，夜のサービス（居住支援事業）に分けられる．日中活動事業では入所施設などで昼間の活動を支援し，時には施設外の地域社会との関わりも支援する．居住支援事業では，入所施設などで住まいの場を提供し生活を支援する．サービスを必要とする場で昼夜のサービスを組み合わせて，パッケージ化された入所サービスとして利用可能となった．これが日中活動の場と住まいの場の組み合わせと呼ばれるしくみである．

　また，生活支援中心の生活介護以外に療養介護では，病院などでの医療的ケアに加え，常時の介護を必要とする身体・知的障害者へのサービスも実施される．

　障害福祉サービスの利用については，①利用を希望する者が市町村窓口に申請し，障害支援区分の認定を受ける．②サービス利用申請者（利用者）は「サービス等利用計画書案」を「指定特定相談支援事業者」で作成し，市町村に提出する．③市町村が支給を決定する．④「指定特定相談支援事業者」はサービス担当者会議を開催し「サービス等利用計画」を作成し利用が開始となる．サービス利用は申請から実際の利用まで，保健・医療・福祉・行政など多くの人の協働により成り立っている．

❸ その他のサービス

　3障害だけに限らず，加齢や難病などが原因で日常生活に支障を来すことも少なくない．3障害の対象となる人も含めてなんらかの障害をもつ人が利用できるサービスには，障害者手帳による各種サービスに加え，**介護保険法**や**難病支援事業**など数多くある．障害をもつ人が日常生活の中で困るであろうと予測される主な事柄別に，利用可能なサービスを示した（図5-8）．

　2015（平成27）年1月から難病法（難病の患者に対する医療等に関する法律）が施行された．対象疾患は338疾患（2023年4月現在）とされ，医療費助成を行い医療保険の負担を原則2割，難病医療の調査・研究の推進，療養生活環境整備事業の実施などの措置を行うものである．

　難病認定や障害者認定を受ける前の時期は，認定を受ける人にとって不安な時期であるため，看護においては，かかりつけ医や地域の保険医に相談して的確な診断と早期治療を開始できるようにすることが重要である．また，治療開始後も主治医との相談やセカンドオピニオンを利用して本人が納得できる治療や療養環境を選択できることを説明する．

　医療費の免除や控除，住宅改造費用など療養生活継続のための支援は，年齢や障害に応じてさまざまなものがある．介護保険法改正による「定期巡回・随時対応型訪問介護看護」で，日中・夜間を通して訪問介護と訪問看護が密接に

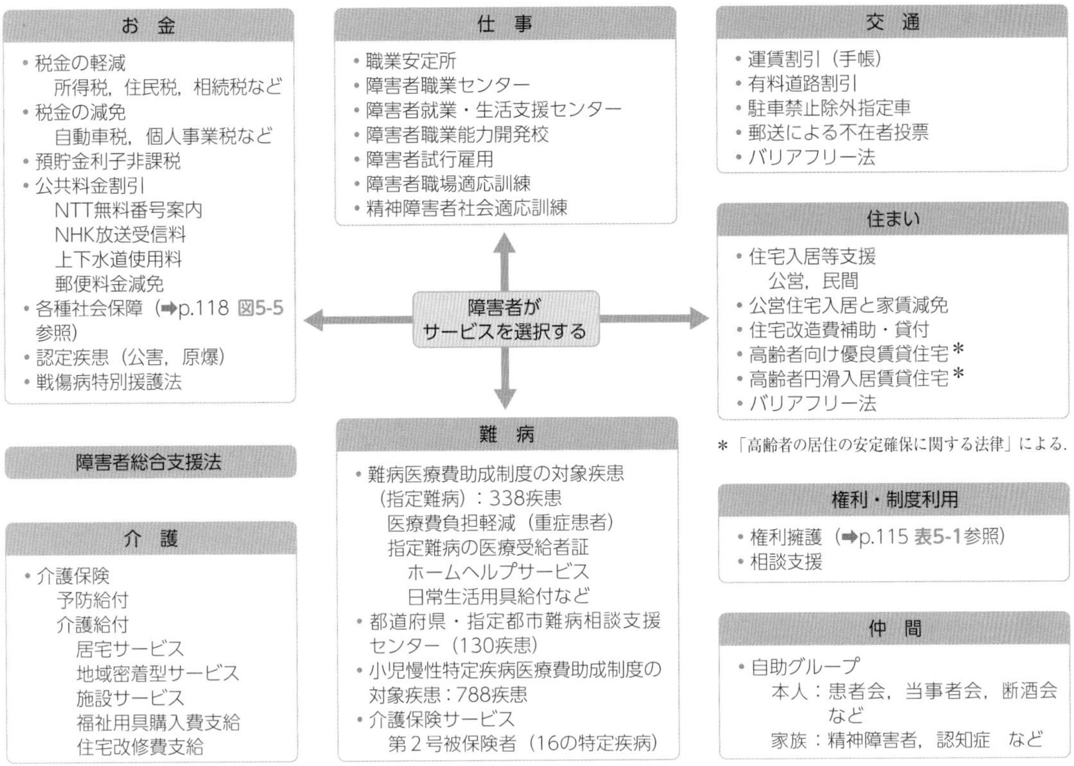

お金
- 税金の軽減
  - 所得税，住民税，相続税など
- 税金の減免
  - 自動車税，個人事業税など
- 預貯金利子非課税
- 公共料金割引
  - NTT無料番号案内
  - NHK放送受信料
  - 上下水道使用料
  - 郵便料金減免
- 各種社会保障（➡p.118 図5-5 参照）
- 認定疾患（公害，原爆）
- 戦傷病特別援護法

仕事
- 職業安定所
- 障害者職業センター
- 障害者就業・生活支援センター
- 障害者職業能力開発校
- 障害者試行雇用
- 障害者職場適応訓練
- 精神障害者社会適応訓練

交通
- 運賃割引（手帳）
- 有料道路割引
- 駐車禁止除外指定車
- 郵送による不在者投票
- バリアフリー法

障害者がサービスを選択する

住まい
- 住宅入居等支援
  - 公営，民間
- 公営住宅入居と家賃減免
- 住宅改造費補助・貸付
- 高齢者向け優良賃貸住宅＊
- 高齢者円滑入居賃貸住宅＊
- バリアフリー法

＊「高齢者の居住の安定確保に関する法律」による.

障害者総合支援法

難病
- 難病医療費助成制度の対象疾患
  - （指定難病）：338疾患
    - 医療費負担軽減（重症患者）
    - 指定難病の医療受給者証
    - ホームヘルプサービス
    - 日常生活用具給付など
- 都道府県・指定都市難病相談支援センター（130疾患）
- 小児慢性特定疾病医療費助成制度の対象疾患：788疾患
- 介護保険サービス
  - 第2号被保険者（16の特定疾病）

権利・制度利用
- 権利擁護（➡p.115 表5-1参照）
- 相談支援

介護
- 介護保険
  - 予防給付
  - 介護給付
    - 居宅サービス
    - 地域密着型サービス
    - 施設サービス
    - 福祉用具購入費支給
    - 住宅改修費支給

仲間
- 自助グループ
  - 本人：患者会，当事者会，断酒会など
  - 家族：精神障害者，認知症　など

図5-8　障害者を支えるサービス

連携したサービスが受けられるようになった一方で，定期的な更新申請の手間やサービス自体の周知不足など課題も多い.

　以上のような障害者に対するサービスは，一見，充実した体系にみえるが，障害者自身が満足できるサービスとは言い難い. 現実的には，障害者負担がすべて軽減されたとはいえず，社会生活を送る上での困難さも解消されていないなど課題はまだ残っている.

　障害者自身が自らの体験を語り，そのことが障害をもたない人たちへの啓発活動につながり，社会全体が障害者を支援するようになったのは最近のことである. 難病法や障害者の権利に関する条約の批准は，障害者支援においては一歩前進したといえる. 障害者をもつ家族の在宅支援や，雇用，成年後見制度も含めた意思決定支援など多くの施策が挙がっている. 障害者を一人の人間として認め，その人のエンパワメントに必要なサービスを提供できる社会をつくることが，今後の課題といえる.

■ 引用・参考文献

1) 知的障害者，発達障害者，精神障害者に対応したバリアフリー化施策に係る調査研究検討委員会編. 知的障害，発達障害，精神障害のある方とのコミュニケーションハンドブック. 国土交通省総合政策局安心生活政策課, 2009, 16p.
2) 内閣府. 令和4年版障害者白書. https://www8.cao.go.jp/shougai/whitepaper/r04hakusho/zenbun/index-pdf.html, （参照 2023-04-25）.
3) 中村好一. "精神障害の現状". 公衆衛生マニュアル 2011. 柳川洋ほか編. 南山堂, 2011, p.138.
4) 厚生労働省. 地域社会における共生の実現に向けて新たな障害保健福祉施策を講ずるための関係法律の整備に関する法律の概要. https://www.mhlw.go.jp/seisakunitsuite/bunya/hukushi_kaigo/shougaishahukushi/sougoushien/dl/sougoushien-01.pdf, （参照 2023-04-25）.
5) 厚生労働省. 障害保健福祉施策の推進に係る工程表. https://www.mhlw.go.jp/seisakunitsuite/bunya/hukushi_kaigo/shougaishahukushi/sougoushien/dl/sougoushien-07.pdf, （参照 2023-04-25）.
6) 厚生労働省/社会福祉法人全国社会福祉協議会. 障害福祉サービスの利用について：障害者総合支援法：地域社会における共生の実現に向けて. 2021年4月版. https://shakyo.or.jp/download/shougai_pamph/index.html, （参照 2023-04-25）.
7) 難病情報センター. https://www.nanbyou.or.jp/, （参照 2023-04-25）.
8) 独立行政法人福祉医療機構. WAM NET（ワムネット）. https://www.wam.go.jp/, （参照 2023-04-25）.
9) 小児慢性特定疾病情報センター. https://www.shouman.jp/disease/#list, （参照 2023-04-25）.
10) 日本医療ソーシャルワーク研究会編. 医療福祉総合ガイドブック. 2011年版, 医学書院, 2011, 301p.

重要用語

障害者の定義	権利擁護	難病支援事業
3障害	障害者総合支援法	
アドボカシー	介護保険法	

◆ 学習参考文献

❶ 日本医療ソーシャルワーク研究会編. 医療福祉総合ガイドブック. 2023年版, 医学書院, 2023.

各種サービス利用について，図表を多く使いわかりやすく解説している.

❷ 政府関係機関のウェブサイト

法律や制度は改正が多いため，最新情報は厚生労働省や内閣府などのウェブサイトも活用されたい.

厚生労働省. https://www.mhlw.go.jp/index.html, （参照 2023-04-25）

内閣府. https://www.cao.go.jp/, （参照 2023-04-25）

独立行政法人福祉医療機構. WAM NET. https://www.wam.go.jp/, （参照 2023-04-25）

難病情報センター. https://www.nanbyou.or.jp/, （参照 2023-04-25）

全国障害者介護制度情報. http://www.kaigoseido.net/, （参照 2023-04-25）

6 ICFの枠組みを用いた対象理解と援助

学習目標

- ICFによる生活機能のアセスメントの視点を理解する.
- ADLやIADLの項目を活用して，活動・参加における行動を分析する.
- 生活環境や個人の特性などの背景因子をアセスメントする視点を理解する.
- 看護問題・課題を抽出し，援助計画の立案・実施，評価につなげる考え方を理解する.

1 アセスメントの枠組み

　リハビリテーションを行っている人に対して必要な援助を適切に実施するためには，解決すべき問題や達成すべき課題を明確にすることが必要である．その際，全体像をつかむための枠組みを用いることが有効である．

　多職種協働による効果的なリハビリテーションの実施には，情報の共有が不可欠である．リハビリテーションの現場で共通言語として用いられる枠組みの一つに**国際生活機能分類（ICF）**がある．一般に，ICFを用いた評価にはWHOが提示した分類項目や評価点を用いるが，ICFの全項目（1,424項目）を網羅するのは煩雑で実用的ではないこと，評価基準があいまいで評価の信頼性に問題があることが指摘されている．しかし，ここでは看護アセスメントの枠組みとして，ICF全体について解説する．

　ICFの生活機能モデルを用いて対象となる人をとらえることは，構成要素の状況をバラバラに把握するのではなく，構成要素間の関係を踏まえて相互作用の中でとらえることに特徴がある．特に，「健康状態」や「背景因子」が「活動」「参加」とどのように影響し合っているかを考慮することが，その人の個別性をとらえることにつながるといわれる．上田は，「活動」と「参加」の第1レベル『セルフケア』からチェックすることを勧めている[2]．また，看護師には特に「活動」の「能力」と「実行状況」の隔たりについてアセスメントすることが求められるとの指摘もある．特に入院患者や入所者に対して，看護師はリハビリテーションチームの中で最もその人の日常生活に接し，援助を行うため，前述のような看護師の専門性や役割を考慮したアセスメントが必要になる．

➡ ICFの構成要素については，1章5節参照．

　近年，データベースの作成は，看護師に限らず多職種で行っている施設もあることから，看護師がすべての項目の情報を収集して評価できなくてもよい．他職種が記載した評価結果を理解し，問題や課題あるいは援助の根拠として活用できるようにする必要がある．

1 心身機能と身体構造

1 心身機能・身体構造の分類

　心身機能は健康との関連において「身体系の生理的機能（心理機能を含む）である」と定義され[3]，八つの機能に分類される（第1レベル）（**表6-1**）．ICFのコードではbody functionsの「b」を用いて示されている．**身体構造**は「器官・肢体とその構成部分などの，身体の解剖学的部分である」と定義され[3]，ICFのコードではbody structuresの「s」を用いて示される（**表6-2**）．心身機能および身体構造は，八つの系または部位に分類され（第1レベル），第2レベルでは3桁，第3レベルでは4桁，第4レベルでは5桁の数字を用いて細分化して示されている（**図6-1**）．

表6-1 心身機能の分類（第1レベル）とアセスメント内容

b1	精神機能	意識，見当識，知的機能，全般的な心理社会的機能，気質・人格，活力・欲動，睡眠状態，注意，記憶，精神運動機能，情動，感覚の認知と解釈，思考，遂行機能，言葉の理解と表出，計算能力，複雑な運動を順序立てて行う精神機能，自己知覚
b2	感覚機能と痛み	視覚，視機能を助ける眼内・周囲の機能，目・周囲に関連した症状，聴覚，前庭機能，聴覚と前庭に関連した症状，味覚，嗅覚，位置覚，触覚，温度覚，痛覚，疼痛
b3	音声と発話の機能	音を発する機能，構音の機能，発話の流暢性・リズム
b4	心血管系・血液系・免疫系・呼吸器系の機能	心機能，血管の機能，血圧，血液系の機能（血液の産生，酸素の運搬，凝固など），免疫系の機能，呼吸機能，呼吸筋の機能，運動耐容能，心血管系・呼吸器系に関連した症状
b5	消化器系・代謝系・内分泌系の機能	摂食機能，消化機能，同化（栄養を取り込む）機能，排便の機能，適正な体重を維持する機能，消化器系に関連した症状，代謝機能，水分・ミネラル・電解質のバランスを保つ機能，体温を調節する機能，内分泌腺の機能
b6	尿路・性・生殖の機能	尿の排泄（尿の生成と膀胱への集尿）機能，排尿機能，排尿に関連した症状，性機能，月経の状態，生殖機能，性・生殖に関連した症状
b7	神経筋骨格と運動に関連する機能	関節の可動性，関節の安定性，骨の可動性，筋力，筋緊張，筋の持久性，運動反射の機能，運動への不随意な反応，随意運動の制御・協調，不随意な筋収縮，歩行パターン，筋・運動に関連した症状
b8	皮膚および関連する構造の機能	皮膚の保護機能，皮膚の修復機能，発汗・皮脂の分泌機能，皮膚に関連した症状，毛と爪の状態

世界保健機関（WHO）．国際生活機能分類（ICF）：国際障害分類改定版．中央法規，2002 を参考に作成．

表6-2 身体構造の分類（第1レベル）とアセスメント内容

s1	神経系の構造	脳，脊髄，脊髄神経，髄膜，交感神経，副交感神経
s2	目・耳および関連部位の構造	眼窩，眼球，目の周囲，外耳，中耳，内耳
s3	音声と発話に関わる構造	鼻，口，咽頭，喉頭
s4	心血管系・免疫系・呼吸器系の構造	心血管系，免疫系（リンパ管・リンパ節・胸腺・脾臓・骨髄），呼吸器系（気管・肺・胸郭・呼吸筋・横隔膜）
s5	消化器系・代謝系・内分泌系に関連した構造	唾液腺，食道，胃，腸，膵臓，肝臓，胆嚢，内分泌腺（脳下垂体・甲状腺・副甲状腺・副腎）
s6	尿路性器系および生殖系に関連した構造	尿路系（腎臓・尿管・膀胱・尿道），骨盤底，生殖系（卵巣・子宮・乳房・精巣・陰茎・前立腺）
s7	運動に関連した構造	頭頸部，肩部，上肢，骨盤部，下肢，体幹
s8	皮膚および関連部位の構造	皮膚，汗腺・皮脂腺，爪，毛

世界保健機関（WHO）．国際生活機能分類（ICF）：国際障害分類改定版．中央法規，2002 を参考に作成．

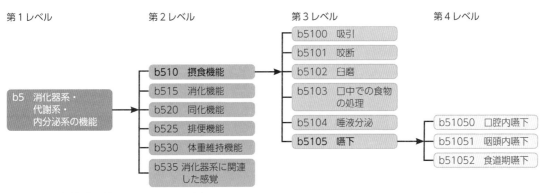

図6-1 心身機能の第2～4レベルの例

2 心身機能・身体構造のアセスメント

表6-1，6-2 は，心身機能と身体構造のアセスメント内容を，ICF第3レベルを参考にして表したものである．

心身機能をWHOが示した評価点でアセスメントする場合は，第1評価点（表6-3）での問題の程度を0（問題なし）～4（完全な問題）の5段階で評価する．第1評価点の各段階の程度はパーセントで示されているが，厳密な基準はなく，各機能や構造を評価するための方法も決められていない．その後，第2評価点（表6-4）でどのような異常なのかを評価する．

すべての項目を漏れなく評価することは現実的ではないが，学習者は第3レベルで系統的にアセスメントすると，全体像の把握に近づくことができる．対象となる人の負担を減らすためにも，心身機能と身体構造は，同時にアセスメントする．

|1| 神経系の構造・精神機能のアセスメント

a 機能のアセスメント

意識，見当識，高次脳機能など脳の機能をアセスメントする．

意識の状態は，一般にはJCS（Japan Coma Scale）を用いるが，脳の損傷が疑われる場合はGCS（Glasgow Coma Scale）を用いて評価する．高次脳機能のアセスメントでは，行動観察，神経心理検査，課題を用いた評価を用いるか，作業療法士（OT）や言語聴覚士（ST）の評価結果を参照する．知的機能のアセスメントは，障害の認定など正確な検査結果を要する場合を除けば，説明に対する理解度などを観察してアセスメントする．

b 構造のアセスメント

脳，脊髄，神経系の構造については，X線，CT，MRIなどの画像検査の所見を参照し，損傷部位と程度を把握する．

表6-3 評定第1評価点

0	問題なし（なし，存在しない，無視できる…）	0～4%
1	軽度の問題（わずかな，低い…）	5～24%
2	中等度の問題（中程度の，かなりの…）	25～49%
3	重度の問題（高度の，極度の…）	50～95%
4	完全な問題（全くの…）	96～100%
5	詳細不明	
6	非該当	

世界保健機関（WHO）．国際生活機能分類（ICF）：国際障害分類改定版．中央法規，2002 を参考に作成．

表6-4 身体構造第2評価点

0	構造に変化なし
1	全欠損
2	部分的欠損
3	付加的な部分
4	異常な大きさ
5	不連続
6	位置の異常
7	構造上の質的変化（液の貯留を含む）
8	詳細不明
9	非該当

世界保健機関（WHO）．国際生活機能分類（ICF）：国際障害分類改定版．中央法規，2002 を参考に作成．

|2| 感覚器系の構造と機能のアセスメント

　特殊感覚（視覚，聴覚，平衡覚，味覚，嗅覚），表在感覚（触覚，痛覚，温度覚），深部感覚（位置覚，運動覚，圧覚）と疼痛についてアセスメントする．疼痛に関しては，まず**PQRST法**[*]によりアセスメントする．その上で，疼痛の強さに関しては，visual analogue scale（**VAS**），numerical rating scale（**NRS**），verbal rating scale（**VRS**），face rating scale（**FRS**）などを用いて評価する．疼痛の性質に関しては，日本語短縮版マギル質問票，日常生活への支障度は疼痛生活障害評価尺度（pain disability assessment scale：PDAS）などを用い，できる限り客観的に評価する．

|3| 音声と発話に関わる構造と機能のアセスメント

　音を発することができるのか，それは言葉として聴取可能なのか，自分の意思や考えが相手に伝わるように発せられるのかを評価する．正確な機能評価は，言語聴覚士による構音検査や失語症検査の結果を参照する．発声・発語に関わる部位として，脳神経のほか，鼻，口（口唇，舌など），咽頭，喉頭の形態を評価する．

|4| 心血管系・免疫系・呼吸器系の構造と機能のアセスメント

ⓐ 機能のアセスメント

　心機能のアセスメントとして，バイタルサイン（心拍または脈拍，血圧）の測定は重要である．運動耐容能を評価するには，安静時だけでなく，活動中や活動後の状態と比較する．バイタルサインの測定以外では心音の聴取や心電図，心エコーなどの検査データ，心機能低下に伴う症状の観察などにより評価する．

　呼吸機能は呼吸数・性状，経皮的動脈血酸素飽和度（SpO_2）の観察を安静時に限らず，活動中や活動後に実施することで評価する．また，胸郭・横隔膜の運動，呼吸補助筋の使用，呼吸音，呼吸機能低下に伴う症状の観察により評価する．呼吸機能検査を行っている場合は，その結果を参照する．

　免疫系の機能は，以下のようなことがないか問診して状態を把握する．また，血液検査として，免疫血清検査のデータを参照する．

〈問診〉

- 同じ感染症に繰り返し罹患する
- 感染症の治療を行っても，治癒しにくい
- 次々と感染症に罹患する
- 重篤な感染症に罹患しやすい
- 日和見感染症を起こす

〈免疫血清検査〉

- 感染症（肝炎ウイルス，HIV抗原・抗体，その他のウイルス）
- 炎症（CRP，LRG）
- 腫瘍マーカー
- 各種ホルモン

用語解説 [*]

PQRST法

P（palliative／progressive factor）：どうすると軽減するか／増悪するか
Q（quality）：どのような痛みか
R（radiation, related symptoms）：放散する痛みがあるか，随伴症状があるか
S（site, severity）：どこがどのくらい痛いか
T（time course）：いつから痛いか，間欠的なのか／持続的なのか

6

ICFの枠組みを用いた対象理解と援助

コンテンツが視聴できます（p.2参照）

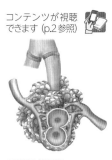

●呼吸と横隔膜
〈アニメーション〉

b 構造のアセスメント

心血管系および呼吸器系の構造に関しては，フィジカルアセスメントで位置や大きさなどを推察することができるが，正確な評価は，画像検査の結果を参照する．免疫に関わるリンパ節や脾臓は触診で評価し，画像検査の結果を参照する．

5 消化器系・代謝系・内分泌系の構造と機能のアセスメント

a 機能のアセスメント

消化機能は，口腔内への食物の取り込み，咀嚼，嚥下，消化管での消化，栄養素の吸収，排便の状態，消化管の機能低下に関連した症状について評価する．結果として適正な栄養状態で体重を維持できているかを評価する．

摂食嚥下の評価は，食事摂取状況に関する問診と食事摂取時の観察により把握し，困難が認められる場合は，**反復唾液嚥下テスト**（repetitive saliva swallowing test：RSST），**改訂水飲みテスト**（modified water swallowing test：MWST），**食物テスト**（food test：FT），頸部の聴診などを行って詳細を評価する（図6-2）．言語聴覚士が実施している評価結果を参照してもよい．嚥下造影検査や嚥下内視鏡検査を行っている場合は，その結果を把握する．

栄養状態のスクリーニングには，**主観的包括的評価**（mini nutritional assessment：MNA），**SGA**（subjective global assessment），**PG-SGA**（patient-generated SGA）が用いられる．

代謝機能については，体温や水分・出納バランス，代謝機能低下による症状などのフィジカルアセスメントのほか，血液検査（肝機能，腎機能，血糖値，血清カルシウムなど）のデータを把握して評価する．

内分泌腺の機能については，機能低下に伴う症状の観察，内分泌検査（各種ホルモン）の結果からアセスメントする．

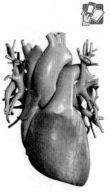

● 心臓〈3D人体映像〉

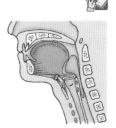

● 呼吸と嚥下〈アニメーション〉

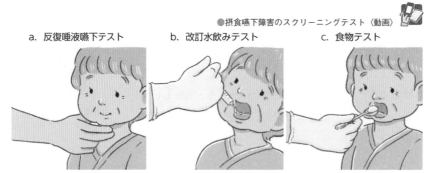

● 摂食嚥下障害のスクリーニングテスト〈動画〉

a. 反復唾液嚥下テスト　　b. 改訂水飲みテスト　　c. 食物テスト

a：第2指と第3指で甲状軟骨を触知したまま20秒以内に何回嚥下できるかを測定する．
b：冷水3 mLを口腔底に注ぎ，嚥下してもらい，嚥下できたらさらに2回，反復嚥下してもらう．
　　評価が4点以上なら，最大2回繰り返す．最低点を評価として記載する．
c：プリン，粥，液状食品をティースプーン1杯（3〜4g）嚥下した後，開口してもらう．

図6-2　摂食嚥下の評価

b 構造のアセスメント

消化管の構造については，フィジカルアセスメントのほか画像検査により把握する．内分泌に関わる脳下垂体・甲状腺・副甲状腺・副腎などの臓器の構造は，画像検査のデータにより把握する．

|6| 尿路・性・生殖系に関連する構造と機能のアセスメント

a 機能のアセスメント

尿路に関連した機能として，排尿状態を問診や視診により把握し，尿検査のデータからアセスメントする．排尿障害がある場合は，排尿日誌をつけたり，残尿測定を行うなどして詳細を評価する．月経や性機能に関しては問診によりアセスメントする．

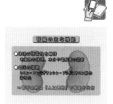

●腎臓の働きと腎不全に関する基礎知識〈動画〉

b 構造のアセスメント

尿路系（腎臓・尿管・膀胱・尿道）や生殖系（卵巣・子宮・乳房・精巣・陰茎・前立腺）の構造は，内視鏡や画像検査の結果を参照する．乳房や陰茎は視診・触診による評価も行う．

|7| 運動に関連する構造と機能のアセスメント

a 機能のアセスメント

関節の可動性は，各関節を動かして確認する．可動性に制限があり，必要な場合は関節角度計を用いて測定（**関節可動域テスト**）する．筋力は**徒手筋力テスト（MMT）**や握力計により評価する．筋緊張は姿勢や動作時の観察によって評価する．運動反射の機能は打腱器を用いて**深部腱反射**をみる．運動の協調性，不随意運動の有無，歩行パターン，筋・運動に関連した症状を観察して評価する．

b 構造のアセスメント

頭頸部・体幹部・四肢の構造は，視診により外観から評価するとともに，画像検査の結果を参照する．

|8| 皮膚および爪・毛に関連する構造と機能のアセスメント

皮膚の状態を観察することにより，皮膚の保護機能や修復機能，発汗・皮脂の分泌を評価する．爪や毛髪についても視診により状態をみて機能を推察することができる．

2 活　動

ICFで，**活動**とは「課題や行為の個人による遂行である」，**参加**とは「生活・人生場面への関わりである」と定義されている[3]．表6-5のように活動と参加は単一のリストとして示され，第1レベルはd1〜9に分類されている．これらの領域は，実行状況（している活動）と能力（できる活動）の二つの評価点によって評価する．

実行状況は，対象となる人の実際の生活背景における「生活・人生場面への関わり」であり，背景因子が大きく影響する．**能力**は，対象となる人がある時

6

ICFの枠組みを用いた対象理解と援助

点で達成できる最高の生活機能レベルであり，標準化された環境状態で評価を行う．評定はどちらも表6-3(➡p.128参照)の第1評価点で行う．心身機能・身体構造と同様，すべての項目を一つひとつ評価することは現実的ではないため，第2レベルを参考にアセスメント内容を示す（表6-5）.

1 学習と知識の応用

学習への参加，学習能力，知識の応用についてアセスメントする．看護の対象となる人々のアセスメントでは，最終的には健康の維持・増進，疾病のコントロール，合併症や二次的障害の予防，障害を有する状態での生活への適応など，健康に関する学習や知識の応用をアセスメントする．その能力を推察するために，日ごろの一般的な学習状況をアセスメントすることもある．

成人期にある人の学習は，自己決定性と経験が特徴とされる[4,5].したがって，その人が自ら意思決定して学習に参加しているのか，これまでの経験を生かしながら学習し，得た知識を健康の維持・向上，あるいは安寧を得るための生活に活用できている（落とし込めている）のかをアセスメントする必要がある．

2 一般的な課題と要求

疾病のコントロールをしながら，あるいは障害をもちながら生活を送るには，複雑な課題を遂行したり，複数の課題を同時に遂行したりする能力が必要となる．ここでは，その基礎となる一般的な課題への取り組み，**遂行能力**についてアセスメントする．課題が責任重大であればストレスを伴うこともあり，課題によっては心理的な危機に陥ることもある．課題遂行におけるストレスへ

表6-5 活動と参加の分類（第1レベル）とアセスメント内容（第2レベルを参考に）

d1	学習と知識の応用	刺激を経験するために意図的に感覚（視覚・聴覚など）を使う，学習をする（模倣・反復・読む・書く・計算・道具を使う技能），知識を応用する（注意・思考・問題解決・意思決定）
d2	一般的な課題と要求	単一課題の遂行，複数課題の遂行，日課の遂行，ストレスなどへの対処
d3	コミュニケーション	話し言葉の理解，非言語的メッセージの理解，手話や書き言葉によるメッセージの理解，話す，非言語的メッセージの表出，手話や書き言葉によるメッセージの表出，会話，ディスカッション，コミュニケーション用具の使用
d4	運動・移動	姿勢の変換，姿勢の保持，移乗，物の持ち運び，下肢を使った物の移動，手の巧緻性，手と腕の使用，歩行，移動，用具を用いての移動，交通機関を使用しての移動，自動車等の運転，動物を用いての移動
d5	セルフケア	身体を洗う，身体各分（頭髪・爪・歯・肌など）の手入れ，排泄，更衣，飲食，健康に注意する
d6	家庭生活	生活必需品を入手する，家事（調理・掃除・ごみ捨てなど），家庭用品（衣服・住居・家具・植物など）の手入れ，動物の世話，他者の世話
d7	対人関係	基本的な対人関係，複雑な対人関係，よく知らない人との対人関係，社会での（公的な）対人関係，周囲の人々との関係性，家族・親戚との関係性，親密な（恋愛・結婚・性）関係性
d8	主要な生活領域	教育の状況，仕事・アルバイトの状況，ボランティア活動の状況，経済状況
d9	コミュニティライフ・社会生活・市民	コミュニティ活動，レクリエーション，レジャー，宗教・スピリチュアルな活動，人としての権利を享受すること，政治活動，市民権を享受すること

世界保健機関（WHO）．国際生活機能分類（ICF）：国際障害分類改定版．中央法規，2002を参考に作成.

の対処についてアセスメントする.

3 コミュニケーション

　活動と参加では,**メッセージのやりとり**についてアセスメントする.活動面のアセスメントのツールとして,**機能的自立度評価法**(functional independence measure:**FIM**,**表6-6**)がある.FIMの認知項目の中に「コミュニケーション」があり,表出と理解について,採点基準である7点(完全自立)〜1点(全介助)で評価する.

　意思疎通は,共有する時間や関係性により変化する.初対面の人にはわかりにくい発語レベルでも,一定時間を共にすると,音声が発せられるタイミングや表情,身振りなどによりある程度の意思を汲み取ることができるようになる.生活を共にしていない人とのコミュニケーションはまさしく参加により成立するため,ICFでの評価は,それらを踏まえた評価とする必要がある.また,コミュニケーションのアセスメントは評価する人の主観によるところが大きい.置かれた状況,場所,働きかけ方によって対象となる人の反応が変化するため,複数名で多方面からアセスメントすることが必要である.

表6-6　機能的自立度評価法(FIM)

運動項目	セルフケア	食事
		整容
		清拭
		更衣上半身
		更衣下半身
		トイレ動作
	排泄コントロール	排尿管理
		排便管理
	移乗	ベッド,椅子,車椅子
		トイレ
		浴槽・シャワー
	移動	歩行・車椅子
		階段
認知項目	コミュニケーション能力	理解
		表出
	社会的認知	社会的交流
		問題解決
		記憶

運動項目の採点基準

点数	介助者	手助け	手助けの程度
7	不要	不要	自立
6	不要	不要	時間がかかる,補助具が必要,安全性の配慮
5	必要	不要	監視,指示,促し
4	必要	不要	75%以上,90%以下自分で行う
3	必要	必要	50%以上,75%未満自分で行う
2	必要	必要	25%以上,50%未満自分で行う
1	必要	必要	25%未満しか自分で行わない

認知項目の採点基準

点数	介助者	手助け	手助けの程度
7	不要	不要	自立
6	不要	不要	時間がかかる,補助具が必要,安全性の配慮
5	必要	不要	監視,指示,促し
5	必要	必要	90%より多く自分で行う(介助は10%未満)
4	必要	不要	75%以上,90%以下自分で行う
3	必要	必要	50%以上,75%未満自分で行う
2	必要	必要	25%以上,50%未満自分で行う
1	必要	必要	25%未満しか自分で行わない

4　運動・移動

身体を動かすこと，移動することをアセスメントする．内容の多くは，**日常生活活動（ADL）**および**手段的ADL**（instrumental ADL：**IADL**）の評価項目の中にあるため，それらの評価ツールを用いてアセスメントしてもよい.

➡ ADL, IADLについては，1章5節参照.

ADLを評価する代表的なツールとして**バーセルインデックス**（barthel index：**BI**）（**表6-7**），前述のFIM（**表6-6**）がある．BIは介護報酬の算定，FIMはリハビリテーション料の診療報酬に用いられている．BIは「できる活動（ADL）」を評価し，FIMは「している活動（ADL）」を評価するという特徴をもつ．BIとFIMを同時に使用するのではなく，どちらかを用いて変化を把握する．正確に評価するには，評価方法に関する研修を受ける必要がある．BIの総得点は100点となり，85点以上は自立とされるが，環境などが変わると得点が変化する可能性がある．FIMは1～7点の7段階で評価する．最高点は126点で，最低点は18点となる.

IADLは，ADLをもとにした複雑な日常生活活動のことであり，代表的な評価ツールとして，**Lawtonの尺度**がある（**表6-8**）．八つの項目についてどの程度できるかを評価する．最高8点となる.

運動・移動のアセスメントはBIの移乗・移動・階段昇降に該当し，FIMの移乗・移動に該当する．また，交通機関を使用しての移動や自動車の運転は，Lawtonの尺度の交通手段に該当する．自立度だけでなく，参加状況も併せてアセスメントする.

5　セルフケア

清潔，整容，排泄，更衣，食事動作および健康の自己管理についてアセスメントする．清潔，整容，排泄，更衣，食事動作はADLの一部であり，前述のBIやFIMを用いて評価してもよい.

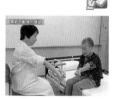

●移動に関わる機能のアセスメント〈動画〉

健康の自己管理については，FIMの排泄コントロールやLawtonの尺度の服薬管理が該当する．糖尿病のある患者は食事療法，運動療法，インスリンの自己注射，足病変の予防などの自己管理が必要となる．その人にとって必要とされる自己管理の内容を踏まえてアセスメントする.

6　家庭生活

家庭での生活を送るために必要な生活必需品の入手，家事，家庭用品の手入れ，ペットの世話，子どもや高齢者，病気や障害のある人の世話への参加，活動状況についてアセスメントする．障害をもって生活する上で家族内の資源に限界がある場合は，サービス利用の必要性の判断につながる.

7　対人関係

地域で生活し，社会参加を図るためには，周囲の人々の理解と良好な関係の構築が不可欠である．家族をはじめとする周囲の人々との関係性の構築と保持への参加，活動状況についてアセスメントする.

表6-7 バーセルインデックス（BI）

評価項目	点 数	判定基準
食 事	10点	自立，手の届くところに食べ物を置けば，トレイあるいはテーブルから1人で摂取可能，必要なら介助器具をつけることができ，適切な時間内で食事が終わる
	5点	食べ物を切る等，介助が必要
	0点	全介助
移 乗	15点	自立，車椅子で安全にベッドに近づき，ブレーキをかけ，フットレストを上げてベッドに移り，臥位になる．再び起きて車椅子を適切な位置に置いて，腰を掛ける動作がすべて自立
	10点	どの段階かで，部分介助あるいは監視が必要
	5点	座ることはできるが，移動は全介助
	0点	全介助
整 容	5点	自立（洗面，歯磨き，整髪，ひげそり）
	0点	部分介助，全介助
トイレ動作	10点	自立，衣服の操作，後始末も含む．ポータブル便器を用いているときは，その洗浄までできる
	5点	部分介助，体を支えたり，トイレットペーパーを用いることに介助
	0点	全介助
入 浴	5点	自立（浴槽につかる，シャワーを使う）
	0点	全介助
移 動	15点	自立，45m以上歩行可能，補装具の使用はかまわないが，車椅子，歩行器は不可
	10点	介助や監視が必要であれば，45m平地歩行可
	5点	歩行不能の場合，車椅子をうまく操作し，少なくとも45m以上は移動できる
	0点	全介助
階段昇降	10点	自立，手すり，杖などの使用はかまわない
	5点	介助または監視を要する
	0点	全介助
着替え	10点	自立，靴・ファスナー，装具の着脱を含む
	5点	部分介助を要するが，少なくとも半分以上の部分は自分でできる．適切な時間内にできる
	0点	全介助
排便コントロール	10点	失禁なし，浣腸，坐薬の取り扱いも可能
	5点	時に失禁あり，浣腸，坐薬の取り扱いに介助を要する
	0点	全介助
排尿コントロール	10点	失禁なし
	5点	時に失禁あり，収尿器の取り扱いに介助を要する場合も含む
	0点	全介助

表6-8 Lawtonの尺度

	項　目	採　点
A 電話を使用する能力	1. 自分で番号を調べて電話をかけることができる	1
	2. 2, 3のよく知っている番号であればかけることができる	1
	3. 電話には出られるが自分からかけることはできない	1
	4. 全く電話を使用できない	0
B 買い物	1. すべての買い物を自分で行うことができる	1
	2. 少額の買い物は自分で行うことができる	0
	3. 誰かが一緒でないと買い物ができない	0
	4. 全く買い物はできない	0
C 食事の支度	1. 自分で考えてきちんと食事の支度をすることができる	1
	2. 材料が用意されれば適切な食事の支度をすることができる	0
	3. 支度された食事を温めることはできる，あるいは食事を支度することはできるがきちんとした食事をいつも作ることはできない	0
	4. 食事の支度をしてもらう必要がある	0
D 家事	1. 力仕事以外の家事を一人でこなすことができる	1
	2. 皿洗いやベッドの支度などの簡単な家事はできる	1
	3. 簡単な家事はできるが，きちんと清潔さを保つことができない	1
	4. 全ての家事に手助けを必要とする	1
	5. 全く家事はできない	0
E 洗濯	1. 自分の洗濯は全て自分で行うことができる	1
	2. 靴下などの小物の洗濯を行うことはできる	1
	3. 洗濯は他の人にしてもらう必要がある	0
F 交通手段	1. 一人で公共交通機関を利用し，あるいは自家用車で外出することができる	1
	2. 一人でタクシーは利用できるが，その他の公共輸送機関を利用して外出することはできない	1
	3. 付き添いが一緒なら，公共交通機関を利用し外出することができる	1
	4. 付き添いが一緒であれば，タクシーか自家用車で外出することができる	0
	5. 全く外出することができない	0
G 服薬の管理	1. 自分で正しいときに正しい量の薬を飲むことができる	1
	2. 前もって薬が仕分けされていれば，自分で飲むことができる	0
	3. 自分で薬を管理することができない	0
H 金銭管理能力	1. 家計を自分で管理できる（支払計画・実施ができる，銀行へ行くことなど）	1
	2. 日々の支払いはできるが，預金の出し入れや大きな買い物などでは手助けを必要とする	1
	3. 金銭の取り扱いを行うことができない	0

（出典元ではC～Eは女性のみ）

Lawton, M.P. et al. Assessment of older people：self-maintaining and instrumental activities of daily living. Geroulologist. 1969, 9（3），p.179-186 を参考に作成.

表6-9　WHODAS2.0領域6「社会への参加」

1	誰もができるやり方で地域社会の活動に加わるのに，どれほどの問題がありましたか（例えば，お祭りや，宗教的またはほかの活動）
2	身辺のバリアや妨害のため，どれほどの問題がありましたか
3	他人の態度や行為のため，自分らしさをもって生きることに，どれほどの問題がありましたか
4	健康状態やその改善のために，どれくらいの時間をかける必要がありましたか
5	健康状態のために，どれくらい感情的に影響を受けましたか
6	あなたの健康状態は，あなたや家族に，どれくらい経済的損失をもたらしましたか
7	あなたの健康問題により，家族はどれくらい大きな問題を抱えましたか
8	リラックスしたり，楽しんだりするために，自分で何かを行うのに，どれくらい問題がありましたか

全く問題なし：1，少し問題あり：2，いくらか問題あり：3，ひどく問題あり：4，全く何もできない：5で評価

TB Ustunほか編．健康および障害の評価：WHO障害評価面接基準マニュアル：WHODAS 2.0，田崎美弥子ほか訳．日本評論社，2015，p.54-56を参考に作成．

8 主要な生活領域

　教育，就業，経済的取引について，参加，活動状況をアセスメントする．健康障害の種類や程度によっては，教育を受ける方法，仕事の内容，仕事を行う方法，雇用形態など生活領域の調整が必要となる．また，これらのアセスメントはサービス利用の必要性の判断につながる．

9 コミュニティライフ・社会生活・市民生活

　地域社会の中で，人としての権利を享受しながら，レクリエーションやレジャー活動，宗教活動，政治活動などに参加し，実施することができているのかをアセスメントする．健康障害をもつことにより，人権が侵害されることがある．内閣府の調査でも障害者に対し「スポーツ・文化活動・地域活動に気軽に参加できない」という問題が起きているとの指摘がある[6]．この分類内の項目は，社会参加のための方策を検討する上で重要である．

3 参　加

　ICFで示された評価は活動とともに行うため，内容としては前述の通りである．これまでの生活で社会参加に問題はなかったのかについては，WHOがICFに基づき開発した健康と障害の評価票（WHODAS2.0）[7]の領域6「社会への参加」（表6-9）を用いて評価することで，明らかにできる．過去30日間に，どの程度の困難を感じたのか評価してもらうものである．疾患や障害をもちながら生活していた人の場合は，退院後も同じ状態が続くことが予測される．初発の人の場合は，退院後の社会参加を予測して対応することになる．

4 背景因子

　疾患や障害をもちながら地域社会で生活するにあたっては，療養環境や生活信条，価値観などが生活機能に大きく影響する．そのため，背景因子の評価が

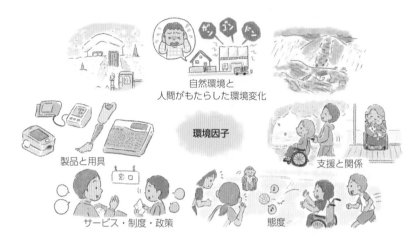

図6-3 環境因子

極めて重要となる．個人の人生と生活に関する背景全体を表す背景因子は，**環境因子と個人因子**の二つからなる．

1 環境因子

環境因子（図6-3）は，「人々が生活し，人生を送っている物的な環境や社会的環境，人々の社会的な態度による環境を構成する因子のことである」と定義されている[3]．

ICFの環境因子は分類の第1レベルとして，「製品と用具」「自然環境と人間がもたらした環境変化」「支援と関係」「態度」「サービス・制度・政策」の五つがe1〜5で示される．分類の第2レベルを参照し，アセスメントの内容を示す（表6-10）．環境因子は対象となる人の視点で**促進因子**または**阻害因子**なのかを評価する（表6-11）．促進因子の場合は，資源の利用のしやすさ（アクセシビリティ），信頼性，変化のしやすさ，質（良質／粗悪）などを考慮し，どの程度の促進因子となるのかを判断する．阻害因子の場合は，困難を与える頻度，困難の大きさ，避けられるか否かを考慮して，どの程度の阻害因子となるのかを判断する．

|1| 製品と用具

対象となる人の身の回りにあるさまざまな製品や用具であり，一般的なものに加え，障害のある人の生活機能を改善するために個人の状態に合わせて改造や特別設計された製品，器具，装置，用具も含む．

教育活動，仕事，文化的活動，レクリエーション，スポーツ，宗教的な活動の実施にあたっては，補助用具を用いることで参加しやすくなる．住居環境，居住地区などの環境が整備されていることも参加を容易にする．したがって，それらの製品と用具がどうなっているかのアセスメントが必要となる．

|2| 自然環境と人間がもたらした環境変化

地理的な条件や気候などは，活動や参加に影響を与える．例えば，豪雪地帯

表6-10 環境因子

e1	製品と用具	食品や薬剤など体内に取り入れる物，日常生活に用いる衣服・家具・器具・道具，義肢・装具・生体モニターなどの療養生活用品，屋内外の移動に用いる用具・福祉用具，コミュニケーション用具・福祉用具，教育用具・福祉用具，仕事用具・福祉用具，文化・レクリエーション・スポーツ用具・福祉用具，宗教・スピリチュアルな活動に使う用具，公共の建物の設計・設備・標識，住まいの設計・設備，土地開発に関する施策・設計・開発を通じて生活に影響を及ぼすこと（道路の状態，街灯，標識など），資産
e2	自然環境と人間がもたらした環境変化	地理，人口・住民，植物・動物の状況，気候，災害の状況，光，昼夜の周期，音，空気，振動
e3	支援と関係	家族，親族，友人，知人・同僚・隣人，上位に位置する人・下位に位置する人，サービス提供者，専門職，ペット・家畜
e4	態　度	家族・親族・友人・知人・同僚・隣人・上位に位置する人・下位に位置する人・サービス提供者・専門職の態度，社会的態度，社会の規則・慣行・価値体系
e5	サービス・制度・政策	製品・建築・建設・土地計画・住宅供給・公共事業・コミュニケーション・交通・市民の保護・司法・団体と組織・メディア・経済・社会保障・社会支援・保健・教育・労働・政治等に関するサービス・制度・政策

世界保健機関（WHO）．国際生活機能分類（ICF）：国際障害分類改定版．中央法規．2002 を参考に作成．

表6-11 環境因子の評定

0	阻害因子なし（なし，存在しない，無視できる阻害因子…）	0〜4%
1	軽度の阻害因子（わずかな，低度の阻害因子…）	5〜24%
2	中等度の阻害因子（中程度の，かなりの阻害因子…）	25〜49%
3	重度の阻害因子（高度の，極度の阻害因子…）	50〜95%
4	完全な阻害因子（全くの阻害因子…）	96〜100%
+0	促進因子なし（なし，存在しない，無視できる促進因子…）	0〜4%
+1	軽度の促進因子（わずかな，低度の促進因子…）	5〜24%
+2	中等度の促進因子（中程度の，かなりの促進因子…）	25〜49%
+3	高度の促進因子（重度の，極度の促進因子…）	50〜95%
+4	完全な促進因子（全くの促進因子…）	96〜100%
8	詳細不明の阻害因子	
+8	詳細不明の促進因子	
9	非該当	

世界保健機関（WHO）．国際生活機能分類（ICF）：国際障害分類改定版．中央法規，2002 を参考に作成．

に住んでいると冬期の活動や参加が阻害されやすく，騒音のある環境は聴覚障害のある人にとっては活動のしづらさにつながる．このように自然環境や人が作り出した環境もアセスメントする必要がある．

|3| 支援と関係

　疾患や障害のある状態で生活するには，家族をはじめとする周囲の人々の理解と協力が不可欠である．当事者が参加を希望しても，家族が連れ出してくれなかったり，受け入れる人がいなかったりすると，参加が継続しないこともあ

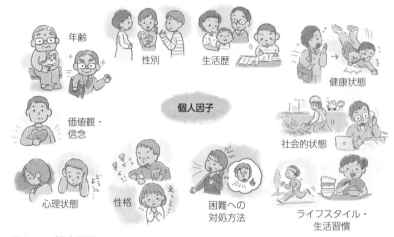

図6-4　個人因子

る．逆に当事者は乗り気でなくても，周囲の人の働きかけで参加できることもある．また，近ごろはペットが家族の一員という位置付けとなり，当事者の心の支えになっていることもある．周囲の人々の支援状況や関係性，ペットとの関係についてのアセスメントは極めて重要である．

| 4 | 態度

　周囲の人々の否定的な態度，偏見や差別，無関心などは，最も大きなバリアだといわれる．前述の周囲の人々の支援は形式的でなく，障害や障害のある人の理解と受け入れに基づいたものでなれば，当事者は心おきなく活動・参加できない．地域や文化による違いも予想されるため，それらも含めてアセスメントする．

| 5 | サービス・制度・政策

　慢性疾患や障害のある人に対する制度や政策は整備されつつあるものの，当事者からすると不足が指摘される．利用可能なサービスについては，地域による違いもあるため，確認が必要である．

2　個人因子

　もう一つの背景因子である個人因子（図6-4）は，「個人の人生や生活の特別な背景であり，健康状態や健康状況以外のその人の特徴からなる」と定義される[3]．社会的・文化的に大きな相違があることからICFでの分類は行われていないが，以下のような因子が含まれることが記載されている[8]．

　個人因子は，個人因子同士の相互作用や環境因子との相互作用を伴って，活動や参加に影響を及ぼしている．対象となるその人の特徴といえるものである．因子とともに以下にアセスメントの主な内容を示す．個人因子は，環境因子と同様に，生活機能にどのような影響を及ぼすかの評価が必要である．

|1| 年齢

　同じ疾患でも年齢により機能障害による生活への影響は異なる．年齢が高い
ほど，安静や治療に伴う廃用症候群のリスクは高くなり，リハビリテーション
による効果は緩やかになる．また，年齢を重ねるにつれ心理社会的な状況も変
化するため，同じ成人でも，壮年期と向老期では，疾患や障害をもつことによ
る仕事や経済面，ほかの家族の生活への影響は異なる．ライフステージの特徴
を踏まえ，対象者の加齢に伴う心身機能・身体構造の変化と発達課題の遂行状
況を判断し，生活機能への影響をアセスメントする．

|2| 性別

　女性は妊娠・出産，授乳などの性・生殖に関する構造と機能という点で男性
とは異なる．体格（筋肉量），体脂肪率，筋力，肺活量などの生理機能や血液
の組成などにも性差がある．ジェンダー平等が推進されているとはいえ，子ど
もの養育や高齢者の介護などの役割を担っている割合は女性のほうが多い．年
齢と同様に，ライフステージの特徴や周囲の人々との関係性を踏まえ，生活機
能への影響をアセスメントする．

|3| 生活歴（成育歴，家族歴，教育歴など）

　更年期障害や自我機能障害の要因として成育歴が指摘されている．成育歴は
保健行動に影響して生活習慣病の発症につながる．すなわち家族歴として確認
される．教育歴に関しては，学歴が高い人のほうが身体機能障害の有病率が低
いという結果が示されている[9]．これらは生活歴が環境因子と相互作用し，生
活機能を介して健康状態に影響していることを表している．生活歴への介入は
できないが，現状の要因を分析し，生活歴の状態を継続することによる生活機
能への影響をアセスメントする．

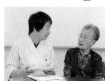

●生活内容・健康状態のア
　セスメント〈動画〉

|4| その他の健康状態

　慢性的な睡眠不足は，糖尿病や高血圧，心血管疾患などの生活習慣病につな
がるとともに，活動時には転倒などの事故につながりやすい．また，リハビリ
テーションを必要とする人の半数近くに栄養障害が認められ，その状態でリハ
ビリテーションを行っても機能や活動の回復が芳しくなく，自宅退院が困難に
なりやすいとの指摘がある[10]．栄養状態，睡眠状態，体力の低下など全般的
な健康状態と，それらが生活機能とどのように影響し合っているかをアセスメ
ントする．

|5| 社会的状態（職業，社会的役割，社会とのつながりなど）

　職業に関連する疾患があるように，社会的状態は生活機能を介して健康状態
に影響する．健康障害の程度によっては，環境が整わないと元の仕事へ復帰す
ることや社会的役割を果たすことが困難になる．発症前から社会とのつながり
が少ない人は，障害をもつことで社会参加がより難しくなる．社会的状態と生
活機能がどのように影響し合っているかをアセスメントする．

|6| ライフスタイル・生活習慣

　ライフスタイルや生活習慣は生活習慣病の要因になる．心疾患や脳卒中など
でリハビリテーションを必要とする人は，発症前と同じような生活を送ると再
発の危険性があるため，継続的な自己管理が必要となる．一方で，適正なライ
フスタイルや生活習慣は健康維持・増進の要因になる．生活機能への影響をプ
ラス・マイナスの視点からアセスメントする．

|7| 困難への対処方法

　生活の中にはさまざまなストレスがあり，人々は健康状態を保つためになん
らかの対処を行っている．ラザルスの**ストレス・コーピング理論**では，ストレ
スの認知は人により異なり，結果として対処も異なるということが示されてい
る．このことから，①物事をどのように認知するのか，②困難の要因（スト
レッサー）が自分の力で解決しうるものかを見極められるのか，③どのよう
な方略がとれるのかを判断できるのか，④適切な方略を選んで対処している
のかをアセスメントする．日々の出来事への対処方法を知ることで，健康障害
を生じたこと，それにより生活機能に変化が生じたことの認識と対処について
も予測できる．

|8| 性格（気質）

　性格傾向は健康の自己管理やストレス認知などと関連があることが示されて
いる[11]．また，せっかちな性格，遠慮がちな性格が転倒に結びつくことも知
られている．性格傾向により選択するレクリエーションや余暇活動にも違いが
あるといわれている．性格そのものへの介入はできないが，性格傾向は健康や
活動，社会参加にプラスにもマイナスにも作用するため，それらをアセスメン
トする．

|9| 心理状態

　不安や抑うつ，ストレスなどによりさまざまな身体疾患が引き起こされた
り，元々もっている疾患が悪化したりする．脳卒中の患者は損傷部位によりう
つ（post-stroke depression）となりやすく，それがリハビリテーション実
施の阻害因子となることはよく知られている．脳の損傷を伴わない疾患や障害
でも，突然，生活機能が大きく変化することで人は心理的危機に陥りやすい．
心理状態と健康状態や生活機能がどのように影響し合っているのかをアセスメ
ントする．

|10| 価値観・信念

　価値観や信念は健康の自己管理，日々の活動や社会参加に影響する．仕事に
価値を見いだしていた人が障害により継続できなくなると，それまでの考え方
を変える必要が出てくる．「価値の変容が障害を受け入れること」という理論
もあるが，変容しなければならないと考えずに，その人らしく生活するために
に，何を大切にし，何を求め，どこを目標とするのかをアセスメントする．

2 問題・課題の抽出から援助と評価

　医師は，対象となる人の健康状態，身体の機能・構造に焦点を当てて，治療を行う．治療の結果として，構造や機能の変化を生じることもある．理学療法士（PT），作業療法士（OT），言語聴覚士（ST）は，その人の身体の機能・構造，活動，参加に焦点を当てて，機能および活動と参加の改善・維持・向上に向けてアプローチする．

　看護師は，対象となる人の診療の補助と日常生活の支援を担うため，医師・セラピストと重なる部分にアプローチするが，看護の視点から活動と参加に焦点を当てて健康状態，身体の構造・機能と背景因子の関係を検討し，看護問題または課題を抽出することが必要である．その際，項目ごとに問題を挙げていくと収集がつかなくなるため，活動・参加の第1レベルでどのような状況にあるのかを判断する．

　WHOが示している方法でアセスメントをする場合，背景因子に関しては，第2レベルの中でのそれらの相互関係をみた後，第2レベルと第1レベルの間のプラス同士，マイナス同士，プラスとマイナスの間の複雑な関係を検討し，生活機能とどう影響し合うのかをアセスメントする．

1 問題・課題の抽出

1 問題解決型思考を用いての展開

　一般に，問題は解決できるものである．ICFの枠組みでアセスメントした結果から，問題を絞っていく際には，以下のようなパターンが考えられる．

- 〈健康状態・機能障害〉による〈活動制限〉または〈参加制約〉
- 〈活動制限・参加制約〉による〈健康状態・機能障害の悪化〉
- 〈背景因子〉による〈活動制限〉または〈参加制約〉

　臨床現場では，患者の状態から患者・家族を含め，多職種で**ゴール**を設定する．ゴールは，患者・家族の希望を踏まえ，実現性を検討して設定する．そのため，問題を絞ることの一つとして，ゴールへの到達を目指す上で，問題となることを検討する．杖歩行をゴールとする人にとって，しばらくの間使用する車椅子の操作がうまくできないことを問題として取り上げる必要はない．ゴールを意識して問題を抽出することに留意する．また，生活機能が低下する因果関係と解決のキーポイントは別ということを理解する必要がある．つまり，機能低下の原因は改善できることばかりではないということである．

1 問題の抽出

a 顕在的な問題：「@原因（要因）＋ⓑ生じている問題」

　介入の焦点は，**原因（要因）を減らすこと**になるため，原因（要因）は介入可能なことを挙げる．脳卒中患者で左片麻痺により更衣動作に制限がある場合，「@左片麻痺によりⓑ更衣動作が自身で行えない」という問題が挙げられ

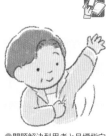

●問題解決型思考と目標指向型思考〈アニメーション〉

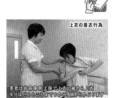

●右麻痺患者のADL支援（更衣）〈動画〉

ることが多い．左の片麻痺の改善が容易であり，それが改善することで更衣動作が自立する見込みがあれば，提示のような問題で構わない．しかし，麻痺が元通りに改善する見込みが少なく，自助具などの導入や，着脱しやすい寝衣を用いるなど，代償により更衣動作の自立を図る場合は，ⓐは「左片麻痺」ではなく，「代償手段の獲得がうまくいっていないこと」を挙げる必要がある．

また，「～できない」という表現にするよりは，**ヘルスプロモーション型**[*]や**ウェルネス型**[*]の問題の表現にする方法もある．「更衣動作の代償手段獲得の準備状態にある」や「更衣動作の代償手段獲得の途上にある」といった表現で，できないことの要因を追究するのではなく，強みを見いだし，それを強化する方向で援助するのである．

ⓑ 潜在的な問題：「ⓐ危険因子＋ⓑ生じうる問題」

介入の焦点は，**危険因子を減らすこと**になる．したがって，危険因子は介入可能なことを挙げる．例えば，「ⓐ高齢のためⓑ転倒の危険がある」という表現では，ⓐに介入することができない．また，「ⓐ左片麻痺によりⓑ転倒の危険がある」という表現も，麻痺の改善が期待できない場合は，ⓐは適切ではない．片麻痺があることはさておき，何が困難なために転倒に結びつきやすいのかを検討し，危険因子として挙げる必要がある．潜在的な問題も，見方を変えるとヘルスプロモーション型やウェルネス型の問題としてとらえることもできる．転倒予防行動を獲得する途上にあるような場合である．

対象となる人の状態が，自分自身で気を付けられるようなレベルか，看護者が全面的に援助しなければならないレベルかによって異なる．前者のように少なからず自分で管理できる場合は，ヘルスプロモーション型やウェルネス型の問題とできる．しかし，意識障害や高次脳機能障害により自己管理が困難な場合で，極めて危険性が高い時期は，潜在的な問題とするのが妥当である．潜在的な問題は，本来は，その危険性の高い時期に，例えば2週間程度の期間を設定して介入するものである．長期的に予防的管理が必要で，本人に能力がない場合は，もはや本人の問題ではなく，家族の管理能力に焦点を当てて問題を挙げる必要がある．

2 目標指向型思考による展開

急性期を過ぎ，病状が落ち着いてくると，身体機能や構造が元の状態まで改善するのかの見通しがつくようになる．すべての人が元の状態に戻るわけではない．また，手術によって臓器を摘出または切除することで生じた身体構造の変化は生涯続いていく．そのため，心身機能や身体構造の改善には限界があり，その状態で社会生活に適応していくための方法を身に付けられるように支援する．最終的にはゴールに到達できるように支援していくが，期間としても目標の大きさとしても段階的な設定が必要になる．

問題解決型思考を用いた場合に，ヘルスプロモーション型やウェルネス型の問題として表現する内容を，目標指向型思考では目指すゴールからおろした

用語解説 [*]

ヘルスプロモーション型とウェルネス型

ヘルスプロモーション型は，安寧の増大や人間の健康の可能性の実現に関する意欲と願望についての臨床判断である．ウェルネス型はより高い状態へ促進される準備状態にある個人・家族・地域社会のウェルネス（健康）のレベルに対する人間の反応を記述する．

「**果たすべき課題**」として設定し，そこに到達するための介入を行うという展開がよいのではないかと考える．例えば，前述の左片麻痺により更衣動作を自分自身でできない状態の患者で，片麻痺の改善が期待できず，ゴールが「代償手段の獲得により日常生活活動を送ることができるようになる」ことであると，更衣動作としては，「ボタンの付いていない服を選ぶ，ボタンをマジックテープ®に変えるなどの工夫をして自身での着脱を目指す」ことになる．その第1段階として，果たすべき課題を「かぶりの上着の着脱を行うこと」と設定するのである．

2 援助計画の立案と実施

1 期待される成果（outcome）の設定

|1| 問題解決型思考

問題解決型思考を用いてアプローチする場合は，介入により問題の原因（要因）が軽減されることを想定し，その状態を「期待される成果」として設定する．潜在的な問題の場合は，危険因子が減少または消失した状態を期待される成果とする．期待される成果は，1～2週間で達成できる成果であり，短期目標と考えてもよい．期待される成果を達成することで，顕在的な問題が解決する，または潜在的な問題が生じないと考えれば，顕在的な問題が消失することや潜在的合併症が生じないことを長期目標としてもよい．

例えば，「立位バランスが不良で転倒の危険がある」という問題を挙げた場合，期待される成果は「立位バランスを保持できる」であり，それを短期目標とするなら，「外傷を伴う転倒を生じない」を長期目標とする．

|2| 目標指向型思考

目標指向型思考での展開の場合は，課題が期待される成果と同じになるので，その達成を目指す．

2 介入計画の立案

|1| 問題解決型思考

問題解決型思考を用いて展開する場合は，期待される成果に到達するための介入を計画する．前述の「立位バランスが不良で転倒の危険がある」という問題の期待される成果である「立位バランスを保持できる」に到達するには，以下がポイントとなる．

❶O-plan（OP*）：立位バランス，立位バランスを不良にしている要因の観察
❷T-plan（TP*）：立位バランスを保持するための援助，立位バランスを不良にしている要因（非麻痺側の筋力低下など）の改善
❸E-plan（EP*）：立位バランスを保持するための指導，不良要因を改善するための指導

転倒の予防には実にさまざまな援助があるが，その人の危険因子を絞って問題として挙げるため，危険因子の改善以外の介入を個別の援助内容とする必要

用語解説 *
OP，TP，EP

OP：観察計画
(observational plan)
TP：援助・処置計画
(treatment plan)
EP：教育・相談計画
(educational plan)

はない．一般的な援助として，標準看護計画として用いればよい．

|2| 目標指向型思考

目標指向型思考の展開で，課題を設定した場合も，課題を達成するための介入計画を立案する．前述の「かぶりの上着の着脱を行うこと」に対しては，以下がポイントとなる．

- かぶりの上着の着脱状況の観察
- 自力でできないところの援助
- かぶりの上着の着脱方法に関する指導

3 実施

介入計画に基づいて実際に援助を行う．実際に援助を行う際に，工夫した点やその人特有の方法を計画に反映し，実施による反応をみて計画の追加・修正を行う．

3 援助の評価

|1| 問題解決型思考

問題解決型思考を用いた展開における援助の評価は，期待される成果の達成状況から行う．対象となる人の状態を把握して，期待される成果に到達できたのか，その要因は何かについて判断する．期待される成果に到達しても問題が続く場合は，次なる要因を明確化し，段階的に介入する．期待される成果に到達し，かつ問題がなくなった場合は，計画終了とする．

|2| 目標指向型思考

目標指向型思考の展開において課題を設定した場合は，課題の達成状況を評価する．達成できていれば，次の段階の課題を設定する．達成できていない場合は，その要因を分析し，課題達成までの期間を延長する，介入方法を追加・修正するなどして介入を続ける．

現在，目標指向型思考の展開で共通認識されている経過記録の書式はない．今後の開発が必要である．

4 多職種協働による援助

大川[12]はICFを活用した援助の手続きを，以下のように示している．

① 「している活動」を把握する
② 本人・家族の希望を聴取する
③ 「できる活動」を明らかにしてそれを患者・家族に説明する
④ 参加レベルの目標，「する活動」の共通目標を設定する
⑤ チームとしての方針を決定し，各職種の役割を明確に分担する
⑥ 計画を実践し，状況を確認する
⑦ 定期的に成果を把握し，計画の見直しを行う

この方法は，問題を解決するための援助方法を立案するのではなく，多職種

協働により対象となる人の状況を把握し，本人の希望をもとに目標を設定して，そこに到達するための介入の立案・実施・評価を行うものである．目標指向型思考の展開である．介入の目的は，「できる活動」を「する活動」にすること，参加を促進することであり，参加と「する活動」の状態を目標として，それをチーム全体で共有した後に役割分担する．各職種は役割を果たすために，具体的な介入方法を計画して実施することになる．そのため，看護の役割が明確になっている必要がある．

ICFの枠組みを用いてデータベースアセスメントを行っている施設の中には，看護師だけでなくさまざまな職種が専門とする領域の情報をデータベースに記載し，共有しているところもある．回復期以降の人に援助を行う際は，うまく連動すれば極めて効果的だといえる．しかし，多職種協働でアセスメントした結果で，目標に向かってアプローチする際には，看護の視点を明確にして，アセスメントや介入計画に反映させることが重要である．

▉ 引用・参考文献

1) 日本リハビリテーション医学会監訳. ICFコアセット：臨床実践のためのマニュアル. 医歯薬出版, 2015, 128p.
2) 上田敏. ICFの理解と活用：人が「生きること」「生きることの困難（障害）」をどうとらえるか. きょうされん, 2005, p.52-58.
3) 世界保健機関（WHO）. 国際生活機能分類（ICF）：国際障害分類改定版. 中央法規, 2002, p.8.
4) マルカム・ノールズ. 成人教育の現代的実践：ペダゴジーからアンドラゴジーへ. 堀薫夫ほか監訳. 鳳書房, 2002, p.60-61.
5) パトリシア・A・クラントン. おとなの学びを拓く：自己決定と意識変容をめざして. 入江直子ほか訳. 鳳書房, 1999, p.76-77
6) 内閣府. 「人権擁護に関する世論調査」の概要. 2022. https://survey.gov-online.go.jp/r04/r04-jinken/gairyaku.pdf, （参照2023-05-18）.
7) TB Ustunほか編. 健康および障害の評価：WHO障害評価面接基準マニュアル：WHODAS 2.0. 田崎美弥子ほか訳. 日本評論社, 2015, p.54-55.
8) 前掲書3), p.15.
9) Kaori, H. et al. Education level and physical functional limitations among Japanese community residents-gender difference in prognosis from stroke. BMC Public Health. 2009, 9 (1), p.8.
10) 西岡心大ほか. 本本邦回復期リハビリテーション病棟入棟患者における栄養障害の実態と高齢脳卒中患者における転帰, ADL帰結との関連. 日本静脈経腸栄養学会雑誌. 2015, 30 (5), p.1145-1151.
11) 村瀬英子ほか. 自発的健康管理と健康観および性格特性との関連性. 愛知淑徳大学論集心理学部篇. 2014, 4, p.49-57.
12) 大川弥生. 「よくする介護」を実践するためのICFの理解と活用：目標指向的介護に立って. 中央法規出版, 2009, 136p.

📎 重要用語

国際生活機能分類（ICF）	能力	個人因子
心身機能	機能的自立度評価法（FIM）	問題解決型思考
身体構造	バーセルインデックス（BI）	ヘルスプロモーション型
活動	Lawtonの尺度	ウェルネス型
参加	背景因子	目標指向型思考
実行状況	環境因子	

◆ 学習参考文献

❶ 上田敏. ICFの理解と活用：人が「生きること」「生きることの困難（障害）」をどうとらえるか. きょうされん, 2005.

ICFとその活用方法の基本を，コンパクトに理解できる.

❷ ICFとリハビリテーション連携を考える会編著. マンガと図説で見てわかるICF（国際生活機能分類）の使いかた：回復期リハスタッフの"わからない"が"わかる"に変わる！ メディカ出版, 2023.

ICFの活用法がマンガや図説により，より容易に理解できる.

7 事例で学ぶ ICFの枠組みを用いた看護の展開

学習目標

- 障害のある人の病態と治療について理解する.
- 事例を通して急性期・回復期・生活期・終末期の各リハビリテーション看護のポイントを理解する.
- 急性期から回復期への連携を推進する要因を理解する.
- 再獲得した機能の維持と社会活動への参加を目指した看護について事例を通して学ぶ.

1 急性心筋梗塞患者の急性期リハビリテーション

事例

患者：Aさん．43歳，男性，会社員．

家族：妻（専業主婦），息子（高校1年生）の三人暮らし．

経過：自宅で晩酌中に激しい胸痛を感じたため，妻に付き添われ救急外来を受診した．各種検査の結果，急性心筋梗塞と診断され，緊急カテーテル治療が行われた．左冠動脈前下行枝seg.7の99%閉塞に対してステントが留置され，再灌流が図られた．

カテーテル治療後はCCU*に入室した．入室直後から身体の安静が保てず，座位になろうとした際に左大腿動脈のカテーテル穿刺部から出血を生じたため，通常より長くベッド上安静が必要となった．

カテーテル治療翌日には穿刺部の止血を認めた．心エコー検査では，心筋壁運動は改善傾向にあるものの，左室駆出率*（LVEF）は40%であった．

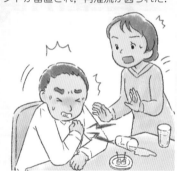

用語解説 *

CCU

cardiac（もしくはcoronary, critical）care unit. 冠状動脈疾患集中治療室．心筋梗塞や不安定狭心症，心不全や大動脈解離などの集中治療を行う急性期病棟のこと．

plus α

カテーテル治療後の安静時間

急性心筋梗塞に対し急性期経皮的冠動脈インターベンション（PCI）により良好な再灌流が得られ，生命維持装置が必要でない症例では，安静臥床は最小限とし，繰り返す心筋虚血や遷延する心不全，重症不整脈などを合併する例を除き，ベッド上安静時間は12〜24時間以内とする[1]．

用語解説 *

左室駆出率

left ventricular ejection fraction：LVEF. 左室から一回の拍出によって出せる血液量の割合のこと．基準値は50%以上であり，健常者では60%以上を示すことが多い．数値が低いほど心筋の機能が低下していることを意味している．

➡ ICFについては，1章5節，6章参照．

用語解説 *

気絶心筋

心筋梗塞を起こした心筋は虚血時間が短い場合は壊死には至らず，一時的な気絶状態から時間経過とともに機能が再開することがある．

1 アセスメント

1 ICFの枠組みを用いた情報の整理とアセスメント

CCUに入院中のAさんに対し，看護師は**図7.1-1**のようなアセスメントを行った．

a 心身機能と身体構造

気絶状態（気絶心筋*）の可能性があり，心機能の改善が期待できるが，心機能障害を認めていることから，急性期においては活動などで酸素消費量が高まった場合，酸素の供給・需要にアンバランスが生じる危険性がある．

b 活動と参加

自己の置かれた状況の認識や，疾患や治療に対する知識も不十分であることなど，心理的エネルギーの問題から，**心臓リハビリテーション**活動に参加する動機付けができていない．この状況では効果的なリハビリテーションを行えない可能性がある．

c 背景因子

再発を予防するためには，**冠危険因子**を是正する必要がある．そのためには，生活パターンの変更を余儀なくされるが，仕事を中心とした価値観を表す患者の発言からは，積極的に生活習慣を変更・維持していくことが困難であると考えられる．

情　報	アセスメント

心身機能と身体構造

- 突然，激しい胸痛を感じて救急外来を受診した.
- 急性心筋梗塞と診断され，カテーテル治療が行われた.
- 発症から3時間後に再灌流が図られた.
- TIMI血流分類：3
- CK/CK-MB最高値：9,610/826
- Killip分類：I
- CCU入室時のバイタルサイン
  体温 36.0℃，血圧 118/56mmHg，脈拍 76回/min，SpO₂ 97%
- CCU入室時のスワンガンツカテーテルのデータ
  CI 2.4L/min/m²，PAWP 16mmHg
- カテーテル治療翌日の心エコー所見では，心筋壁運動は改善傾向にあるものの，左室駆出率（LVEF）40%である.

- 閉塞した冠動脈に対して早期再灌流が図られていることから，梗塞領域の心筋は壊死には陥っておらず，気絶状態（気絶心筋）の可能性がある.
- フォレスター分類I群であり心不全は来していないが，LVEFの数値から心機能障害が認められる.

活動と参加

- CCU入室後，安静の必要性を説明しても「痛みもなくなったし，もう元気になったから動いても大丈夫. 歩いていいかな」と発言し座位になろうとするのを看護師が制止する状態であった.
- 運動療法開始時は「普段から運動は嫌いなほう. 心臓とこんな運動がどのように関係するのかな」などの発言がある.

- 急激な発症で身体的な不快感や違和感も消失したことから，自己の置かれた状況を十分に認識できていない.
- 疾患や治療に対する知識が不十分である.

背景因子

- 5年前の健康診断で高血圧，脂質異常症，肥満を指摘され治療を勧められていたが放置していた.
- 食生活は仕事の都合から外食が多く自宅でとることは少なかった.
- 20年前から1日に20本以上の喫煙習慣があった.
- ほぼ毎日，酒5合程度を摂取していた.
- 生活習慣を改善する必要性についてAさんと妻に説明すると，Aさんは硬い表情で「大変そうだけど，自分にできるかな」と不安気に話した.
- 入院時Aさんは「仕事一筋でやってきたから身体のことなんか気にしたことがなかった. まさか自分がこんな病気になるなんて」と動揺した様子であった.

- 既往症や生活習慣において急性心筋梗塞の代表的な冠危険因子が存在し，仕事中心に物事を考える現在の価値観のまま生活習慣が是正されなければ，再発の危険性がある.

心機能を評価・判断する分類・バイオマーカー

TIMI血流分類

再灌流の評価指標であり以下の4区分に分類される.

区分	血流状態
0	完全閉塞で再灌流なし
1	部分灌流で，明らかな造影遅延があり末梢まで造影されない
2	不完全灌流で，末梢まで造影されるが造影遅延あり
3	完全灌流で，造影遅延なく末梢まで造影される

CK/CK-MB

心筋壊死を示すバイオマーカー. 虚血から心筋壊死に至る過程で心筋細胞膜が障害され，細胞質可溶性分画マーカーであるCK/CK-MBが循環血中に遊出するため，高値を示す. 特にCK-MBは心筋特異性が高く，心筋梗塞で優位に異常値を示す. つまり，これらの最高値は心筋壊死量を反映する.

基準値（CK：男性62〜287 U/L，女性45〜163 U/L，CK-MB：25以下U/L）

Killip分類

心不全の重症度を判断するための指標.

区分	血流状態
I	心不全徴候なし
II	軽度〜中等度の心不全. ラ音聴取域＜全肺野の50%
III	肺水腫. ラ音聴取域≧全肺野の50%
IV	心原性ショック

フォレスター分類

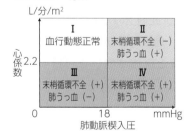

肺動脈楔入圧と心係数を指標に心機能を評価する.

図7.1-1　ICFの枠組みを用いた情報の整理とアセスメント

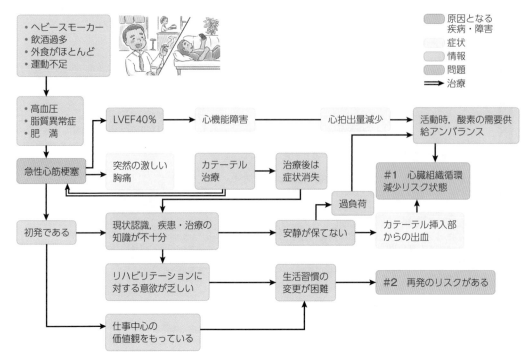

図7.1-2　Aさんの情報関連図

凡例（右上）
- 原因となる疾病・障害
- 症状
- 情報
- 問題
- ⇒ 治療

関連図内のテキスト

- ヘビースモーカー
- 飲酒過多
- 外食がほとんど
- 運動不足

- 高血圧
- 脂質異常症
- 肥満

LVEF40% → 心機能障害 → 心拍出量減少 → 活動時, 酸素の需要供給アンバランス

急性心筋梗塞

突然の激しい胸痛　カテーテル治療 → 治療後は症状消失

#1　心臓組織循環減少リスク状態

過負荷

初発である

現状認識, 疾患・治療の知識が不十分 → 安静が保てない → カテーテル挿入部からの出血

リハビリテーションに対する意欲が乏しい → 生活習慣の変更が困難 → #2　再発のリスクがある

仕事中心の価値観をもっている

2　看護問題

　アセスメントの結果，以下の問題を抽出した．問題の背景を関連図（図7.1-2）に示す．

\#1　心機能低下に関連する身体活動時の心臓組織循環減少リスク状態

\#2　生活習慣の改善が困難なことにより再発の危険性がある

2　介入計画

目標／期待される成果

\#1　deconditioning*（デコンディショニング）を生じない

\#2　再発予防，QOL向上のためのセルフケア行動の獲得

　\#1については，時期的な分類（表7.1-1）に応じた運動療法を計画し，\#2については，患者と家族に向けた包括的リハビリテーションを計画した（表7.1-2）．

3　看護の実際

|1|　\#1に関して

　Aさんの状態から2週間のリハビリテーションプログラムを計画した（表7.1-3，図7.1-3）．

表7.1-1 心臓リハビリテーションの時期的分類とその目標

区分	Phase I	Phase II		Phase III
時期	急性期 発症から2, 3日	前期回復期 急性期終了から退院 (発症から14日程度) まで	後期回復期 退院から維持期 (発症から3カ月程度) まで	維持期 3カ月以降から終生
場所	ICU／CCU	一般病棟	外来・通院リハ	自宅もしくは地域の 運動施設
目標	急性心筋梗塞および カテーテル治療に伴 う合併症予防	社会生活への復帰	社会生活への復帰 冠危険因子に対する 自己管理	快適な生活 再発予防
内容	機能評価 療養計画 床上理学療法 座位・立位負荷 30〜100m歩行試験	病態・機能評価 精神・心理評価 リハの重要性啓発 運動負荷試験 運動処方 生活一般・食事・服薬 指導 カウンセリング 社会的不利への対応法 復職支援	病態・機能評価 精神・心理評価 運動負荷試験 運動処方 運動療法 生活一般・食事・服薬指導 集団療法 カウンセリング 冠危険因子是正	より良い生活習慣の 維持 冠危険因子是正 運動処方 運動療法 集団療法

用語解説 *
ボルグスケール

スケールの数値は心拍数の1/10に対応している. 例えば, スケール6では脈拍数60回, スケール20では脈拍数200回. そのため, このスケールは主観的な運動強度を数値化する際に有効であり, 心拍数と負担度の関連付けが可能となる. ただし, β遮断薬などの脈拍を抑える薬剤を服用している場合はスケールと脈拍数の関連性は低くなる. 運動療法では, 11(楽)〜13(ややきつい)くらいに感じる程度の強度を選択する.

用語解説 *
行動矯正療法

心筋梗塞を再発させないために, 患者のQOLを向上させるために必要となる医学的知識や冠危険因子の是正などについて指導・教育を行い, 患者自身で管理できるようにする療法.

表7.1-2 Aさんへの介入計画 [1]

問題	具体策
#1 心機能低下に関連する身体活動時の心臓組織循環減少リスク状態	OP* 1. モニター心電図波形 (STの変化, 不整脈) 2. 血圧, 心拍数 (心電図による), 脈拍数 (触診やパルスオキシメーターによる) 3. 自覚症状 (息切れや胸部不快感, 動悸など) 4. 活動状況, 運動療法の内容 5. 自覚的運動強度 (ボルグスケール*など) 6. 12誘導心電図 (胸部症状がみられた場合) 7. 運動前のメディカルインタビュー 　•最近の症状や倦怠感, 食欲, 睡眠状況, 体重の増減などの主観的な健康観を聴取する. 8. 運動療法に対する意欲の程度 TP* 1. 運動療法の実施 　•自動座位から立位, 歩行, 階段昇降, リハビリテーション室での自転車エルゴメーターへと, 段階的に活動レベルを高めていく. 2. 運動療法と日常生活活動の連動 　•運動負荷と同程度の看護ケアや病棟内動作を取り入れる (➡ p.157 表7.1-6 参照). 3. 運動療法への意欲が高まるような対応をする 　•運動療法の必要性, 方法, その成果を具体的に説明する. 　•良い成果は評価する.
#2 生活習慣の改善が困難なことにより再発の危険性がある	OP 1. 各種リハビリテーションに対する理解度 2. 介入後の言動 (生活習慣変更の意志) 3. Aさんと家族の関係性 4. 家族の支援体制 EP* 1. 多職種が協働し, 包括的リハビリテーションを実施する 　•禁煙を目指して, 公認心理師 (臨床心理士) と協働し教育・カウンセリングなどの行動矯正療法*を実施する. 　•体重の減量を目指して, 理学療法士と協働した運動療法に加え, 管理栄養士と協働して食事療法を行う. 　•薬物の自己管理を目指して, 薬剤師と協働し服薬指導を行う. 2. 家族支援を促進する 　•管理栄養士による栄養指導に妻も同席してもらう.

カテーテル治療の翌日に止血が認められ
てから，Aさんの状態を観察し，問題がな
いことを確認しながら自動座位（端座位），
立位，歩行と段階的に運動負荷を加え，さ
らには階段昇降などの基本的な日常生活活
動（ADL）を実施していった．さらに，運
動負荷と同程度の看護ケアや病棟内動作を
取り入れ，徐々に活動性を高めていった．

発症から6日目には，訓練室で運動療法
が行われるようになった．運動負荷量が定量可能な自転車エルゴメーターを用
いて**心肺運動負荷試験**（cardio pulmonary exercise test：**CPX**）を行い，
運動処方を受けた（表7.1-4，図7.1-4，図7.1-5）．

Aさん自身が心臓リハビリテーションに対して消極的であったため，運動療
法の効果（表7.1-5）を具体的に説明したところ，「妻や息子の将来を考えれ
ば，まだまだ死ねないな．再発を避けるためにも頑張ります」と意欲的な発言
があった．しかし，リハビリテーションの時間以外はベッド上でテレビを見て
いることが多い状況であった．運動療法の効果の説明は，Aさんの認識を変容

表7.1-3　リハビリテーションプログラム期間判定基準

1週間プログラム	①CK/CK-MB：最高値＜1,000/100 IU/L ②Killip分類クラス：Ⅰ～Ⅱ ③心筋梗塞の既往なし ④PCI成功 ⑤LVEF≧30%
2週間プログラム	上記②～⑤すべてを満たす症例
3週間プログラム	1，2週間プログラムに属さない症例

日本循環器学会ほか．急性冠症候群ガイドライン（2018年改訂版）．https://www.j-circ.or.jp/cms/wp-content/uploads/2018/11/JCS2018_kimura.pdf，（参照 2022-05-10）より引用．

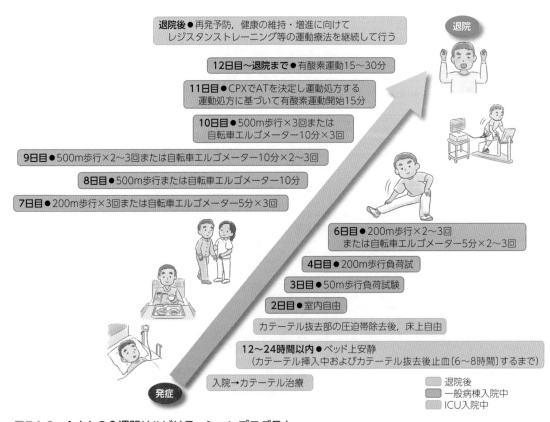

退院後●再発予防，健康の維持・増進に向けて
レジスタンストレーニング等の運動療法を継続して行う

退院

12日目～退院まで●有酸素運動15～30分

11日目●CPXでATを決定し運動処方する
運動処方に基づいて有酸素運動開始15分

10日目●500m歩行×3回または
自転車エルゴメーター10分×3回

9日目●500m歩行×2～3回または自転車エルゴメーター10分×2～3回

8日目●500m歩行または自転車エルゴメーター10分

7日目●200m歩行×3回または自転車エルゴメーター5分×3回

6日目●200m歩行×2～3回
または自転車エルゴメーター5分×2～3回

4日目●200m歩行負荷試

3日目●50m歩行負荷試験

2日目●室内自由

カテーテル抜去部の圧迫帯除去後，床上自由

12～24時間以内●ベッド上安静
（カテーテル挿入中およびカテーテル抜去後止血[6～8時間]するまで）

入院→カテーテル治療

発症

退院後
一般病棟入院中
ICU入院中

図7.1-3　Aさんの2週間リハビリテーションプログラム

表7.1-4　運動強度の測定方法

1. 運動強度の設定方法	• 心疾患患者に対する運動強度の規定方法として，CPXが推奨されている[2]．しかし，CPXが実施できない施設においては，主観的な運動強度を数値化するボルグスケールや，心拍数を指標として運動強度を設定するカルボーネン法などによって運動処方が行われている． • 簡便かつ信頼性の点から，ボルグスケールが用いられる頻度が高い．
2. CPX	• 直線的漸増（ramp）負荷試験時に，酸素摂取量，換気量，二酸化炭素排泄量などの呼気ガス分析指標を評価する．
3. 呼気ガス分析	• 運動時に骨格筋細胞で消費される酸素は呼吸によって得られるものであり，酸素摂取量（$\dot{V}O_2$）と呼ばれる． • $\dot{V}O_2$は一回心拍出量と心拍数と動静脈酸素較差の積で表される．また骨格筋で産生された二酸化炭素も呼吸中に出てきて，二酸化炭素排出量（$\dot{V}CO_2$）と呼ばれる． • 吸気と呼気に含まれる酸素と二酸化炭素含有量の差を呼気ガス分析装置で計算し，嫌気性代謝閾値（anaerobic threshold：AT）を測定している．
4. AT	• 有酸素運動が続いている限り，$\dot{V}O_2$と$\dot{V}CO_2$は直線的に増加するが，乳酸が産生され始めると，$\dot{V}CO_2$の増加率が上昇する．乳酸は酸性度が非常に高いため，緩衝作用として，腎が重炭酸塩（H_2CO_3）を産生し始める．この過程で，H_2CO_3からCO_2が産生されるため，$\dot{V}O_2$に比べて$\dot{V}CO_2$の増加割合が大きくなる． • $\dot{V}CO_2$の増加率が上昇し始めるときのポイントをATという．
5. ATを求める方法	• CPX中の$\dot{V}O_2$と$\dot{V}CO_2$の関係からV-slope法を用いてATを求める． • V-slope法では，$\dot{V}O_2$-$\dot{V}CO_2$の関係が45°以上になる点をATとするのが基本である．
6. ATレベルの運動を処方する利点	• 代謝性アシドーシスの進行や血中カテコールアミンの著しい増加など心筋に悪影響を与える代謝内分泌系の変化が生じにくいこと，高血圧，糖尿病，肥満，脂質異常症など，冠危険因子改善のために好ましい代謝強度であることなどが挙げられる． • 嫌気性代謝が盛んになると乳酸の産生が増加し，それによって生じる疲労感が30分間の運動療法を継続する意欲を減退させる．その点，ATレベルの運動では乳酸産生が亢進しないため，疲労を感じさせにくい上，高強度運動に比べ換気亢進による呼吸困難感が生じにくいこともあって，持続性に優れている．

7

事例で学ぶ―CFの枠組みを用いた看護の展開

解析結果

データ名	単 位	解析値	比（%）	基準値
AT V-slope VO2/W	mL/kg/min	10.3	65	15.9

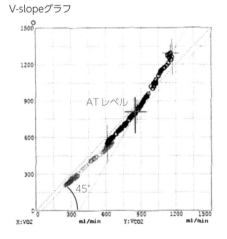

呼気ガス分析専用マスク
呼気ガス分析装置
自転車エルゴメーター

図7.1-4　CPXの様子

V-slopeグラフ

ATレベル

45°

X:VO2　Y:VCO2

図7.1-5　AさんのV-グラフ

コメント

同年代・同体重に比して65%の運動耐容能です．
AT時のボルグスケールは，11「楽」でした．

運動処方

運動強度：2.94 METs
脈拍数：103回/min

表7.1-5　運動療法の効果

項　目	内　容
運動耐容能	最高酸素摂取量増加 嫌気性代謝閾値（AT）増加
症　状	心筋虚血閾値の上昇による狭心症発作の軽減 同一労作時の心不全症状の軽減
呼　吸	最大下同一負荷強度での換気量減少
心　臓	最大下同一負荷強度での心拍数減少 最大下同一負荷強度での心仕事量（心臓二重積）減少 左室リモデリングの抑制 左室収縮機能を増悪せず
冠動脈	冠狭窄病変の進展抑制
冠危険因子	収縮期血圧の低下 HDLコレステロール増加，中性脂肪減少 喫煙率減少
自律神経	交感神経緊張の低下
予　後	冠動脈性事故発生率の減少 心不全増悪による入院の減少 生命予後の改善（全死亡，心臓死の減少）

させる「動機付け」とはなったが，「行動変容」には至らなかった．そのため具体的な目標を設定することとし，CPXによる運動処方である**運動強度**METs *2.94を具体的な指標として現段階で行える生活活動や運動，職業労作について紹介した（**表7.1-6**）．Aさんは「電車で通勤してデスクワークくらいなら今すぐにでも復帰できるな．趣味のゴルフもリハビリテーションを頑張ればこれからも続けることができるんだね」と話し，社会復帰に向けた具体的な目標と運動療法に対するポジティブなイメージをもつことができたと推察された．こうして訓練の時間以外にも自発的に歩行訓練をするなどの行動変容が生じた．

　また，CPXによる運動処方後は有酸素運動が行われるようになり，運動量もさらに増加した．Aさんはdeconditioningを来すことなく，そのまま14日目に退院を迎えた．退院後はリハビリテーション施設に通院し，筋持久力・柔軟性・平衡性・適応性などの総合的な身体機能を維持するために，レジスタンストレーニングを実施している（**図7.1-6**）．

|2|　#2に関して

　多職種が協働して行う包括的リハビリテーションを計画した．

　Aさんは20年間にわたって毎日20本以上の喫煙を続けてきたヘビースモーカーであったが，公認心理師（臨床心理士）と協働して教育・カウンセリング・行動矯正療法を実施した結果，「（禁煙は）最初はつらかったけど，1週間もすれば慣れた．本当にやめられてよかったよ」と話すなど，退院後も禁煙を継続することができていた．

　肥満に対しては，運動療法に加えて病院食による食事療法を行ったことで，BMIが6減少した．しかし，退院後も食事療法を継続するためには，食事を

用語解説 *
METs

Metabolic Equivalents.「代謝に相当する値」という意味で，身体活動の強度を表す単位．人は椅子に座っているときも呼吸をし，わずかながらエネルギーを消費している．この状態を1 METsとした場合，運動や生活活動の強度がその何倍に当たるかを示す．

plus α
運動強度を表す指標

運動強度はMETsという値を指標としている．METsは2006年に厚生労働省が発表した「健康づくりのための運動指針（エクササイズガイド2006）」の中で，生活習慣病発症予防のための運動や体力づくりなどの参考になる基準として採用され，一般的にも用いられるようになってきたが，耳慣れない患者もまだ多く，その場合はAT時の脈拍数を用いて運動処方が行われている．

表7.1-6　運動強度（METs）の一例

強 度	生活活動	運 動	職業労作
1.8	立位（会話，電話，読書） 皿洗い		デスクワーク 座位での打ち合わせ タイピング，資産管理 エンジニア（機械系，電機系）
2.0	ゆっくりとした歩行（平地，非常に遅い＝53m/分未満，散歩または家の中） 料理や食材の準備（立位，座位） 洗濯，子どもを抱えながら立つ 洗車，ワックスがけ		オフィスや研究室内での歩行 靴の修理
2.2	子どもと遊ぶ（座位，軽度）		
2.3	ガーデニング（コンテナを使用する） 動物の世話 ピアノの演奏	ストレッチング 全身を使ったテレビゲーム （バランス運動，ヨガ）	施設管理業務（流しやトイレ掃除）
2.5	植物の水やり，子どもの世話，仕立て作業	ヨガ，ビリヤード	調理する：シェフ コントラバスの演奏
2.8	ゆっくりとした歩行（平地，遅い＝53m/分） 子ども・動物と遊ぶ（立位，軽度）	座って行うラジオ体操	農作業：運転（トラクターや収穫機）
3.0	普通歩行（平地，67m/分，犬を連れて） 電動アシスト付き自転車に乗る 家財道具の片付け 子どもの世話（立位） 台所の手伝い 大工仕事，梱包 ギター演奏（立位）	ボウリング バレーボール 社交ダンス（ワルツ，サンバ，タンゴ） ピラティス，太極拳	舞台俳優
3.3	カーペット掃き，フロア掃き，掃除機 電気関係の仕事：配線工事 身体の動きを伴うスポーツ観戦		塗装業，洗濯業務
3.5	歩行（平地，75〜85m/分，ほどほどの速さ，散歩など） 楽に自転車に乗る（8.9km/時） 階段を下りる 軽い荷物運び，車の荷物の積み下ろし，荷づくり モップがけ，床磨き，風呂掃除，庭の草むしり 子どもと遊ぶ（歩く/走る，中強度） 車椅子を押す 釣り（全般） スクーター（原付）・オートバイの運転	自転車エルゴメーター(30〜50ワット) 自体重を使った軽い筋力トレーニング（軽・中等度） 体操（家で，軽・中等度） ゴルフ（手引きカートを使って） カヌー	仕立て作業：アイロンがけ
4.0	自転車に乗る（≒16km/時未満，通勤） 階段を上る（ゆっくり） 動物と遊ぶ（歩く/走る，中強度） 高齢者や障害者の介護（身支度，風呂，ベッドの乗り降り） 屋根の雪下ろし	卓球 パワーヨガ ラジオ体操第1	警察官：逮捕する，立位 マッサージ師
4.3	やや速歩（平地，やや速めに＝93m/分） 苗木の植栽，農作業（家畜に餌を与える）	やや速歩（平地，やや速めに＝93m/分） ゴルフ（クラブを担いで運ぶ）	
4.5	耕作 家の修繕	テニス（ダブルス） 水中歩行（中等度） ラジオ体操第2	農作業：果実を摘む
5.0	かなり速歩（平地，速く＝107m/分），動物と遊ぶ（歩く/走る，活発に）	かなり速歩（平地，速く＝107m/分） 野球，ソフトボール サーフィン バレエ（モダン，ジャズ）	炭鉱作業：支柱をたてる

事例で学ぶICFの枠組みを用いた看護の展開

5.5	シャベルで土や泥をすくう	バドミントン	マーチングバンド：楽器演奏，歩行
6.0	スコップで雪かきをする	ゆっくりとしたジョギング ウェイトトレーニング（高強度，パワーリフティング，ボディビル） バスケットボール 水泳（のんびり泳ぐ）	トラック運転：荷物の積み下ろし
7.0		ジョギング サッカー スキー スケート ハンドボール試合	釣り：営利目的，きつい労力
8.0	運搬（重い荷物）	サイクリング（約20km/時）	消防士：全般，林業

厚生労働省．生活活動のメッツ表．運動のメッツ表．http://e-kennet.mhlw.go.jp/wp/wp-content/themes/targis_mhlw/pdf/mets.pdf，（参照2023-05-10）／独立行政法人 国立健康・栄養研究所．改訂版『身体活動のメッツ（METs）表』．2012年4月11日改訂版．https://www.nibiohn.go.jp/files/2011mets.pdf，（参照2023-05-10）を参考に作成．

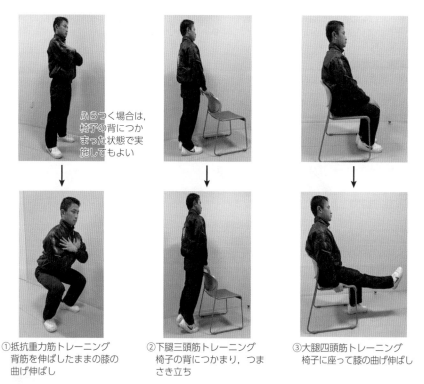

①抵抗重力筋トレーニング
　背筋を伸ばしたままの膝の
　曲げ伸ばし

②下腿三頭筋トレーニング
　椅子の背につかまり，つま
　さき立ち

③大腿四頭筋トレーニング
　椅子に座って膝の曲げ伸ばし

骨格筋に抵抗を与え，その抵抗下に筋収縮を行うことにより筋力を増強する方法．レジスタンストレーニングの効果は，筋力を強化することで少ないエネルギーでも効率良く動作が行え，結果的に心臓への負担を減らすことにつながる．心筋梗塞や手術後は4～8週間後（ただし有酸素運動のプログラムを2～3週間実施後），冠動脈形成術後は1～2週間の連続したプログラム参加後から開始するのが一般的である．

図7.1-6　レジスタンストレーニング（器具を使わずに簡単に行えるトレーニング）

管理する妻の協力が必要だった．そこで，管理栄養士による栄養指導の場に，Aさんの妻にも同席してもらい，二人の理解度を確認し，不十分な場合は看護師が補足説明した．Aさんは「仕事の付き合いがあるから，外食を一切なしというのは難しいよ」と，戸惑いを感じていた．一方，妻からは「息子にはお弁

> **カルボーネン法（Karvonen Method）**
>
> 　最大心拍数（運動の極限において負荷量を増加してもそれ以上心拍数の増加がみられなくなるときの心拍数），または予測最大心拍数から安静立位の心拍数を減じ，その差に運動強度に応じた係数を乗じ，安静立位心拍数を加えたものを目標心拍数とする．最大心拍数が実測できない場合は，予測最大心拍数（220 − 年齢）を求める．
> 例）最大心拍数が 180 回/分，安静時心拍数が 80 回/分，係数として 0.3 を処方した場合
> **目標心拍数：**（180 − 80）× 0.3 + 80 = 110 回/分.
> **運動強度と係数**
> 低強度負荷（入院中の運動負荷レベル）：0.3 〜 0.4 未満
> 中強度負荷：0.4 〜 0.6 未満
> 高強度負荷：0.6 〜 0.7

当を作っているから，主人にも減塩でカロリーを控えたお弁当を毎日持たせるわ」「夕食も家で食べるようにさせます」と前向きな発言があり，実際に減塩食のレシピを作っていた．

　このように，生活習慣の修正とその継続の意志がみられたのは，Aさんだけではなく，キーパーソンである妻の協力を得る働きかけを行ったためと考えられる．退院後も継続して外来診療の機会などを利用して，生活状況に関する情報を収集し，現状に応じた関わりをもつ必要がある．

4 事例からの学び

　急性心筋梗塞を発症した患者は，高血圧や脂質異常症，糖尿病などの併存疾患の改善をもたらすため，生涯にわたって食事，運動，休息など適切な保健行動を継続する必要がある．これを実行するためには，患者自身の強い意志とそれに基づいた行動変容が必要であり，**アドヒアランス**を考慮しながら患者と関わることが重要である．

　また，**包括的リハビリテーション**＊では多職種によるチーム医療が必須であり，プログラムの円滑な運営のためには，コーディネーターの存在が欠かせない．コーディネーターには患者の全体的な評価を行い，個別的なケアを提供するという重要な役割があり，その遂行には看護師が最も適任と考えられる（図7.1-7）．看護師がコーディネーターとして十分な機能を発揮するためには，心筋梗塞の病態や心臓リハビリテーションに関しての知識をもち，患者の身体的・心理社会的な問題を的確に把握する能力が必要不可欠である．このような能力をもつことによって，看護師は患者の**ライフプランニングアドバイザー**（生活設計の助言者）となり，良き支援者となることができる．

用語解説＊
包括的リハビリテーション

従来，心臓リハビリテーションとは，心機能の回復を促し，早期の社会復帰を目的とした運動療法を意味していた．しかし近年においては社会復帰を目指すだけではなく，QOLを高め，虚血性心疾患の再発や突然死を予防する手段として，運動療法を含めた包括的リハビリテーション（運動療法，禁煙教育，栄養指導，内服指導，職業カウンセリング，心理的サポートなど）が指向されるようになっている．

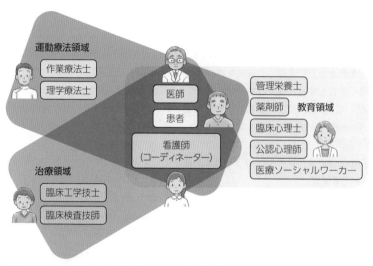

図7.1-7　包括的リハビリテーションにおけるチーム医療

運動療法領域
作業療法士
理学療法士
医師
患者
看護師
（コーディネーター）
管理栄養士
薬剤師
臨床心理士
公認心理師
医療ソーシャルワーカー
教育領域
治療領域
臨床工学技士
臨床検査技師

■ 引用・参考文献

1) 日本循環器学会／日本心臓リハビリテーション学会合同ガイドライン. 心血管疾患におけるリハビリテーションに関するガイドライン. 2021年改訂版. https://www.j-circ.or.jp/cms/wp-content/uploads/2021/03/JCS2021_Makita.pdf,（参照2023-05-10）.

2) 折口秀樹. 急性期プログラムと慢性期プログラム. 心臓リハビリテーション：昨日・今日・明日. 濱本紘ほか監修. 最新医学社, 2007, p.71-79.

3) Flecher, GF. et al. Exercise standards for testing and training : A statement for health professionals from the American Heart Association. Circulation. 2001, 104, p.1694-1740.

4) 安達仁編. 眼でみる実践心臓リハビリテーション. 改訂3版. 中外医学社, 2007.

5) 上月正博. 急性心筋梗塞後の心臓リハビリテーション：エビデンスと最新の動向. Modern Physician. 2004, 24 (4), p.421-426.

6) 佐藤敦子. 心臓リハビリテーションを誰が担うか：ナースの役割. Heart View. 1999, 3 (8), p.73-77.

重要用語

deconditioning	嫌気性代謝閾値（AT）	ライフプランニングアドバイザー
心肺運動負荷試験（CPX）	包括的リハビリテーション	
運動強度	アドヒアランス	

◆ **学習参考文献**

❶ **日本循環器学会／日本心臓リハビリテーション学会合同ガイドライン. 心血管疾患におけるリハビリテーションに関するガイドライン. 2021年改訂版. https://www.j-circ.or.jp/cms/wp-content/uploads/2021/03/JCS2021_Makita.pdf,（参照2023-08-03）.**

心臓リハビリテーションの「定義」や「構成要素」が明確に示された上で, エビデンスに基づいた疾患別のリハビリテーションの方法や注意点について具体的に説明されている.

❷ **安達仁編. 眼でみる実践心臓リハビリテーション. 第4版. 中外医学社, 2017.**

「運動療法の目的や方法」「心疾患患者における有酸素運動の効果」など, 心臓リハビリテーションの基礎から実践レベルまでわかりやすく説明されている.

2 脊髄損傷患者の回復期リハビリテーション

事例

患者：Bさん．30歳，男性．

家族：一人暮らし．数年前に離婚し，元妻とは疎遠となっていた．両親は他界しており，叔母とは年に数回程度連絡をとっていた．入院手続きの実施や医師からの説明は，普段から親しくしている会社の同僚が聞いていた．

経過：建設現場での仕事中に受傷．受傷後救急搬送され後方固定術を受け，約1カ月後にリハビリテーション専門病院へ転院となった．転院時は対麻痺（Th7）で，食事，洗面，上衣の更衣動作以外は介助を要した．

術後，仙骨部に褥瘡（NPUAP分類ステージⅡ）が形成されたため，エアマットを使用し，4時間ごとに体位変換を実施した．看護計画として車椅子の乗車を訓練時間のみとした．「褥瘡が治ったら，ずっと車椅子に乗れるか」と言うだけで，褥瘡部を自分で確認する様子はなかった．一度軽快傾向となるが，仙骨部の表皮剥離を繰り返していた．ベッド上座位によるずれ力が要因となっていたため，褥瘡予防の指導を行ったが，「治れば別にいいんでしょう」との発言が聞かれた．

前病院の入院中からネラトンカテーテル*を使用し，間欠的自己導尿（CIC）*を行っていたが，尿路感染症を繰り返していた．日中は自分で行い，夜間は看護師が介助で実施した．転院1週間後に発熱し尿路感染症と診断され，治療のため点滴が行われ，尿道カテーテルが留置となった．尿路感染症の症状が改善し，CICを再開する際に手技，水分摂取について指導を行うが，「自分はできている，看護師がするから熱が出たんだ」と聞き入れる様子はなかった．

入院約1カ月後の多職種とのカンファレンス後，医師から「麻痺の状況は大きく変わらないだろう．車椅子で生活することを考えて退院準備をしていきましょう」と説明される．面談時はうなずいていたが，病室へ戻ると「車椅子ではどこへも行けない，何もできない」と言った．同じころ，自分の思い通りにならないと暴言を吐く，物を投げる，決められた時間に病棟に戻ってこないなどの行動が見られた．

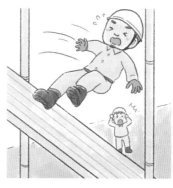

コンテンツが視聴できます（p.2参照）

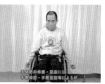
●脊髄（頸髄）損傷患者の
更衣〈動画〉

用語解説 *
ネラトンカテーテル
1本ずつ滅菌包装されており，使用ごとに使い捨てにする．

用語解説 *
間欠的自己導尿
清潔間欠導尿．尿道口からカテーテルを挿入し，膀胱にたまった尿を一定の時間ごとに排出する方法．尿路感染や腎機能の低下を防ぎ，また膀胱の受動的な収縮と弛緩を繰り返すことによって膀胱機能の回復を促進することができる．

1 アセスメント

1 ICFの枠組みを用いた情報の整理とアセスメント

入院1カ月後のBさんに対し，看護師は**図7.2-1**のようなアセスメントを行った．

➡ ICFについては，1章5節，6章参照．

a 心身機能と身体機能

完全対麻痺で運動障害，膀胱・直腸障害，知覚・感覚障害がある．入院時から**褥瘡**があり悪化するリスク，転倒，**尿路感染症**を繰り返すリスクがある．

	情　報	アセスメント
心身機能と身体構造	・意識清明 ・身長175cm，体重51kg，BMI17.0 ・完全対麻痺（Th7） ・車椅子移乗は一部介助から見守り ・膀胱，直腸障害あり ・CIC：1日5〜6回実施 ・レシカルボン坐薬，摘便で排便（介助） ・血液検査：白血球13,500/μL，CRP3.78mg/dL，TP7.5g/dL，アルブミン4.0g/dL，Hb14.0g/dL， ・尿検査：尿混濁（2＋），尿白血球（3＋） ・仙骨部褥瘡あり，洗浄と軟膏処置実施	・脊髄損傷による運動障害，膀胱・直腸障害，知覚・感覚障害がある. ・日常生活活動（ADL）が自立しておらず，転倒，褥瘡の悪化，尿路感染症のリスクがある.
活動と参加	・車椅子でのADLは一部介助レベル ・脊髄損傷，膀胱・直腸障害，褥瘡予防についての知識がない. ・転倒転落アセスメント（転倒・転落の可能性は低いが，今後起こすことが予測される） ・同室患者との関わりがない. ・会社の同僚以外の人との付き合いがない. ・復職を希望している. ・趣味は特にない.	・ADLに一部介助を要する.転倒・転落の可能性は低いが今後起こすことが予測される. ・膀胱・直腸障害，褥瘡予防の知識の習得，自己管理の必要がある. ・復職の希望があるが，会社以外の人との関わりが少なく社会参加が限られている.
背景因子	・一人暮らし ・自分の思い通りにならないと周囲に怒りをぶつけ，自分の理屈で動こうとする（ストレスコーピングできていない）. ・家族とのつながりがない. ・キーパーソンが会社の同僚となっている.	・家族背景，生活背景から，現状を受け止めることが困難となっており，攻撃的な行動が見られている.

図7.2-1　ICFの枠組みを用いた情報の整理とアセスメント

b 活動と参加

　脊髄損傷によりADLに一部介助を要する．転倒・転落の可能性は低いが今後起こすことが予測される状態である．また，膀胱・直腸障害，褥瘡予防の知識を習得し自己管理していく必要がある．復職の希望があるが，会社以外の人との関わりが少なく社会参加が限られている．

c 背景因子

　家族の支援が受けられず，生活背景から現状を受け止めることが困難となっている．

2　看護問題

　アセスメントの結果，以下の問題を抽出した．問題の背景を関連図（図7.2-2）に示す．

#1　排尿管理が不十分であることから，尿路感染症を繰り返す危険性がある

#2　褥瘡対策の知識不足により，褥瘡の悪化・新たな発生のリスクがある

#3　排便コントロールが不十分なことによりイレウス，便失禁による皮膚トラブルを起こすリスクがある

#4　運動障害による転倒・転落のリスクがある

#5　退院に向けて，環境・復職への調整が必要である

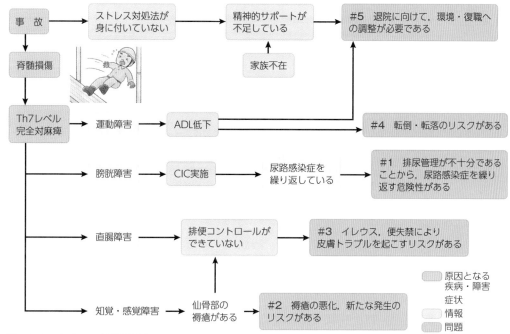

図7.2-2　Bさんの情報関連図

2　介入計画

ここでは＃1と＃5について述べる（表7.2-1）．

看護目標／期待される成果

＃1　排尿コントロールについて理解し実施できる

＃5　退院に向けての準備，調整ができる

　＃1に対しては，入院時からネラトンカテーテルを使用しCICを実施していたが，排尿管理についての知識を得ていなかった．適切な排尿管理が実施できるよう，指導を中心に関わった．

　＃5に対しては，キーパーソンが家族以外となったため，計画的に互いの意思を確認し，退院調整が進められるよう計画した．

3　看護の実際

|1|　＃1に関して

　前病院の入院中からCICの手技を習得していたが，尿路感染症を繰り返していた．排尿状況を自分で記入することは拒否していたため，入院時に看護師が排尿状況を確認できなかった．CICの状況を確認すると，水分摂取について意識が薄く，その日によって飲水量にばらつきがあるため，日中のCIC実施回数も1～3回だった．そのため，尿路感染症の要因，予防についての説明を統一するという関わりを行った．その結果，1日1,000～1,500mL程度飲水するようになり，CICは1日5～6回実施するようになった．尿性状の観察も行

表7.2-1　Bさんへの介入計画

問　題		具体策
#1 排尿管理が不十分であることから，尿路感染症を繰り返す危険性がある	OP	1. 尿量，性状 2. 発熱の有無 3. 尿失禁，漏れの有無 4. 検査結果（血液検査〈CRP亢進，白血球増加〉，尿検査〈多数の白血球，白血球円柱*，白血球塊，細菌〉） 5. 水分摂取量 6. 間欠導尿の手技（清潔に実施しているか，残尿がないか） 7. 本人のADL，言動（排尿コントロールの必要性，ポイント），表情
	TP	1. CICの手技の確認をする
	EP	1. 1日に必要な飲水量と摂取方法を把握するように促す 　・1日に1,000〜1,500mL程度の飲水量が必要であることを説明する. 　・水分摂取量と種類，食事に含まれる水分，柑橘類，発汗，環境（気温・温度）運動などが排尿に影響することを説明する. 　・一回尿量が500mL以上にならないよう一度に多飲せず，バランスを考えて摂取するように説明する（膀胱尿管逆流現象*の予防）. 2. 尿量，性状について正常と異常が理解できるように促す 　・1日に1,000〜1,500mL程度の尿量を得られるようにする. 　・尿量を把握する. 　・毎回尿量・性状（尿量，混濁や浮遊物の有無）を観察し，異常がみられた場合は，発熱がないか確認するとともに多めに飲水し，CICの間隔を4時間より短くする. また，医師と看護師に速やかに報告する. 3. 自分の膀胱機能について知ることを促す 　・医師から検査結果（膀胱内圧測定，エコーなど）の説明を聞いてもらう. 　・合併症とその予防について説明する. 4. CIC，カテーテルの管理が適切にできるように促す 　・手技により尿路感染や膀胱結石の原因になりうることを説明する.
#5 退院に向けて，環境・復職への調整が必要である	OP	1. 予後に対する患者・キーパーソンの受け止め 2. ADL自立度 3. 退院後の生活に対する不安，期待 4. 家族構成，家族内役割，家族内の人間関係，キーパーソンの言動・態度 5. 経済状況，介護保険，障害者手帳などの等級，家屋での生活状況 6. 受傷前の生活状況，患者の疾患に対する知識，理解度，患者の思い，希望
	TP	1. 定期的に面談を実施し，Bさんの身体状況を理解してもらい，退院に向けた目標を明確にする 2. 面談後に不安や質問などがないか，確認していく（Bさん，キーパーソン） 3. 多職種（医師，理学療法士，作業療法士，就労支援に携わる職種，医療ソーシャルワーカー）との定期的なカンファレンスで情報共有する 4. 退院後に向けた日常生活支援：排尿管理，褥瘡予防，転倒予防について指導，内服薬自己管理の開始 5. 在宅生活に向けての支援：リハビリテーションチームスタッフと検討（入浴動作の評価）
	EP	1. 退院後の生活様式をイメージした訓練調整が行えるように支援する 2. 患者の病名，疾患に対する理解度に応じた指導の実施 3. キーパーソンへの疾患管理指導

い，そのときによって飲水量を調整したり，CICの回数を増やしたりしていた. 夜間のCICも自立し，その後尿路感染症は起こさず経過した.

|2|　#5に関して

　Bさんに家族は不在で唯一叔母がいるが，本人は叔母に頼ろうとする気持ちはなかった. 仕事中に受傷したことから会社の同僚がキーパーソンとなり，「退院後も面倒をみる」と言われていた.

　入院1カ月後の面談で，以前の住居（アパート2階）での生活は困難であることから，新たな住居を探すこと，復職について受け入れは可能であるかを確認したところ，同僚は「大丈夫です」と答えた. 医療ソーシャルワーカーから社会資源について情報提供され，住居が見つかるまでADL拡大を進め訓練

> **用語解説 ***
> **白血球円柱**
>
> 主として遠位尿細管あるいは集合管で形成される尿円柱の一つ. ムコタンパク質とアルブミンが凝固沈殿したものを基質として，細胞あるいはその変性成分が封入され円柱状になったもので，尿中にみられ，多量に出現する場合は重度の腎疾患が疑われる. ほかに硝子円柱，上皮円柱，蝋様円柱，顆粒円柱，脂肪円柱，赤血球円柱，血色素円柱などに分類される.

を実施し，1カ月後に面談予定としたが，面談日に同僚は来院せず，その後連絡がとりづらい状況となった．さらに1カ月近く経ったところで同僚が来院し「仕事中にこんなことになったから，自分がなんとかしなければと思っていたが，住める所が見つからない．自分の会社は車椅子で動けるようなところではない」と言った．Bさんも一緒にいて黙って聞いていた．

　面談後，同僚に入院時にBさんの面倒をみると言ったことについて確認した．「本当にみるつもりでいた．リハビリテーションをすればある程度良くなると考えていたので，住む所を変えないといけないのかと予想外だった」とのことだった．またBさんは，「同僚には迷惑かけているから，何も言えない」と言い，面談で会う以外は，自分から連絡することはなかったという．

　再度同僚と面談し，Bさんに対し可能な支援について確認した．入退院や行政などの手続きをすることは可能であるが，それ以外は難しいとのことだった．Bさんとも話し合い，退院後の住居については障害者グループホームに入居し，日常生活に慣れていき，新規就労のため職業訓練校を目指すことになった．

用語解説*

膀胱尿管逆流現象

vesicoureteral reflux.
通常，腎臓でつくられた尿は尿管を通って膀胱にためられるが，膀胱頸部や外尿道括約筋などの抵抗が弱かったり，痙性萎縮膀胱があり尿路感染症を誘発する可能性がある場合に，適切な処置がなされないことが原因で起こる．尿管と膀胱の接合部の異常のために膀胱にたまった尿が再び尿管や腎臓に逆流する現象．腎機能が低下し腎不全に至ることもある．

4　事例からの学び

　脊髄損傷の患者は，退院後も障害と共存していかなければならない．Bさんは対麻痺で上肢には障害がないため，CIC手技の習得は容易にできたと思われる．排尿管理は退院後も自身で継続しなければならないため，合併症予防も含め正しく理解し適切な管理ができるように，指導・支援することが必要と考える．

　入院時からBさんは家族不在で，家族以外ではあるが会社の同僚の意向を確認し，キーパーソンとしていた．Bさんは同僚に信頼を寄せているが，自分から思いを言える関係性ではなかったことがわかり，Bさんの同僚への思いに関して医療スタッフ側の確認が不足していたことに気付いた．Bさんが同僚に対してキーパーソンとして何をイメージしているかを確認し，こちらから実施してほしいことを具体的に伝え，Bさんと合意形成できるように支援していくことが必要だと学んだ．

■ **引用・参考文献**

1) 神奈川リハビリテーション病院脊髄損傷リハビリテーションマニュアル編集委員会編. 脊髄損傷リハビリテーションマニュアル. 第3版. 医学書院, 2019, 336p.

2) 住田幹男ほか編著. 脊髄損傷の社会参加マニュアル. 日本せきずい基金, 2008, 158p. https://www.jscf.org/wpcontent/uploads/2021/09/publish_2008_1.pdf, (参照 2023-05-10).

重要用語

対麻痺	尿路感染症	キーパーソン
褥瘡	排尿管理	障害者グループホーム

◆ 学習参考文献

❶ 神奈川リハビリテーション病院脊髄損傷リハビリテーションマニュアル編集委員会編. 脊髄損傷リハビリテーションマニュアル. 第3版. 医学書院, 2019.

重症直後の内科的管理（合併症の管理）から, 動作練習やADL支援, リハビリテーションに関わる職種についてわかりやすく解説されている.

❷ 神奈川リハビリテーション病院看護部脊髄損傷看護編集委員会. 脊髄損傷の看護：セルフケアへの援助. 医学書院, 2003.

脊髄損傷の総論. 頸髄損傷についてC4〜7は部位別に急性期, 回復期, 維持期に分けて, C8以下の損傷については一括して解説されている.

リンク G 疾患と看護 ①呼吸器

3 慢性閉塞性肺疾患（COPD）患者の 生活期（維持期）リハビリテーション

事例

患者：Cさん. 64歳, 男性, 無職（元会社員, 60歳で定年退職）. 身長170cm, 体重61kg.

家族：62歳の妻（主婦）と二人暮らし. 子どもは二人, 長男世帯は隣市に在住しており, 2歳の孫がいる. 長女は他県に居住している.

既往歴：なし. 20歳から喫煙しており（20本/日）, 禁煙を試みたことはない. 若いころからスポーツが得意で, 健康と体力に自信がある. 民生委員として地域の活動に積極的に参加し, 住民からの信頼も厚い. 趣味は釣りと温泉旅行, 時折訪ねてくる孫と遊ぶことを楽しみにしている.

経過：1年ほど前から階段昇降と坂道歩行において軽度の息切れを自覚していたが, 加齢による症状と思い放置していた. しかし, 1カ月前から徐々に息切れが悪化し, 咳嗽, 喀痰が出現するようになった. 歩行による息切れに対する恐怖心のため民生委員の活動を休むようになり, 孫と遊んだ後も疲労感が強く, 臥床することが増えた. また, 友人からの釣りの誘いを断ったり, 妻と計画していた温泉旅行をキャンセルしたりと, 次第に自宅にこもりがちになった. 食事は妻が調理したものを食べているが, 摂取量は減少傾向にあった. ADLは自立しているが, 入浴時の息切れを自覚している.

Cさんの症状を心配した妻の勧めにより外来を受診したところ, 検査のため入院となった. 検査の結果, Ⅱ期の慢性閉塞性肺疾患（COPD）と診断され（➡p.167参照）, 治療のため薬物療法と包括的呼吸リハビリテーション*が導入された.

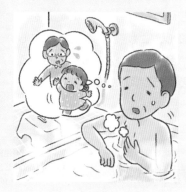

plus α
COPDの 全身的影響

COPDは肺以外にも全身性の影響をもたらし, 併存症を誘発する. このことから, 近年ではCOPDは全身性疾患としてとらえられている. COPDを原因とする疾患や症状として, 全身性炎症, 栄養障害, 骨格筋機能障害, 心・血管疾患, 骨粗鬆症, 抑うつ, 糖尿病, 睡眠障害, 緑内障, 貧血などが知られている. これらの疾患や症状は患者の重症度やQOLにも影響する.

1 アセスメント

1 ICFの枠組みを用いた情報の整理とアセスメント

入院中のCさんに対し, 看護師は図7.3-1のようなアセスメントを行った.

➡ ICFについては, 1章5節, 6章参照.

情 報	アセスメント

心身機能と身体構造

- 自覚症状：労作時呼吸困難，咳嗽，喀痰，体重減少
- 身体所見：胸郭前後径の増大，胸鎖乳突筋・斜角筋の活動性の亢進
- 呼吸機能：FEV_1 1.12L，FEV_1% 56.5%，%FEV_1 62%
- 動脈血ガス分圧：PaO_2 68.5Torr，$PaCO_2$ 33.2Torr，SaO_2 95.4%
- 胸部X線検査：肺過膨張，血管陰影の減少
- 胸部HRCT*：両肺に中等度の気腫性変化
- 心エコー：肺高血圧なし
- 呼吸困難：MRC息切れスケール2，ヒュー・ジョーンズ分類Ⅱ度
- 喀痰：粘稠痰，白色～淡黄色
- 浮腫：なし
- 栄養状態：TP 5.8g/dL，Alb 3.2g/dL
  身長170cm，体重61kg，BMI 21.1
  1カ月前から食欲不振，体重減少
- 呼吸筋機能：最大吸気筋力・最大呼気筋力の低下
- 骨格筋機能：握力，膝関節伸展筋力の低下
- 運動耐容能：6分間歩行試験**；歩行距離 425m，開始前SpO_2 96%，最低SpO_2 89%，最終SpO_2 90%，最大ボルグスケール5
- 喫煙歴：20歳から20本/日の喫煙，禁煙したことはない
- 睡眠：21時～5時，浅眠
- 排泄：排便1回/日，排尿8～10回/日（うち夜間排尿2～3回）
- 行われる治療：薬物療法，包括的呼吸リハビリテーション

アセスメント

- 肺の過膨張と肺胞の破壊により閉塞性換気障害を示している．喫煙が一要因と考えられる．
- 初期症状を自覚してから直ちに受療行動をとれていないためCOPDⅡ期に進行し，COPDの全身的影響による骨格筋の機能障害と低栄養状態などにより筋量，筋力が低下し，これらの障害によって労作時の呼吸困難が生じている．

COPDの病期分類

	病 期	定 義
Ⅰ期	軽度の気流閉塞	%FEV_1 ≧ 80%
Ⅱ期	中等度の気流閉塞	50%≦%FEV_1 < 80%
Ⅲ期	高度の気流閉塞	30%≦%FEV_1 < 50%
Ⅳ期	極めて高度の気流閉塞	%FEV_1 < 30%

この分類は気管支拡張薬投与後の1秒率（FEV_1/FVC）70%未満が必須条件．

日本呼吸器学会COPDガイドライン第6版作成委員会編．COPD（慢性閉塞性肺疾患）診断と治療のためのガイドライン．第6版．メディカルレビュー社，2022，p.53.

活動と参加

- ADL：坂道歩行や階段昇降，入浴動作で呼吸困難あり
- 趣味：釣り，温泉旅行，孫と遊ぶこと
- 社会活動：2年前から民生委員
- 呼吸困難への恐怖心から1カ月前から民生委員の活動を休んだり，友人からの釣りの誘いを断ったり妻との温泉旅行をキャンセルしたりするなど，自宅にこもりがちの生活を送っている．

- 坂道歩行や階段昇降，入浴動作で呼吸困難を自覚し，活動が制限されている．また，呼吸困難に対する恐怖心から自宅にひきこもり，地域社会や家庭生活への参加が制約されている．さらに，参加の制約が活動をますます低下させ，悪循環が生じている．
- 受療行動が遅れ，自己判断により対処していた．

背景因子

- 64歳，男性，無職（60歳で定年退職），既往歴：なし
- 元来健康で体力に自信がある．
- 疾病や症状について：「COPDという耳慣れない疾患にかかってしまった」「最近は孫と遊ぶとすぐ疲れてしまって」「息切れが怖くて何もできなくなってしまった」「これ以上悪くなりたくない」と言っている．
- 家族の受容状況：妻は，「夫には早く元のように戻ってほしい．夫と一緒に頑張ります」と，毎日面会に来て身の回りの世話をしている．隣市在住の長男夫婦も定期的に面会に来ている．
- 経済状況：定年退職後で現在無職，年金生活者である．社会資源についての知識はなく，現在利用しているサービスはない．

- COPDでは急性増悪を予防するために生活管理が重要となるが，今回が初回入院であり，疾患・治療に関する知識と情報が不足している．
- COPDの症状のために意欲の喪失と自己概念の混乱がみられ，社会的活動が減少している．
- 家族との関係性は良好で，家族のサポートを期待できる．
- 今後，療養生活の長期化が予測され，経済的負担が増大する可能性がある．

* HRCT：HR（high resolution：高分解能）CT．通常のCTよりも薄い断面像（2～3mm以下のスライス）で撮影を行い，空間分解能を重視して画像を再構成した高解像度のCTのこと．気腫性病変の描出に極めて有用である．

** 6分間歩行試験：運動負荷試験の一つで運動耐容能を評価する．できるだけ速く6分間歩行し，その歩行距離を測定する．健常者の場合，高齢であっても450～500mは歩行できる．歩行距離が400m以下では外出などに支障が生じ，200m以下では活動範囲が屋内に限られることが多い．

図7.3-1　ICFの枠組みを用いた情報の整理とアセスメント

a 心身機能と身体構造

呼吸機能検査については閉塞性換気障害を示し，画像診断では肺の過膨張，肺胞の破壊が認められる．疾患の全身的影響による骨格筋の機能障害，低栄養などによって筋量・筋力が低下し，これらの障害によって労作時の**呼吸困難**が生じている．

b 活動と参加

呼吸困難によりADLの低下を来し，活動が制限されている．活動の制限や呼吸困難への恐怖心から自宅にひきこもった生活になっており，地域社会や家庭生活への参加が制約されている．参加の制約は，さらに活動を低下させ，悪循環が生じている．

c 背景因子

Cさんは今回が初回入院であり，疾患・治療に関する知識と情報が不足している．この先もCさん自身が望む生活を送るためには，病期の早い今の段階から医療・ケアについて前もって考え，医療チームと共有しておくことが大切である．また，COPDの症状のために意欲の喪失と自己概念の混乱がみられ，**社会的活動が減少した状態**である．家族との関係性は良好で，家族のサポートを期待できる．定年退職後，現在無職，年金生活者であるため，今後は経済的負担が増大する可能性がある．

2 看護問題

アセスメントの結果，以下の問題を抽出した．問題の背景を関連図（図7.3-2）に示す．

\#1 活動耐性低下によりADL制限がある

\#2 疾患や治療についての知識不足に関連した非効果的健康自主管理のリスク状態

\#3 呼吸困難，自己概念の混乱に伴う不安により社会的活動が減少している

2 介入計画

抽出した看護問題を解決するために，多職種が参加した医療チームによる**包括的なプログラム**を計画した（表7.3-1）．

目標／期待される成果

\#1 労作時の呼吸困難が緩和する呼吸法を習得する
　　呼吸困難を起こさずにADLが行える

\#2 病状の進行を予防するためのセルフケアの重要性と方法を述べる
　　患者自身がセルフケアを行う意思を表現する

\#3 医療者や家族に不安や希望が表出できる
　　他者との関わりがもてる

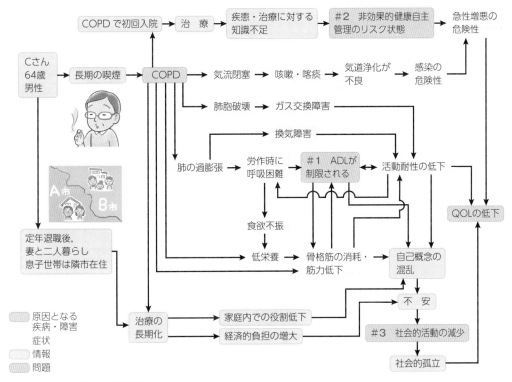

図7.3-2　Cさんの情報関連図

3　看護の実際

|1|　#1に関して

　口すぼめ呼吸・腹式呼吸などの呼吸法や排痰法とともに，入浴の方法や衣服の着脱方法など，日常生活活動の工夫について指導した．呼吸筋・骨格筋機能低下に対しては，理学療法士が中心となり，Cさんに合わせたプログラムに基づいた筋力トレーニング，持久力トレーニングを行った（**図7.3-3**）．Cさんは元来運動が好きであったためトレーニングに積極的に取り組み，呼吸困難が増強したときの対処方法（**パニックコントロール***）についても理解した．退院後の生活を見据えたADL自立に向けた工夫，**運動療法**，呼吸法の指導により，入院中，呼吸困難が出現することなく過ごすことができた．また，退院後の生活の工夫と改善策については妻と相談しながら考えることができていた．症状のコントロール方法を習得したことで自信がつき，運動療法の時間以外にも病院内を散歩する姿が見られるようになった．

　効果的な呼吸法や運動療法を習得することによって，Cさんは安定した呼吸状態で日常生活活動を行えるようになった．

|2|　#2に関して

　まず初めに呼吸器系の構造・機能，COPDの病態・経過・検査・治療などについて説明し，理解を促した．喫煙が原因の一つであることや，病状が進行

用語解説 *

パニックコントロール

運動や速い動作などにより息切れが増強したときの対処方法．落ち着いて呼吸を調節し，息切れ状態からスムーズに回復させる．患者・家族が手技を理解し習得することは運動療法を継続する上で重要である．また，呼吸困難の克服感が得られることもある．

表7.3-1 　Cさんへの介入計画

問　題	具体策
 活動耐性低下により ADL制限がある	**OP** 1. ADLの状況：食事，排泄，清潔，更衣，移動動作 2. 活動耐性：活動の内容・量と呼吸数・脈拍の変化，活動中・後の呼吸状態の変化 3. 活動を制限する身体的因子 　• 呼吸状態：呼吸数，深さ，リズム，呼吸音，労作時の息切れ，呼吸困難の有無（ヒュー・ジョーンズ分類，MRC息切れスケールなど），チアノーゼ，咳嗽・喀痰の量・性状，SpO_2 　• 全身状態：バイタルサイン，意識状態，全身倦怠感の有無，浮腫の有無 　　（随伴症状：食欲不振，不安・不眠の出現，集中力・意欲の低下，無気力） 　• 筋力 4. 活動に対する認識：活動に対する意欲・希望，活動耐性を高める必要性の理解 5. 呼吸法の実施状況

(本文続き)

TP 1. ADLを維持・拡大する
• 動作パターンの工夫：ゆっくり，途中で休憩をとる.
• 動作と呼吸の同調：呼気に合わせた動作をする.
• 動作環境の整備：手すりの設置，段差の解消，椅子・シャワーの高さを調整する.
• 歩行：歩行のリズムと合わせた口すぼめ呼吸で行う.
• 階段昇降：息切れ増強時は立ち止まって吸気を行い，呼気時に昇降する.
• 椅子からの立ち上がり：呼気と立ち上がりの動作を合わせ，息を吐きながら立ち上がる.
• 入浴動作：一つの動作が完了したら椅子に座り，呼吸を整えてから次の動作に移る.
• 更衣動作：ゆっくり行う. 上肢を肩よりも上に上げないように注意する. 負担が少ない前開きシャツを着用する. 靴下，ズボンの着脱は椅子に腰掛けて行う.
• 排便動作：息を吐きながらゆっくり腹圧をかける. 洋式トイレを使用する.
• 洗面：息を吐きながら洗顔する.
2. 活動耐性を高めるための運動
• 筋力トレーニング（ダンベル・重錘ベルトなど➡p.172 図7.3-3 参照）と持久力トレーニング（歩行・ストレッチ体操など）を組み合わせて行う.
• 運動時の低酸素血症や呼吸困難などに注意し，症状出現時は直ちに運動を中止し呼吸を整える.

EP 1. 息切れを軽減する呼吸法について説明する
• **口すぼめ呼吸**
• **腹式呼吸**
• 運動と呼吸の同調
2. 排痰法について説明する
• 体位排痰法
• 効果的な咳嗽法
• 強制呼出（ハフィング*）
• 振動呼気陽圧法*
3. パニックコントロールについて説明する
• 壁にもたれる，上肢で体幹を支持するような前傾座位や前傾立位で，口すぼめ呼吸や腹式呼吸を行う.
• 気持ちを落ち着かせるために目を閉じる.
• Cさんにとって安楽な体位はどのような体位か確認しておく.

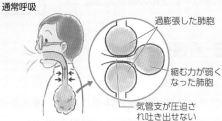

通常呼吸

過膨張した肺胞

縮む力が弱くなった肺胞

気管支が圧迫され吐き出せない

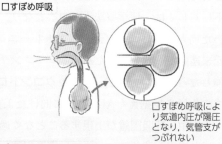

口すぼめ呼吸

口すぼめ呼吸により気道内圧が陽圧となり，気管支がつぶれない

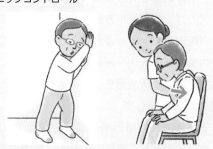

パニックコントロール

#2 疾患や治療についての知識不足に関連した非効果的健康自主管理のリスク状態	OP	1. 疾患や治療に対する知識，理解状況 2. 禁煙に対する気持ち，意欲 3. 自己管理に対する意思・不安・疑問 4. 日常生活活動と呼吸困難の程度，行っている対処法
	EP	1. 呼吸器系の構造および機能と，COPDの病態や経過についてCさんの状態と照らし合わせながら次のように説明する 　•喫煙が原因の一つである． 　•たばこの有害物質により肺に慢性の炎症が起こり，気管支が狭窄し肺胞が破壊される． 　•主症状は労作時呼吸困難，慢性的な咳嗽・喀痰である． 　•治療により病状の進行抑制と症状軽減を図ることができる． 　•患者自身が疾患を理解し，治療に参加することが重要である． 2. 検査の目的と方法，結果について説明する 　•胸部単純X線撮影，胸部CT，呼吸機能検査，動脈血ガス分析，パルスオキシメーター，運動負荷試験，呼吸筋・骨格筋機能検査，肺高血圧・肺性心評価，QOL評価，喀痰・呼気・血液検査 3. 一般的な薬物療法とCさんの場合について説明する 　•吸入ステロイド薬，気管支拡張薬，去痰薬，抗菌薬 　•薬剤の使用目的 　•吸入ステロイド薬の使用方法 4. 運動の効果と目的について説明する 　•呼吸器症状を軽減し，合併症を予防する． 　•ADL能力を高める． 　•QOLを向上させる． 　•不安，抑うつなどを軽減し，自信が回復する． 　•社会生活に参加する． 5. 禁煙について説明する 　•禁煙により呼吸機能の低下を抑制できる． 　•ニコチン代替療法（パッチ，ガム）を紹介する． 6. 栄養管理について説明する 　•食事と体重管理の重要性 　　十分なカロリー：体重減少を防ぐため 　　高タンパク質：筋肉量を維持・増強するため 　　十分なビタミン，ミネラル：身体の調子を整えるため 　　十分な水分：痰を出しやすくするため 　　減塩：浮腫や高血圧を予防するため 　•腹部膨満感の原因となる食品は控える：息切れ，早期満腹感を防ぐため 　•少量ずつを1日5〜6回の食事で摂取する：息切れの予防と十分な栄養確保のため 　•主食，主菜，副菜をそろえ，バランスの良い食事を心掛ける． 　•リラックスしてゆっくり摂取する． 　•食欲低下時は心理的要因にも注意する． 7. セルフモニタリングと症状管理について説明する 　•急性増悪の予防にはセルフモニタリングが重要である． 　•禁煙，薬剤の正しい服用，適度な運動，バランスの良い食事を継続する． 　•手洗い，含嗽を行い感染を予防する． 　•インフルエンザワクチン，肺炎球菌ワクチンを接種する． 　•急性増悪の症状：咳嗽・喀痰の増加，喀痰の色の変化，息切れや呼吸困難感の増強，感冒症状の出現 　•呼吸困難時の対処法と退院後の医師への連絡方法
#3 呼吸困難，自己概念の混乱に伴う不安により社会的活動が減少している	OP	1. 呼吸困難への対処状況 2. ADL状況 3. 趣味，生きがいに対する思い 4. 社会復帰への意欲，期待 5. 不安言動の有無・内容 6. 家族との関係性 7. 詳しい経済状況 8. 今後の医療・ケアについての希望
	TP	1. 疾患の進行，予後に対する不安を理解し，共感的態度で接する 2. 家族に患者の心理状況と家族の支援の必要性を説明する 3. 民生委員の活動や釣り，旅行の継続方法や孫との過ごし方について，患者・家族と話し合う 4. 利用可能な社会資源について情報提供する 　•身体障害者福祉手帳の交付と受けられるサービス 　•介護保険，医療保険について 　•患者会の紹介 5. 今後の医療・ケアについて，本人・家族・医療ケアチームで話し合う場を設ける

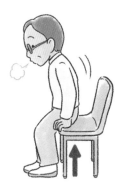

a. 立ち上がり運動

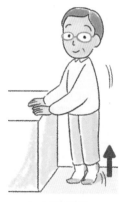

b. 下肢の運動

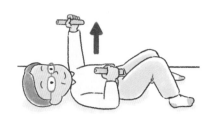

c. 腕の運動

a：呼気時にゆっくりと立ち上がったり座ったりする．10〜15回/1セットで1〜3セット行う．
b：動かない家具などに両手でつかまり，立ってつま先立ち（背伸び）をしたり，スクワットをしたりする．
c：仰向けになってダンベルなどを両手に持ち，片腕ずつ天井に向かって挙げたり，肘を伸ばしたまま両手を広げたりバンザイをしたりする．

図7.3-3　運動療法（筋力トレーニング）

する可能性のあることにCさんは衝撃を受けていたが，自らが積極的に治療に参加することによって病状の進行を抑制できると知り，「再び入院することがないように頑張ります」と意欲をみせた．

　薬物療法については，吸入ステロイド薬，気管支拡張薬，去痰薬の使用が開始された．Cさんへ薬剤師から説明を行い，特に吸入薬に関しては手技の習得まで繰り返し指導した．また，内服・吸入を忘れないように，内服・吸入確認表を作成し，Cさん自身に記入してもらった．その結果，薬効や吸入薬の使用方法を理解し，医師の指示通りに内服，使用することができた．Cさんは薬物療法の開始に伴い，自覚していた労作時の息切れや咳嗽，喀痰が軽減したことで薬剤の効果を実感した．

　禁煙については，「これ以上苦しくなるのは嫌だし，今入院中で吸えないから，この機会にきっぱりやめます」と意欲を示した．しかし，Cさんはニコチン依存症*の状態であり，退院後に喫煙欲求がコントロールできないことも考えられたため，パッチ，ガムなどによるニコチン代替療法も選択可能であることを伝えた．これに対しCさんは，「まずは自分の力で禁煙を続けたいと思っているけれど，無理だった場合でもほかの手段があるのは心強いですね．つらくなったら早めに相談します」と話した．

　また，Cさんは体重減少の原因がわからずに心配していた．COPD患者における体重減少は，食事による摂取エネルギーの不足，代謝亢進による消費エネルギーの増加，栄養障害による消化・吸収能の低下，精神的影響など，さまざまな因子が複雑に組み合わさって起こると考えられている．呼吸困難→食欲低下→体重減少→筋肉量減少→活動量減少・呼吸困難の増強→さらなる食欲低下という悪循環が続くことにより免疫力が低下し，呼吸器感染症を起こしやす

用語解説*
ハフィング

排痰をしやすくする方法の一つ．①息をゆっくり吸い速く吐く．②吐くときに胸部を両手で押さえる．③①②を数回繰り返して咳を促し，排痰する．

①　②

用語解説*
振動呼気陽圧法

器具を用いて，呼気時に陽圧をかけて気道閉塞を防ぎ換気を改善するとともに，振動を加えて排痰を促し気道クリアランスを改善する．

用語解説*
ニコチン依存症

喫煙は嗜好ではなく依存症である．たばこに含まれるニコチンは強い依存性を生じさせる作用がある．禁煙成功率が高くない原因として，患者の意志の問題だけではなく，ニコチン依存という薬物依存症のためとされる．

くなる．さらに呼吸器感染症はCOPDの急性増悪の原因となり，ADL，QOLの低下を招く．このような体重減少の原因と成り行き，**栄養管理**の重要性を医師と看護師から説明した上で，管理栄養士がCさんと妻に対して具体的な食生活の工夫について指導した．これに対しCさんは，「体重が減ったのは病気の影響だったんですね．この病気とうまく付き合っていくためには栄養管理が大切だということがわかりました．幸い妻は料理が好きで協力してくれるということですので，一緒に取り組んでいきたいと思います」と話した．

さらに，COPDの進行を遅らせるためには急性増悪の予防が重要である．禁煙，薬物療法，栄養管理の継続と手洗い・含嗽（がんそう）の励行などによる感染予防，インフルエンザワクチンなどの接種の必要性を伝えるとともに，急性増悪の徴候が出現していないか，Cさん自身が心身の状態を観察することの重要性を説明し，その結果を療養日誌に記録することを勧めた．また，退院後も定期的な外来受診を継続することが重要であると説明し，体調不良時の対策についてCさん，家族と話し合った．

医療チームからの系統的なアプローチによって，Cさんは疾患や治療についての知識不足を解消し，生活の再構築に向けて行動を考えることができるようになった．

|3| #3に関して

元来健康で体力に自信があり社会活動にも積極的に取り組んでいたCさんにとって，この疾病体験は自己概念の混乱を招き，社会的活動が減少した状態となっていた．看護師は，Cさんの病気に対する不安を理解し，共感的態度で接するように心掛けた．また，この先もCさんが望む生活を送れるように，今後の医療・ケアについて本人・家族と医療ケアチームで話し合う場を設けた．民生委員としての活動や趣味である釣りと旅行を継続できる方法や，孫との過ごし方の工夫など，Cさん，家族と共に話し合った．

療養生活の長期化による経済的負担に備えるため，利用できる社会資源について情報を提供した．Cさんは身体障害者福祉法に基づいて申請すれば自治体の福祉サービスが受けられることを知り，呼吸機能障害4級の身体障害者手帳を取得した．看護師は，併せて介護保険や医療保険が利用できることや，患者

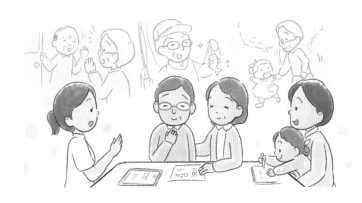

会の紹介をした.

退院後，Cさんは家族のサポートを得て，民生委員の活動を再開し，趣味の釣りや温泉旅行，孫との触れ合いを楽しんでいる．また，患者会に参加して同病者との交流をもつようになった.

セルフマネジメント能力の向上により自信を取り戻したことで，Cさんの不安は解消し，再び社会との交流をもつことができるようになった.

医療チームによる包括的な呼吸リハビリテーションの実施によって，CさんはADLが拡大し，QOLを向上させることができたのである.

4 事例からの学び

COPDの患者は，身体機能の失調，呼吸困難，社会的孤立，抑うつが悪循環を形成し，QOLの低下を招く．包括的呼吸リハビリテーションとは，この悪循環を断ち切り，患者の日常生活を心身ともに良好な状態に保つように改善する医療である．多職種が参加した医療チームが個別的で包括的なプログラムを実施することによって，患者は呼吸困難の軽減，運動耐容能の改善，ADLおよびQOLの改善など，大きな効果を得ることができる．呼吸機能障害があっても，その人らしい生活を再構築できるように支援することが看護の役割である.

■ 引用・参考文献

1) 日本呼吸器学会COPDガイドライン第5版作成委員会編. COPD（慢性閉塞性肺疾患）診断と治療のためのガイドライン. 第5版. メディカルレビュー社, 2018.
2) 日本呼吸器学会肺生理専門委員会在宅呼吸ケア白書ワーキンググループ編. 在宅呼吸ケア白書2010. メディカルレビュー社, 2010.
3) 日本呼吸ケア・リハビリテーション学会ほか3学会合同ワーキンググループ編. 呼吸器疾患患者のセルフマネジメント支援マニュアル. 日本呼吸ケア・リハビリテーション学会誌第32巻特別増刊号. 2022.
4) 木田厚瑞編著. 慢性呼吸不全の包括的呼吸ケア：ヘルス・ケア・プロフェッショナルのための実践ガイド. 南江堂,

2007.
5) 兵庫医科大学呼吸リハビリテーション研究会編. 最新包括的呼吸リハビリテーション. メディカ出版, 2003.
6) 障害者福祉研究会編. ICF国際生活機能分類：国際障害分類改定版. 中央法規出版, 2002.
7) 石川ふみよほか監修. 疾患別看護過程の展開. 第6版. 学研メディカル秀潤社, 2020.
8) 久保恵嗣監修. COPD（慢性閉塞性肺疾患）の治療とケア：最新のガイドラインに基づく診断・治療から，在宅での管理までのすべて. 医学芸術社, 2004.
9) 讃井將満ほか編. 呼吸器. メディカ出版, 2020. （ナーシング・グラフィカ, 疾患と看護1).

 重要用語

慢性閉塞性肺疾患（COPD）	QOL	薬物療法
包括的呼吸リハビリテーション	急性増悪	禁煙の指導
呼吸困難	セルフケア	栄養管理
ADL	パニックコントロール	
社会的活動の減少	運動療法	

◆ 学習参考文献

❶ 日本呼吸ケア・リハビリテーション学会ほか3学会合同ワーキンググループ編. 呼吸器疾患患者のセルフマネジメント支援マニュアル. 日本呼吸ケア・リハビリテーション学会誌第32巻特別増刊号. 2022.
　非がん性呼吸器疾患をもつ人に，生涯にわたりセルフマネジメント行動が継続できるよう支援するための具体的方略を知ることができる.

4 高次脳機能障害患者の生活期（維持期）リハビリテーション

事例

患者：Dさん．40歳，男性，会社員（休職中）．

家族：妻38歳（パート），息子10歳，娘8歳

経過：屋根の上で雪下ろしをしていたところ転落．物音に気付いた隣人が救急車を要請して搬送され，入院．前頭葉の広範囲および左側頭葉と海馬の損傷が判明し，脳挫傷，頭蓋骨骨折，外傷性硬膜下血腫，びまん性軸索損傷*と診断された．入院時，意識なし．手術は即日行われ，血腫除去と脳浮腫を軽減するために頭蓋骨を外す外減圧術を行った．4日後，意識はGCS12点，朦朧とはしていたが回復した．1カ月後，麻痺はなくADLはほぼ自立したが，会話がかみ合わない状況で妻は違和感を覚えたが，命拾いをしたと安堵していた．脳の保護をしながら理学療法士，作業療法士，言語聴覚士のリハビリテーションを継続したが，「リハビリテーションに行きたくない！」と拒否して興奮する，病棟を一人で離れることもあった．2カ月後には，脳浮腫が落ち着き，頭蓋形成術を行い，回復期リハビリテーション病棟に転院した．

用語解説 *

びまん性軸索損傷

diffuse axonal injury：DAI．びまん性脳損傷とも称する．頭部外傷で脳全体に受けた損傷のうち，6時間以上の意識障害が生じたもの．意識障害が6時間未満の場合は脳震盪と呼ばれる．CTでは明らかな所見がみられないことも多いが，MRIやSPECTでは広範な神経細胞の軸索損傷による微小な出血や浮腫が認められる．重症例では死亡や遷延性意識障害につながることも多い．びまん性とは，病変が脳全体に広がっている状態のこと．

発症後3カ月が過ぎた．ADLはほぼ自立しているが，精神的に落ち着きがなく，易怒性，記憶障害，注意障害等の障害がみられる．興奮して夜も寝ない日があったり，逆に1日中寝ていたり昼夜リズムが落ち着かない状況がある．家族は医師から，高次脳機能障害で今後は自宅でのリハビリテーションが重要だとの説明を受けた．家族は不安に思っているが，退院を目指して準備を始めた．

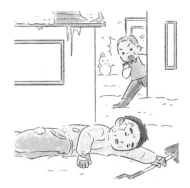

1 アセスメント

1 ICFの枠組みを用いた情報の整理とアセスメント

回復期リハビリテーション病棟に入院中のDさんに対し，看護師は**図7.4-1**のようなアセスメントを行った．

➡ ICFについては，1章5節，6章参照．

a 心身機能と身体構造

頭蓋骨骨折はあったものの，身体機能への影響はほとんどなかった．心身機能においてICFの精神機能の障害が認められる．感情のコントロールが難しいことが周囲との関係を困難にしている．また，そのことが家族の心理的側面に影響している．

7

事例で学ぶ―ICFの枠組みを用いた看護の展開

情　報	アセスメント

【心身機能】
- 見当識機能：時間の見当識の欠如
- 注意機能：注意の維持，転換の困難
- 情動機能：易怒性など情動のコントロールの困難
- 精神運動機能：自発性の低下
- 記憶機能：短期記憶・長期記憶の障害
- 高次脳機能：計画性や時間管理の障害，遂行機能，問題解決の障害
- 睡眠機能：睡眠の質や量
- 検査所見
  MMSE*：27点（3単語の遅延再生0点）
  FIM[2]*：合計116点（運動項目91点，認知項目25点）
  GOAT[3]*：74点（75点未満で外傷性健忘）
  WMS-R[4]*：論理的記憶Ⅰ，Ⅱパーセンタイルは低下
  WAIS-Ⅲ[5]*：言語性IQ98，動作性IQ100
  TMT[6]*：PartA，Bともに遅延

【身体構造】
- 脳の構造：脳（前頭葉，その他）の損傷
- 頭頸部の構造：頭蓋骨の損傷，頭部以外に骨折などはなし．検査所見・神経心理学的所見
- MRI：前頭葉（特に右側）に損傷痕，びまん性軸索損傷所見あり

（心身機能・身体構造）

> ・外傷性脳損傷の後遺症により，主に精神機能に障害が認められ，情動のコントロールの障害より社会的行動障害が予測され，社会復帰への障害が推測できる．

【活動】
- 注意を集中すること：困難
- 複数課題の遂行：すぐに忘れてやめてしまう
- 日課の遂行：決められたことをこなせない，忘れる
- 多人数での会話：イライラして怒る，出て行く
- セルフケア：健康に注意すること，日常生活活動は自立

【参加】
- 交通機関の利用：困難が予測される
- 買い物：お金をすべて使ってしまう
- 基本的な対人関係：困難（敬意や思いやり，寛容さ）
- 公的な人間関係：良好（医師との会話は成立）
- 報酬を伴う仕事：復職は困難が大きい
- レクリエーションとレジャー：困難（友達とけんかしてしまう）

（活動・参加）

> ・記憶障害，注意障害，課題の遂行が困難である．麻痺などはないため，ADLの動作は行えるが，話したことを忘れてしまうなど日常生活上の困難が伴う．
> ・病院では食事や日課の遂行は看護師などから指示され，準備ができた状況での自立であり，今後，家庭復帰において自発性の低下もあり，自ら計画的に規則正しい生活を行えない可能性がある．
> ・社会参加において，本人は復職を希望し，できると思っているが，対人関係において協調性をもち，記憶障害を克服して今までの仕事をすることには困難が予測される．

【環境因子】
- 家族の態度：良好な関係だが役割変化や子どもの受け止め
- 保健医療専門職者の態度：親身で相談にのってくれる
- 保健医療サービス：経済的な支援が必要になる可能性（医療ソーシャルワーカーと調整中）

【個人因子】
- 元々の夫婦関係は良好
- パソコンなどの電子機器に詳しい
- 料理などの家事や子どものことは妻に任せっぱなし
- 性格は明るく優しかったが，現在は怒りっぽく人が変わったようだと妻が話している

（背景因子）

> ・家族関係はもともと良好であるが，二人の子どもを抱えて妻が家族を支えていくには大きな困難が伴うことが予測される．
> ・社会的資源の利用やソーシャルサポートの強化が課題である．

＊MMSE（Mini-Mental State Examination）：見当識，記銘力，注意力，計算再生力など，11項目からなり，認知症スクリーニングおよび認知症の診断に使用されている．　2＊FIM（➡p.133 表6-6参照）．
3＊GOAT：氏名・現在日・場所といった見当識・事故後の健忘を検査する．配点に従い100点から減点方式で評価する．
4＊WMS-R（ウェクスラー記憶検査改訂版）：13の項目から言語性記憶，視覚性記憶，一般的記憶，注意／集中力，遅延再生の五つの指標を判定する．記憶力の障害の種類，程度を識別できる．
5＊WAIS-Ⅲ（ウェクスラー成人知能検査改訂第3版）：言語理解，知覚統合，作動記憶，処理速度の因子で14項目の下位検査から構成され，記憶に関する作動記憶は，算数，数唱，語音整列がある．
6＊TMT（トレイルメイキングテスト）：注意機能を測定する検査法の一つ．TMT-Aはランダムに配置された数字を1から順に選び線で結ぶ時間を測定し，注意の選択機能（注意を一つの物事に向ける能力）を検査する．TMT-Bは文字と数字を交互に選んで線で結ぶ時間を測定し，注意の配分機能（注意を他の物事に向ける能力）を検査する．

図7.4-1　ICFの枠組みを用いた情報の整理とアセスメント

b 活動と参加

　麻痺などの障害がみられないことから，基本的なADLは動作としては行うことができる．しかし，指示がなければ行動を始められないことから，今後自宅への退院を考えると，日常生活において自分で**日課表**を見て規則正しい生活を送るには課題がある．また，**IADL**の自立についても指示や監視が必要であり，社会復帰したいDさんの気持ちと現実にはギャップが生じている．

c 背景因子

　家族の不安については，Dさんの疾病，障害，症状についての情報提供が不可欠である．また，まだ小さい子どもを抱えており，心理的負担のみでなく経済的な不安も大きい．**高次脳機能障害**は長期化が予測され，タイムリーな情報提供とサポートが重要である．さらに妻を支えるソーシャルサポートの活用も必要である．

2 看護問題

　アセスメントの結果，以下の問題を抽出した．問題の背景を関連図（**図7.4-2**）に示す．

＃1　**注意障害，記憶障害，遂行機能障害**などによるセルフケア（IDAL）管理の困難

＃2　易怒性，記憶障害などによる感情コントロールの困難

＃3　感情の起伏，夜間の不眠による睡眠パターンの変調

＃4　家族の障害や対応方法の知識不足による介護者役割の緊張状態

2 介入計画

目標／期待される成果

　すべての基盤になるのはなるべく混乱がなく精神的な安定を図り，規則正しく生活することである．それに向けて看護計画を立てた（**表7.4-1**）．

＃1　生活のリズムを整えることができる（①指示を受けながら正しく内服できる，②計画的に小遣いを使うことができる）

＃2　落ち着いた状態で他者とコミュニケーションをとることができる

＃3　夜間に十分な睡眠がとれる

＃4　家族が高次脳機能障害やその対応についての知識を獲得できる

3 看護の実際

　アセスメントにより看護問題が明らかになったが，すべての問題について他職種との情報共有が重要となる．訓練中の注意，記憶，集中，情動の状態などを共有して，統一して関わることを心掛けた．その結果，＃1～3の共通の課題として，Dさんが毎日のスケジュールをなるべく混乱せずに遂行できるように計画することとなった．Dさんがいつでも確認できるよう日課表（**表7.4-2**）をベッドサイドに用意した．その上で，以下の看護実践を行った．

plus α

高次脳機能障害の回復期訓練法

記憶障害：直接訓練（言語的ストラテジー，非言語的ストラテジー），代償手段（メモやアラームの活用），環境調整（持ち物にラベルを貼るなど）

注意障害：全般的注意訓練（ゲームやパズル），特異的治療訓練（APT，APTⅡ），作業改善訓練など

遂行機能障害：直接訓練（計画課題，問題解決課題など），自己教示法，問題解決訓練

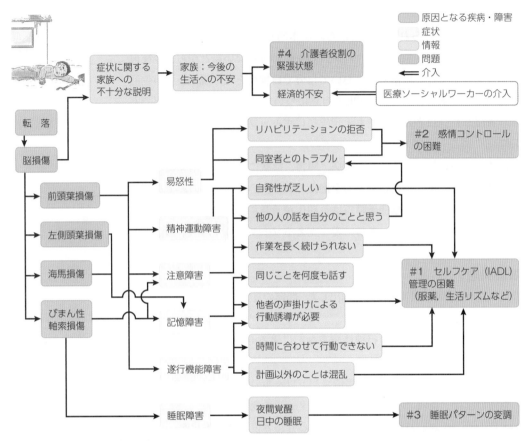

図7.4-2　Dさんの情報関連図

凡例:
- 原因となる疾病・障害
- 症状
- 情報
- 問題
- ←介入

図中の主な要素:

転落 → 脳損傷 → 前頭葉損傷／左側頭葉損傷／海馬損傷／びまん性軸索損傷

易怒性 → リハビリテーションの拒否／同室者とのトラブル → #2　感情コントロールの困難

精神運動障害 → 自発性が乏しい／他の人の話を自分のことと思う

注意障害 → 作業を長く続けられない／同じことを何度も話す

記憶障害 → 他者の声掛けによる行動誘導が必要／時間に合わせて行動できない

遂行機能障害 → 計画以外のことは混乱 → #1　セルフケア（IADL）管理の困難（服薬，生活リズムなど）

睡眠障害 → 夜間覚醒 日中の睡眠 → #3　睡眠パターンの変調

症状に関する家族への不十分な説明 → 家族：今後の生活への不安 → #4　介護者役割の緊張状態／経済的不安 ← 医療ソーシャルワーカーの介入

|1| ＃1に関して

a 生活リズム

　生活リズムを整えることがすべての支援の基盤になると考え，毎日のスケジュールを他職種とも調整して混乱なく過ごせるように工夫した．日課の前に本人とともに時間を時計で確認した上で，その時間になったら迎えに行くなど関わりを統一することで，Dさんは混乱が少なくなり，「次は理学療法だからね」と訓練前にベッドサイドで待っていることができるようになった．

b 服薬

　服薬については，薬を薬杯に準備して食後に飲むことを説明し，下膳時に促せば飲むことができた．睡眠を促す睡眠導入薬についても，決まった時間に促して飲むことができた．

c 金銭管理

　金銭管理については，お金を渡すとコンビニエンスストアですべて使ってしまうため，妻と相談し，1回に1,000円と決め，それだけを財布に入れるようにした．また，買い物前に欲しい物をメモし，同行したスタッフや家族とメモを確認することで，それ以外は買わないという行動ができた．しかし，メモを

表7.4-1　Dさんの介入計画

問　題	具体策
#1 注意障害，記憶障害，遂行機能障害などによるセルフケア（IDAL）管理の困難	OP　1. 服薬状況，拒否などの有無 　　　2. 金銭管理の状態 　　　3. 注意，記憶，遂行機能などの状態 TP　1. 日課表に沿って行動できる 　　　　・日課表にスケジュールをわかりやすく示し，見えるところに貼る. 　　　　・スマートフォンや時計を携帯してもらい，時間を確認する. 　　　　・日課表を守って生活するよう促す. 　　　2. 注意力の向上を促進する 　　　3. 記憶を補う用具の活用 　　　4. 金銭管理の向上を促進する 　　　　・小遣い帳を作成する（パソコン，スマートフォン，手帳などDさん本人が管理しやすいものを利用する）. 　　　　・小遣いの使い道について買い物前に事前に計画する. 　　　　・週に2回，介助者（家族を含む）と共に買い物に出かけ，計画通りに買い物をする. 　　　　・買い物の成果を振り返り，記録する. 　　　5. 薬の適切な服用ができるようにする
#2 易怒性，記憶障害などによる感情コントロールの困難	OP　1. 感情のコントロールの状態 　　　　・易怒性，興奮の状態と頻度，興奮のきっかけとなる刺激，表出の状況. 　　　2. 無断の離院や離棟がないか 　　　3. スケジュールの遵守状況 　　　4. 睡眠状態 TP　1. 日課表に沿って行動できる（#1共通） 　　　　・日課表の予定やその日のイベントを看護師と共に確認する. また，イベント開始の少し前に「○時に△△があります」など予告する. 　　　　・1日の行動予定について日課表や日記に記入して夕食後の落ち着いた時間に振り返る. 　　　2. 興奮を誘発するような刺激を避けて，受容的に関わる 　　　　・日課表などに変更があるときには必ず予告する. 予告なしに行動を促すことも避ける. 　　　　・話を遮らずに傾聴する. 　　　　・命令や禁止を感じさせる口調を避ける. 　　　　・誘導に応じない場合は，行動が必要な意味や結果を具体的に説明する. 　　　　・うまくいったこと，遵守できたことは褒める. 　　　3. 興奮時は怒りや興奮が持続しないように対応する 　　　　・興奮しているときにそれを止める，説得するなどしない. 　　　　・Dさん本人が落ち着ける環境をつくる（部屋に一人にするあるいは移動する，対応する人を交替するなど）. 　　　4. 注意をほかに向ける（話題を変える）
#3 感情の起伏，夜間の不眠による睡眠パターンの変調	OP　1. 夜間の睡眠状況 　　　2. 日中の覚醒状態 　　　3. 精神状態 TP　1. #1の日課表を守って過ごせるように促す. また，活動後に休息を必ずとるようにする 　　　2. 夕食後はパソコンなどの液晶画面を見る行動はなるべく避ける 　　　3. 就寝前の服薬を促し，リラクセーションの活動を取り入れる
#4 家族の障害や対応方法の知識不足による介護者役割の緊張状態	OP　1. 家族が現状をどのようにとらえているのか 　　　2. 患者への対応のしかた 　　　3. 障害や対応，社会資源についての知識 　　　4. 家族の生活状況，心理状態，健康状態，ソーシャルサポート，不安の内容 TP　1. 障害，対応方法，社会資源の情報提供 　　　　・現状と症状について医師・セラピスト・看護師から情報提供する. 　　　　・現在の状況への対応について伝え，刺激となることや対応での留意点について伝える. 　　　　・医療ソーシャルワーカーとの面談を通し利用できる社会資源について情報提供する. 　　　　・家族会の存在を紹介し，参加を促す. 　　　　・Dさん本人の両親など，ほかの家族の協力も得るように伝える. 　　　2. 主介護者への支援 　　　　・妻の思いや不安について積極的に傾聴する. 　　　　・来院時などは声を掛け，Dさんの状況を伝える. 　　　　・医師や医療ソーシャルワーカーからの説明などの受け止めを確認し，補足説明や適切な面談を調整する. 　　　　・一人で抱え込まないように体験者との対話といった機会を設ける.

表7.4-2　Dさんの日課表

時　間	曜　日	
6：00		起床時間　「おはようございます！」
		洗面所で歯磨き・洗顔
		体温測定
8：00		朝食　コップ・箸の準備
		薬／食後の歯磨き
9：30〜10：10	月〜金	作業療法　お迎えが来ます
		休憩
11：00〜11：40	月〜金	言語療法　お迎えが来ます
		休憩
12：10		昼食　コップ・箸の準備
		食後の歯磨き
14：00	月・水・金	お風呂・シャワー
	火・土	買い物
15：00	月〜土	理学療法　お迎えが来ます
		休憩
18：00		夕食　コップ・箸の準備
		薬／食後の歯磨き
21：30		寝る前の薬
22：00		消灯

しないと計画的には使うことができないため，今後の課題となった.

|2| ＃2に関して

　日課表を確認することで，落ち着いて行動はできている. しかし，ほかの患者の検査時に，スタッフが名前を言わずに「検査に行きますよ」と話しかけると，自分のことと勘違いし，「これからリハビリなのにそんなことは聞いていない！」と感情を爆発させることがあった. しかし，リハビリテーション科のスタッフが迎えに来ると怒りは収まり訓練に行くことができた. したがって，同室者への声掛けにも配慮が必要なことがわかった.

|3| ＃3に関して

　不眠についてDさん自身がつらいと訴えたため，主治医とも相談し，睡眠導入薬が処方された. また，日課表を作成し，訓練の前後で休息を小刻みにとるようにしたことで，日中の寝過ぎを防ぐことができ，夜間にまとまった睡眠がとれるようになった. しかし，夕方から興奮すると，夜間も眠れないこともあり，興奮する刺激の低減が重要となる.

|4| ＃4に関して

　妻は「このままの夫が家に帰って本当に子どもたちと生活できるのか心配で

す」と不安をもらした．妻が障害についてどのように思っているかを看護師が確認したところ，障害が回復するのか，どうやって対応したらよいかに不安をもっていた．看護師は妻が来院するたびに病棟での様子や対応方法を説明するとともに，医師に障害について詳細に説明してもらう機会を設けた．また，妻もカンファレンスに参加し，セラピスト，医療ソーシャルワーカー，薬剤師から現在の課題や今後の方針について方向性を確認できたことで，「まだ，わからないことが多いですが，少し見通しがもてた」と話した．

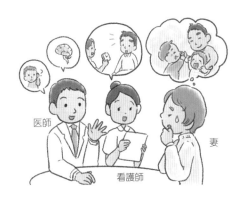

医師　看護師　妻

　看護師がソーシャルサポートについて確認したところ，Dさんや妻の両親は市内に在住しており，関係性も良好なことから，子どもを預かってもらったり退院後の見守りをしてもらったりするなど協力が得られることを確認できた．さらに，高次脳機能障害の**当事者・家族会***の存在を伝え，不安の相談や実際にさまざまな体験をした会員からの話を聞いてみることを勧めた．妻はすぐに連絡し，「電話で連絡してみました．皆さん大変そうですが，頑張っていらっしゃる様子に勇気をもらいました」とつながりができた様子だった．

4 事例からの学び

1 高次脳機能障害の特徴

　高次脳機能障害のある人は自分自身の障害を理解することが難しく，生活への適応が困難である．そのため，まずは自分の障害に気付くことが重要である．しかしながら，自分の障害に全く気が付いていないわけではなく，「どこかおかしい」とは感じていることが多い．したがって，自尊心が傷つけられるような言動に対しては感情のコントロールが著しく困難となるため，感情のコントロールが難しくなるような刺激を極力避ける環境づくりが求められる．多くの場合，易怒性が出現する場合，高次脳機能障害そのものの問題というより，他の認知機能障害や，環境からの刺激によるものがある[1]．それぞれの患者によってトリガー（きっかけ）となる刺激にはパターンがあるため，その観察が重要となる．

2 退院後の生活における課題

　自宅に退院すると，病院にいたときとは異なる問題が生じることも多い．それは医療者という「他人」との関係から，家族という「身内」の関係に移行することも影響する．患者自身は，病院での「毎日のスケジュールに沿った訓練」による刺激が乏しくなったり，家族の対応と自分自身の欲求にギャップが生じたりすることもあるかもしれない．また，家族もどのように対応してよいかわからず多くの不安や戸惑い，介護負担につながっていくことがある．「**見えない障害**」といわれるように，他者からは一見障害がわからないため，家族も患者本人が何に混乱しているのか理解できずさらにストレスが増大する．

用語解説*
当事者・家族会
東京都心身障害者福祉センターのホームページでは，2023年5月現在，東京都内の40以上の高次脳機能障害当事者・家族会が紹介されている．http://www.fukushihoken.metro.tokyo.lg.jp/shinsho/kojino/kazoku.html，（参照2023-05-18）．各当事者・家族会では，同じ悩みやトラブルを抱える仲間同士で相談や協力を行っている．

plus α
障害者総合支援法による社会復帰
高次脳機能障害患者は，精神障害者保健福祉手帳を取得することで障害者総合支援法のサービスを利用できる．しかし，高次脳機能障害者のための社会復帰支援を行う施設はいまだ少なく，また，精神障害に対して行われる支援とは異なる点も多いことなどから，施設やサービス利用はまだ進んでいないのが現状である．

これらの解決のためには，医療者は患者本人や家族の障害の理解を促進するような機会を設けたり，ソーシャルサポートとして家族会のような組織と早くからつなげたりすることが必要である．また職場復帰などに向けて，家族が障害を職場に隠すのではなく，理解を得られるような関係を築けるようサポートしたり，そのための社会資源（**支援コーディネーター**やジョブコーチなど）を紹介したりすることも重要である．

３ 高次脳機能障害への理解

　家族を支援するためにも看護師自身が高次脳機能障害について理解しておく必要がある．表7.4-3 はアメリカで家族が外傷性脳損傷者と生活するための

表7.4-3　外傷性脳損傷患者の家族指導の内容

1. 受障後，身体面，認知面，行動，情緒面，コミュニケーション，社会的な面で生じやすい問題を理解できるようにする．
　①医療職から説明を受ける．
　②患者にみられる問題を経時的に確認するように促す．
　③ほかの家族（患者を含めて）と話をし，比較しながら，外傷の後遺症を理解していけるように促す．
2. 患者の変化を認識し，適切な対応がとれるように促す．
　・患者にどんな変動があるか，回復の過程でどのように変化してきたか
　・家族員はどのように対応を変えているか，家族員の対応はどのように変化してきたか
　・一緒に楽しめることは何か
　などについて，家族で話し合う．
3. 患者に対して自分たち家族が肯定・否定の入り交じった感情をもっていることを認識してもらう．
4. 外傷性脳損傷が家族の生活全体に影響を及ぼしていることを認識してもらう．
5. 他者に援助を求めることが必要であることを認識してもらう．
6. 回復過程とリハビリテーションについて理解してもらう．
　①外傷性脳損傷は長期的な経過をたどる．
　②リハビリテーションプログラムには限界があり，また，必ずしも順調に進歩するわけではない．
　③自然治癒過程を助長する要因としては，学習能力，身体面・心理面のエクササイズ，健康的な生活習慣，いつどのようなときに他者の援助を受けたらよいかについての学習がある．
　④一貫性のないアドバイスは患者の欲求不満，不安，混乱を招く．
　⑤情緒的回復と身体的回復は異なるものである．
7. ストレスおよび問題の効果的なマネジメントを行う．
　①外傷性脳損傷の家族をもつことで生じる問題以外にも，ほかの人が経験するさまざまな問題を抱えるため，以下のことを心掛ける．
　　・限界を知る
　　・効果的なコーピング方略を開発する
　　・いくつかのことを優先的に選択し，焦点を当てる
　　・新たな変化が生じたり，課題を達成したら，優先事項を再検討・再構成する
　　・サポートシステムを構築し，どのように援助を頼んだらよいかを学習する
　②時々プレッシャーを評価する．
　③ストレスを効果的にマネジメントする．
　　・時々休息をとる　・短期的および長期的に必要とする事柄をリストアップし，優先順位をつける
　　・達成しうる目標・見込みを設定する　・リラクセーションの手技を学習する
　　・自分たちの手助けとなる事柄を言語化する　・援助を頼む　など
　④進歩は極めてゆっくりであることを認識できるようにする．
　⑤問題は多々あるが，一時に一つ以上の問題に対応するのは困難であることを認識できるようにする．
8. システムをよりよく活用する．
　①サポートグループはアイデアや経験を分かち合うのに適していることを認識してもらう．
　　・ほかの人の経験を聞き，シミュレーションしたり，自分の状況との違いを考える．
　②地域のリハビリテーションサービスは限られているため，行政，議員などにニーズを訴える．
　③医師に質問する．
　④家族と医療専門職の見解が一致しないときは，コミュニケーションを図るよう促す．
　⑤専門職からのアドバイスや情報提供で板挟みになったときは，コミュニケーションを図るよう促す．
　⑥経過を記録し，専門職からアドバイスを受ける際に活用するよう促す．
9. 他者を非難しても状況はよくならないことを認識できるようにする．
10. 家族員，友人にどのように援助を求めたらよいか理解してもらう．
11. 他者に外傷性脳損傷をどのように説明したらよいか理解してもらう．

The National Resource Center for Traumatic Brain Injury. Getting better (and better) after brain injury：A guide for families, friends and caregivers. Virginia Commonwealth Univ. 1999 をもとに作成．

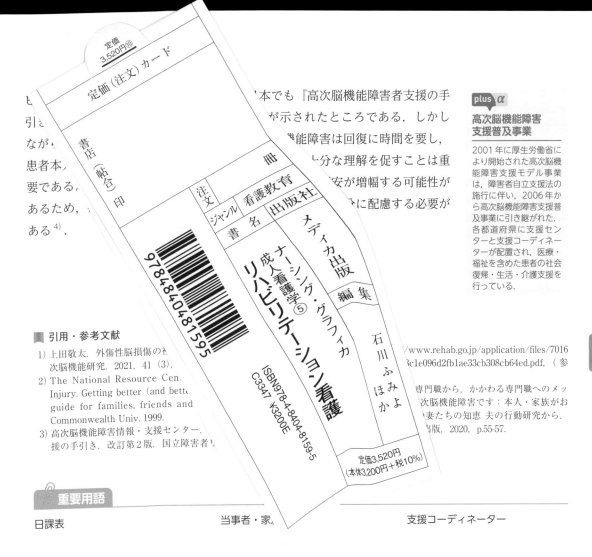

本でも『高次脳機能障害者支援の手

引き   が示されたところである．しかし
ながら   機能障害は回復に時間を要し，
患者本   分な理解を促すことは重
要である，   安が増幅する可能性が
あるため，   に配慮する必要が
ある[4]．

定価 3,520円⑩

定価（注文）カード

書店

（帖合）印

冊

注文

ジャンル　看護教育

書名　出版社

ナディカ出版

ナーシング・グラフィカ

成人看護学⑤

リハビリテーション看護

編集

石川ふみか　ほか

9784840481595

ISBN978-4-8404-8159-5

C3347 ¥3200E

定価3,520円
（本体3,200円＋税10%）

plus α

**高次脳機能障害
支援普及事業**

2001年に厚生労働省に
より開始された高次脳機
能障害支援モデル事業
は，障害者自立支援法の
施行に伴い，2006年か
ら高次脳機能障害支援普
及事業に引き継がれた．
各都道府県に支援セン
ターと支援コーディネー
ターが配置され，医療・
福祉を含めた患者の社会
復帰・生活・介護支援を
行っている．

■ 引用・参考文献

1）上田敬太．外傷性脳損傷の   次脳機能研究．2021, 41（3），
2）The National Resource Cen   Injury. Getting better（and bette   guide for families, friends and   Commonwealth Univ. 1999.
3）高次脳機能障害情報・支援センター．   援の手引き．改訂第2版．国立障害者リ

...www.rehab.go.jp/application/files/7016
...3c1e096d2fb1ae33cb308cb64ed.pdf,（参

...専門職から，かかわる専門職へのメッ
...次脳機能障害です：本人・家族がお
...妻たちの知恵　夫の行動研究から．
...版，2020, p.55-57.

重要用語

日課表　　　　　　　　　　　当事者・家   　　　　　　支援コーディネーター

◆ 学習参考文献

❶ **中島恵子．理解できる高次脳機能障害．三輪書店，2009．**
　高次脳機能障害のしくみや症状，対応について，図を多く用いてわかりやすく解説している．

❷ **石合純夫．高次脳機能障害学．第3版．医歯薬出版，2022．**
　少し難しい医師向けの書籍だが，検査や病態をしっかりと理解するのに役立つ．

5 がん患者の終末期（ターミナル期）リハビリテーション

事例

患者：Eさん．45歳，女性．会社員で事務職だが入院を機に休職中．

家族：夫と娘（9歳）と三人暮らし．夫は会社員で忙しいが，家事や育児には協力的である．通院の際にも，夫が毎回付き添っている．娘はEさんが通院していることは知っているが，病名や詳しいことは伝えていない．Eさんの両親は近所に住んでおり，娘の面倒を積極的にみてくれる．Eさんにきょうだいはいない．

経過：5年前に乳房のしこりを自覚し，半年ほど様子をみていたが徐々に大きくなったため受診した．乳癌，リンパ節転移と診断された．手術療法・術後化学療法を施行し経過観察していたが，3年前に再発を認め，化学療法を施行していた．肝転移・骨転移もしている．

　3カ月前から化学療法の効果が乏しくなり，全身状態の衰弱から化学療法の継続が困難となり，がん治療は終了．緩和ケア科を紹介された．緩和ケア外来を受診しながら自宅療養をしていたが，数日前から全身倦怠感，ADLの低下，腹部痛，嚥下困難，食事摂取量の低下などのため，症状緩和を目的に緩和ケア病棟に入院となった．

　入院時はトイレ歩行可能であったが，徐々に歩行時のふらつきを認めるようになり，歩行中の下肢の脱力で転倒するようになった．しかし，Eさんは，「トイレの世話をしてもらうようになったら生きている意味がない．自分で歩けるうちはなんとしてもトイレまで歩きたい」とトイレへの歩行を強く希望した．入院前から反回神経麻痺による飲み込みづらさを自覚していたが，意識レベルが徐々に低下し，食事の自力摂取も困難となってきた．嚥下機能も低下し，時折むせ込むこともあった．しかし，Eさんは「ずっと食べることが大好きで，自分でもたくさんの料理を作ってきた．食べられなくなったらもう終わりだと思う．たくさん食べられなくても，味を楽しみたい」と最期まで経口摂取を希望した．

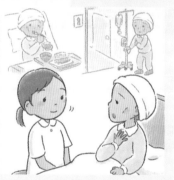

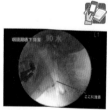

●嚥下障害
（嚥下造影検査；VF）〈動画〉

1 アセスメント

1 ICFの枠組みを用いた情報の整理とアセスメント

　病状の進行に伴い，徐々にできていたことができなくなり，死に直面している状況にあるEさんに対し，看護師は**図7.5-1**のようなアセスメントを行った．

a 心身機能と身体構造

　食事摂取量の低下，体重減少などを認めており，さらに化学療法を終了してからは急激な全身の衰弱やADLの低下を認めている．がんの進行に伴う疼痛や倦怠感なども出現しており，適切な**症状コントロール**が必要な時期である．また，意識レベルや嚥下機能の低下があり，鎮痛薬の投与経路の検討も必要となる．

→ ICFについては，1章5節，6章参照．

情 報	アセスメント

心身機能と身体構造

- 自覚症状：全身倦怠感，筋力の低下，ADLの低下，嚥下機能の低下，下肢浮腫
- バイタルサイン：体温36.4℃，脈拍72回/分，血圧118/62mmHg，SpO₂98%
- 疼痛：NRS2/10
- 栄養状態：総タンパク（TP）6.1g/dL，アルブミン（Alb）2.4g/dL
- 3カ月ほど前から食思不振，5kg程度の体重減少があった（身長152.0cm，体重48.2kg）．
- 3カ月前にがん治療を終了し，緩和ケア外来にかかりながら自宅療養をしていた．
- 徐々に全身状態の悪化がみられ，入院時にはできていたトイレ歩行や食事の自力摂取が困難となっている．
- 骨転移による背部痛，肝転移による下腹部痛などを認めており，鎮痛薬や医療用麻薬を内服している．
- 全身状態の悪化，反回神経麻痺に伴う嚥下困難から，時折むせ込むようになってきており，内服自体が患者の負担となってきたため，投与経路を内服から持続皮下投与に変更した．

アセスメント

- 短期間に，がんの進行に伴う急激な体重減少，低栄養状態，ADLの低下がみられる．
- 時折むせ込む様子があり，誤嚥の危険性があるが，現時点では発熱や頻脈はみられず，肺炎を疑う症状はない．
- 転移による疼痛を自覚しているが，鎮痛薬，医療用麻薬の使用にて疼痛コントロールはまずまず図れている．

活動と参加

- 入院時はトイレ歩行可能であった．徐々にADLが低下してからも，「なるべく筋力を保ちたい，また頑張ってトイレまで行けるようになりたい」とリハビリテーションに対しても積極的であった．
- 補助具を使用し，看護師が両脇を抱えるようにしてトイレ歩行を介助していたが，徐々に介助下での歩行が困難となり，ポータブルトイレの使用，床上排泄となっていった．
- 入院後，全身状態の衰弱に伴い，意識レベルの低下を認めるようになってからも，食事摂取について強い希望があった．「食べることが楽しみ，食べられなくなったら体力も落ちてもう終わりだと思う．たくさん食べなくてもよいから，楽しみたい」と話した．
- 言語聴覚士の介入を依頼し，嚥下機能を評価した上で，食事介助により，アイスやヨーグルト，かき氷などを摂取した．

アセスメント

- 患者は残された機能を維持するためにリハビリテーションに対しても積極的であったが，徐々にADLの低下を認めている．
- 急激な病状の変化により，患者の希望と実際に可能な動作とに乖離を認めるようになってきている．
- 患者の病状の変化に合わせた排泄介助を提案し，床上で排泄できている．
- 言語聴覚士による嚥下機能の評価をもとに，適切に介入することで経口摂取を楽しむことができている．

背景因子

- 元来健康で，大きな既往歴なし．
- 3カ月前まで，外来通院で治療を長期に継続していた．
- 「自分のできることはなんでもやりたい，今までできていたことができなくなるのはつらい」と，看護師を頼らず自分でなんとかしようと頑張っていた．
- 我慢強い性格で，あまり人につらい気持ちなどを話さず，抱え込んでしまう傾向にあった．
- 夫と娘と三人暮らしで，家事全般をEさんが担い，入院直前までフルタイムで仕事をしていた．
- 夫もフルタイムで仕事をしており，忙しいが，両親と共に患者の病状を理解しており，協力的である．
- 9歳の娘は母親が病気であることはわかっているものの，Eさんがこれからどうなっていくのか，残された時間が短い可能性があることは聞かされていないし，察知していない様子．
- 夫や両親は頻回に面会に訪れたが，娘はまだ幼いため，「弱っている自分は見せたくない」「自分の変わり果てた様子を見て怖がるのではないか」とEさん自身が面会を断っていた．
- 家族の受容状況：夫は，Eさんに残された時間で自分に何ができるかを常に考え，医療者に積極的にアドバイスを求めていた．

アセスメント

- 患者は元来健康で，約3カ月前まで外来化学療法を行い，仕事も家事もこなしていたため，急激な変化に対する受容が追いついていないと考えられる．
- 仕事や家庭内の役割を継続できなくなったことで，自身の存在意義を見失ってしまう可能性がある．
- 家族に対する配慮から，自分の気持ちや思いを十分に吐露できていない可能性がある．
- 家族との関係性は良好で，家族のサポートを期待できる．
- 患者にとって家族の存在が大きな力となっている．

図7.5-1 ICFの枠組みを用いた情報の整理とアセスメント

b 活動と参加

　Eさんは，リハビリテーションに意欲的で，自分でできることはできる限り頑張りたいと考えている．しかし，実際には病気の進行に伴う不可逆的な全身の機能低下を認めている．残された機能を大切にし，できる限り頑張りたいという希望を支えつつも，日々変化する病状や意識レベルに合わせて安全を守れるように支援を行う必要がある．

c 背景因子

　急激な変化に対して理解や気持ちの整理が伴わず，受容の途上にあると考えられる．病気の進行に伴う社会的・家族内での役割の喪失は，自分自身の存在意義の喪失につながり，療養意欲を低下させる可能性がある．また，家族の存在はEさんにとって大きな力となるが，家族に対する配慮や優しさから本音を吐露できず，自分自身で抱え込んでしまう可能性も否定できない．娘は9歳と幼く，Eさんの病状や今後起こりうることを十分に理解できない可能性が高いため，残された時間を家族と大切に過ごせるよう支援する必要がある．

2 看護問題

　アセスメントの結果，以下の問題を抽出した．問題の背景を関連図（図7.5-2）に示す．

#1　**家庭内・社会的役割**の喪失，**自尊心**の低下

#2　転倒のリスク

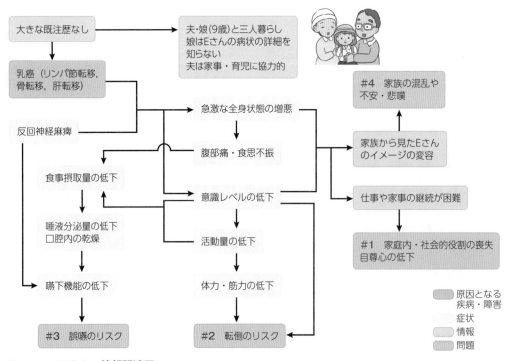

図7.5-2　Eさんの情報関連図

186

＃3　誤嚥のリスク

＃4　家族の混乱や不安・悲嘆

2 介入計画

　抽出した看護問題を解決するために，多職種で包括的に患者・家族を支援した．計画を表7.5-1に示す．

目標／期待される成果

＃1　残存機能をできる限り維持し，患者らしい生活を送ることができる

＃2　転倒が生じない

＃3　誤嚥性肺炎や窒息が生じない

＃4　家族と最期の時間を有意義に過ごす

表7.5-1　Eさんへの介入計画

問　題	具体策
#1 家庭内・社会的役割の喪失，自尊心の低下	**OP** 1. 全身の機能の状態 　　2. 生活状況，生活に対する満足・不満足 　　3. その人らしい生活を阻害する要因 　　　・身体的苦痛の原因となる症状の有無（発熱，呼吸困難，疼痛，全身倦怠，悪心・嘔吐など） 　　　・精神的苦痛の原因となる症状の有無（不安，不眠，抑うつなど） 　　　・社会的苦痛の有無（家族関係，友人関係，職場の人との関係など） 　　　・霊的苦痛の有無（宗教，価値観，人生観） 　　4. 治療内容 　　　・使用薬剤，今後の見通しなど 　　5. 病状や身体症状における患者の理解と認識 　　　・患者の意思，希望，目標など **TP** 1. 全身の機能の維持 　　　・運動療法の継続：運動機能を評価し，日常生活上のケアのポイントを共有する． 　　　・休息と活動のバランスを保持する． 　　2. その人らしい生活の援助 　　　・身体的苦痛の軽減：生活リズムに合わせて鎮痛薬を使用する（散歩や訓練前に予防的に鎮痛薬を使用するなど）． 　　　・患者の思いに傾聴し，感情の表出のサポートを行う（必要に応じて，チャプレンの介入を依頼したり，リエゾン看護師や心療内科などの専門家に相談する）． 　　　・患者の希望を取り入れた生活の工夫を行う． **EP** 1. 今後予測される変化について，事前に十分な情報提供を行う
#2 転倒のリスク	**OP** 1. 転倒の要因 　　　・発熱，血圧の低下，自覚症状（ふらつき，呼吸困難，疼痛など） 　　　・意識レベル：JCS，従命動作が可能であるか，見当識障害やせん妄の有無 　　　・安全・環境：寝衣や靴，病室など環境の状況 　　　・使用薬剤：睡眠薬や鎮静薬など意識レベルに関与する薬剤の使用の有無 　　2. 活動状況 　　　・ADLの状況，訓練の内容や状況，立位や歩行時の状況，必要な介助量など **TP** 1. 転倒要因の軽減 　　　・症状の緩和 　　　・安全の確保：安全な寝衣・履き物の使用，病室の環境整備，補助具や介護用品の活用 　　2. 機能に見合った体位・移動の援助 　　　・座位保持，立位保持，歩行に対するケア方法の共有 **EP** 1. 転倒要因の軽減 　　　・ベッド上でできる筋力維持の運動などを指導する． 　　　・補助具の使用方法について説明する． 　　　・転倒のリスクと注意点について説明する． 　　2. 十分な介助量と安全が確保できる状況で支援する必要性について説明する

#3 誤嚥のリスク	OP	1. 肺炎・窒息の徴候 　• バイタルサイン・症状：発熱，呼吸困難，咳嗽，喀痰（量・性状） 　• 血液データ：WBC，CRPなど 　• 胸部X線の所見 2. 誤嚥の要因 　• 嚥下機能：必要時，言語聴覚士に相談する． 　• 意識レベルの低下：JCS，従命動作が可能であるか，見当識障害やせん妄の有無 3. 誤嚥性肺炎の要因 　• 口腔内の状態：唾液の分泌，乾燥など
	TP	1. 誤嚥の要因の軽減 　• 嚥下機能の維持：嚥下機能訓練を継続する． 　• 安全な食事の提供：食事の形態を工夫する（必要時管理栄養士に相談），食事摂取時の環境を整える（姿勢・体勢，頭部挙上）． 　• 肺炎・窒息の予防：アイスマッサージなどを行い，唾液の分泌を促す，必要時人工唾液や口腔内保湿剤の使用を検討する，食事摂取後，口腔内の保清をする． 　• 自己喀痰の訓練を行う． 　• 吸引用具を準備する．
	EP	1. 誤嚥のリスクと注意点について説明する 2. 家族の介助で摂食可能な患者の状況であれば，家族に対し介助の方法を説明・指導する 3. 一口ずつ，きちんと嚥下したのを確認し，次の食物を口に入れるよう説明する 4. 十分な介助量と安全が確保できる状況で支援する必要性について説明する
#4 家族の混乱や不安・悲嘆	OP	1. 家族に関する状況 　• 家族員の健康状態（身体的・精神的負担） 2. 患者の言動や表情 3. 家族の言動や表情 4. 病状や現在の状況，今後の起こりうる状況に対する本人の理解と認識 5. 病状や現在の状況，今後の起こりうる状況に対する家族の理解と認識
	TP	1. 患者の精神的・身体的負担について配慮する 　• 不安や悲嘆へのサポートを行う． 　• 希望に応じて，精神科医師やリエゾン看護師，チャプレン，CLS*など専門科の介入を検討・依頼する． 2. 家族の精神的・身体的負担について配慮する 　• 家族自身の休息の時間が保てているかを確認する． 　• 家族の不安や悲嘆へのサポートを行う． 　• 希望に応じて，精神科医師やリエゾン看護師，チャプレン，CLSなど専門科の介入を検討・依頼する． 3. 患者・家族の意思・希望を確認する（ACPを行う） 　• 代理意思決定者やキーパーソンを確認する． 　• 患者が会っておきたい人，連絡したい人などを確認する．
	EP	1. 家族の希望があれば，清潔ケアなどにも参加してもらえるよう，手技を指導する 2. 今後予測される経過と残された時間について説明する 3. 家族に対し，終末期せん妄について事前に情報提供し，患者との関わり方や対応方法などを指導する 4. 今後予測される看取りまでの経過について，家族に情報提供する

3 看護の実際

|1| #1に関して

　Eさんにとって，家族や医療者の世話になることは申し訳なく，自尊心を傷つけられる状況であった．そのため，Eさんの今までの人生や価値観などを確認し，日々傾聴し，今まで家族と共に家族のためにもがん治療を継続してきたことを評価した．今後は，抗がん剤がかえってEさんの身体的負担になってしまうため，つらい症状を緩和しながら，家族と一緒にEさんらしい時間を少しでも長く過ごせるように支援することを伝えた．残された機能をなるべく保ち，QOLの維持・向上を目指すために，理学療法士の協力を得ながらトイレ歩行などの日常生活活動（ADL）を支援した．

用語解説 *

CLS

チャイルド・ライフ・スペシャリスト（child life specialist）．医療環境にある子どもや家族に，心理社会的支援を提供する専門職で，子どもや家族が抱えうる精神的負担を軽減して，主体的に医療体験に臨めるように支援する．緩和ケア科では，がん患者を親や祖父母にもつ子どもに対し介入を依頼している．

さらに，疼痛など苦痛な症状を和らげるために適切に鎮痛薬を使用し，その効果を確認した．徐々に眠っている時間が長くなり，トイレ歩行や経口摂取は困難となったが，自然の経過をEさん自身も家族も受け入れることができた．

|2|　＃2に関して

ベッドからトイレまで数mと少し距離があったため，中間地点のあたりに天井と床に突っ張り棒のようなつかまる棒を設置した．さらに，トイレに立ち上がりを補助してくれる介護用品も設置した．トイレ移動時には看護師も付き添うようにしていたが，Eさんは看護師に手伝ってもらうことに申し訳なさや不甲斐なさを感じていたため，すべてを看護師が介護するのではなく，介護用品を使用しながらできる限り自分の力で行っているという実感をもてるよう支援した．

また，ベッド周りの環境整備に努め，裾の長い寝衣は引きずらないようにめくり，スリッパやサンダルは転倒の危険があるため，踵のある脱ぎ履きのしやすい靴を準備するよう指導した．転倒のリスクを回避するため，病棟カンファレンスで頻回に患者の歩行状態や対策を相談し，対応方法についてコンセンサスを得た．

さらに歩行が困難となり移動が重介助になったときには，転倒のリスクが高いため，十分な介助量が確保できる日中にのみトイレ歩行を行い，夜間はベッドサイドにポータブルトイレの設置を提案するなど，Eさんの安全も守ることができるよう支援した．その結果，最後まで転倒することなく，Eさんの希望も支えながら床上排泄の期間を最小限にすることができたと考える．

コラム　介護用品の活用

入院中であっても，患者の自律心を保ち，人の世話にならなくても自分でできるという思いを尊重するために，介護用品を導入することも効果的である．しかしながら，終末期の患者の身体状況は，日々変化し，昨日できていたことが今日できなくなることもあるため，患者の状況やADLを常に把握し，介護用品の使用が適正かどうかこまめに話し合い，転倒を予防し，残された時間を大切にする必要がある．

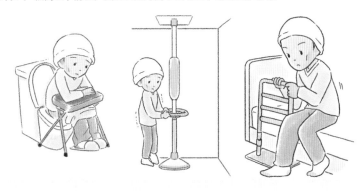

|3| ＃3に関して

　言語聴覚士のアドバイスをもとに，Eさんの嚥下機能を評価し，管理栄養士とともに摂取できる食事形態を検討した．また，使用薬剤を点滴や皮下注射にするなど投与経路を変更することで，内服の負担を軽減した．Eさんが摂取可能で好きな食べ物を家族に差し入れてもらい，少しでも好みのものを口から摂取できるようにした．誤嚥のリスクを説明し，誤嚥した際に迅速に対応できるよう，吸引器を準備し，十分な介助量が確保できる時間帯に食事を楽しむよう提案した．また，唾液の分泌を促すため**アイスマッサージ***を導入し，経口摂取はきちんと嚥下し，口腔内に残っていないことを確認しながら介助を行い，誤嚥しにくい安全な体位をEさん，言語聴覚士と相談した．さらに，経口摂取後の口腔内保清にも努めた．

　Eさんは最期まで誤嚥性肺炎を起こすことなく，自分の好みのものを少量でも摂取することができ，差し入れをしている家族もEさんにできることがある，Eさんのおいしそうに喜ぶ顔を見ることができたという満足感を得ていた．

|4| ＃4に関して

　Eさん家族は仲が良く，面会も頻回にあった．Eさんにとって家族の存在は大きな支えであった．家族のEさんに何かしてあげたいという思いも支援するため，足浴や清拭などのケアに参加してもらった．一方で，連日面会し，長時間Eさんに寄り添う家族の身体的・精神的負担も大きくなっていった．それらを軽減するために，家族の生活状況や仕事とのバランスなどを把握し，時には休むことも勧めた．

　さらに，Eさんと娘の関係性にも働きかけた．Eさんの娘はまだ幼く，今まで元気なEさんの姿しか見ていなかったため，母が病気であること，残された時間は長くないことを受け入れるのは容易ではないことが予測された．Eさん自身も娘への精神的負担を懸念し，面会を断っていた．しかし，娘と残された時間を過ごすことは，Eさんにとって幸せな瞬間を増やすことにつながるのではないかと考えた．そこで，CLSに相談し，娘への病気の伝え方をともに検討した．最終的には娘も面会に訪れ，一緒に写真を撮ったり絵を描いたり，最期までEさんとの時間を共有することができた．

4 事例からの学び

　終末期のがん患者のADLは，死亡前6カ月くらいから緩やかに低下を始め，3カ月から1カ月くらいで急激な低下を認め，1週間から3日前はほとんどがベッド上の生活を強いられると考えられている（図7.5-3）[1]．今までできていたことができなくなっていくことは，患者にとって不安や恐怖，自身の存在意義の喪失などにもつながる．そのため，負担のない範囲でリハビリテーションを行い，機能の維持に努め，今ある日常を少しでも長く継続できるよう支援することが，患者のQOLの維持・向上につながる．

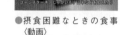

●摂食困難なときの食事
〈動画〉

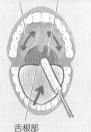

用語解説*

アイスマッサージ

前口蓋弓や舌根部，咽頭後壁を冷たい綿を巻いた棒などで刺激し，嚥下反射を誘発する．嚥下反射誘発部位に刺激し感覚の感受性を高めたり，口腔内の刺激により唾液の分泌を誘発したりする効果があるといわれている．

前口蓋弓　　咽頭後壁

舌根部

がんのリハビリテーションは，「がん患者の生活機能と生活の質の改善を目的とする医療ケアであり，がんとその治療による制限を受けた中で，患者に最大限の身体的，社会的，心理的，職業的活動を実現させること」と定義されており，ガイドラインも作成されている[2]．さらに，表7.5-2 に示しているように，終末期のがん患者にとってリハビリテーションは運動機能の維持だけではなく，リラクセーションや生活リズムを整える目的をもつ．終末期のがん患者は，がんによる痛みだけでなく廃用性の痛みや苦痛を感じることもある．ベッドや病室で過ごす時間が長い患者にとって，1 日のうちでベッドから起き上がり，病室から出ることのできる時間は楽しみや気分転換活動となりうる．訓練を行う前に予測される疼痛を緩和するために鎮痛薬を使用しておくなど，患者の生活リズムに合わせた薬剤の使用を検討し，患者の安全・安楽を確保しながらも，積極的にリハビリテーションを行っていく必要があると考える．

食事は，栄養摂取だけが目的ではなく，楽しみや生活リズムを整える目的，咀嚼行動などによる脳への刺激や唾液分泌などの効果も期待できる[3]．また，患者の嗜好に合わせた差し入れは家族との団らんの時間につながる．しかし，終末期のがん患者は，多くの薬剤を内服し，内服で満腹感や疲労感を感じていることも多い．そのため，薬剤の投与経路を検討し，内服による負担を減らし，少しでも患者が好きなものを口にできる機会を増やすことができたらよい

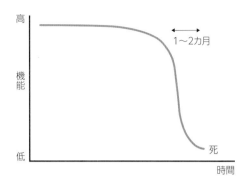

Perspectives on care at the close of life. Serving patients who may die soon and their families: the role of hospice and other services J Lynn JAMA. 2001, 285（7），p.925-32 より改変．

図7.5-3　がん患者の終末期の特徴

表7.5-2　生命予後別のリハビリテーションアプローチ

生命予後が月単位（6～1カ月）	①ADL・基本動作・歩行の安全性の確立，能力向上	・残存機能＋福祉機器（車椅子・杖・歩行器・手すり・自助具など）の活用 ・動作のコツの習得
	②不動による身体機能（四肢筋力・関節可動域・体力）低下の防止	・適度な全身運動・ストレッチの継続
	③浮腫の改善	・圧迫，圧迫下での運動，リンパドレナージ，スキンケア，生活指導
	④安全な栄養摂取の手段の確立	・摂食嚥下障害へのアプローチ（代償手段主体：食形態・食べ方，姿勢の調整）
生命予後が週・日単位	①疼痛緩和	・物理療法：温熱，冷却，レーザー，経皮的末梢神経電気刺激（TENS）の活用 ・ポジショニング（車椅子移乗時，臥床時），ストレッチ，リラクセーション，補助具
	②浮腫による症状緩和	・適度な圧迫，リンパドレナージ，スキンケア
	③呼吸困難感の緩和	・呼吸法，呼吸介助，リラクセーション
	④心理支持	・アクティビティー

辻哲也．緩和ケア主体の時のがんリハビリテーション診療．Jpn J Rehabil Med. 2020, 57（9），p.828-835.

と考える.

　最後に，終末期のがん患者に医療者が関わることができるのは患者の人生の
ほんの短い期間のみである．患者にとって残された時間を自分らしく，希望を
もちながら過ごせるよう支援するために，今までの患者の人生や価値観，考え
方を尊重し，終末期のがん患者としてだけではなく，一人の人間として患者に
関わり，図7.5-4のように，チームで患者・家族を支援していく必要がある．
多職種がそれぞれの専門性を発揮し，多くの視点から多角的に患者・家族をと
らえることにより，より充実した満足度の高い医療を提供できるのではないか
と考える．病状や状況の変化に合わせて，その都度チームで話し合い，変容さ
せていくことも重要である．さらに，倫理的視点をもち，ほかの入院患者との
医療配分などについても配慮し，メリット・デメリット，予測されるリスクな
ども含めて検討していく必要がある．

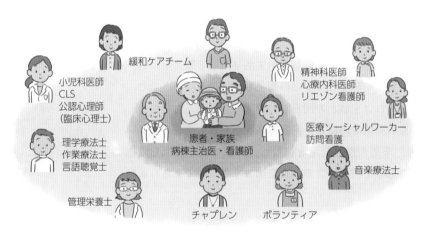

図7.5-4　緩和ケアにおけるチームアプローチ

緩和ケアチーム

　一般病床に入院中の患者に対し，身体的・精神的苦痛が強い場合に，主治医あるいは担当医からのコンサルテー
ションをもとに診察し，症状緩和についての助言を行う．緩和ケアチームは，対処方法を提案し，治療方針は病
棟の主治医が決定する．チームメンバーは，緩和ケア科医師・精神科医師・緩和ケアチーム専従看護師・緩和ケ
アチーム専任薬剤師・管理栄養士など多岐にわたる．

　がん患者とその家族の痛みや苦しみ，悩みをできる限り和らげ，穏やかで自分らしい日々が送れるよう皆で支
援している．

コラム 予防的リハビリテーションについて

　手術療法や化学療法，放射線療法など，近年のがん治療の発展に伴い，がんサバイバー（➡p.29 用語解説参照）として長期に治療を継続し，長期にがんと付き合いながら自分らしく生活を続ける人も増えている．がんに罹患しながらも自分らしい生活を送り，就労を継続するためには，「自立して動ける」ことはとても重要である．がん患者の運動器障害の原因となる骨転移は，がん終末期では約半数にみられ，そのうち2割に症状が出るといわれているが，治療成績の向上により，骨転移発症後の生存期間も延長している．

　「がんロコモ」とは，がん自体あるいはがんの治療によって，骨・関節・筋肉・神経などの運動器の障害が起き，移動機能が低下した状態と定義される．近年，整形外科医の間でもこの「がんロコモ」に対する意識が強まっており，整形外科医が主体的にがん診療に携わり，主科・整形外科・放射線科・緩和ケア科などの医師，看護師，理学療法士などのメンバーから構成される骨転移カンファレンスなどが開催されたりしている．患者一人ひとりの病状や背景，生活環境に合わせて適切な運動器マネジメントが行われ，適切な医療を提供することで，がん治療中であっても終末期であっても自分らしく「自立して動ける」状態が維持でき，QOLの向上につながると考える．

■ **引用・参考文献**

1) Perspectives on care at the close of life. Serving patients who may die soon and their families：the role of hospice and other services J Lynn JAMA. 2001, 285 (7), p.925-32.
2) 日本リハビリテーション医学会がんのリハビリテーションガイドライン策定委員会編. がんのリハビリテーションガイ
ドライン. 金原出版, 2013, 172p.
3) 椎野恵子. 終末期患者（要介護者）の食・栄養ケア. 緩和ケア. 2007, 17 (3), p.214-215.
4) 恐れず恐れよ！骨転移診療超実践ガイド. Cancer Board Square. 2018, 4 (3), 200p.

 重要用語

緩和ケア	自尊心	アイスマッサージ
症状コントロール	チャプレン	がんロコモ
家庭内・社会的役割	CLS	

◆ **学習参考文献**

❶ 鈴木志津枝ほか編. 緩和・ターミナルケア看護論. 第2版. ヌーヴェルヒロカワ, 2011, （成人看護学）.
緩和ケアに関する知識が幅広く，明確に解説されている．患者のみならず，家族への支援や遺族ケアについても言及されている．

❷ 堀夏樹ほか編. 一般病棟でできる緩和ケアQ&A. 改訂版. 総合医学社, 2010, （ナーシングケアQ&A, 32）.
すぐに役立つ実践的なものを中心に，がん患者に関わる一般病棟のスタッフが緩和ケアの知識と技術を身に付けられる内容となっている.

6 脳血管疾患患者の急性期から 回復期・生活期リハビリテーション

1 はじめに

地域リハビリテーションとは，なんらかの障害をもった人が住み慣れた場所で生き生きと生活が送れるようにすることである．それには継続医療システムや社会資源の整備，周囲の理解の状況，障害の程度などが影響する．

1 急性期

リハビリテーションを受ける患者は，まず，急性期医療機関において治療を受ける．急性期においては，患者に対して救命に関わる全身的医学管理と処置に関する看護が第一義的に行われるが，それに加えて，後に問題となるさまざまな障害を最小限にするためのリハビリテーション看護が非常に重要となる．急性期において治療と並行して適切なリハビリテーション看護が行われないと，不動状態による**廃用症候群**を生じ，その治療のために臥床期間の延長が引き起こされる．それにより低下してしまったADLの向上にはさらに多くの時間を要し，本来回復するADLレベルまで回復しないことも起こりうる．

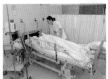

●脳卒中急性期にある人の看護〈動画〉

また，突然の発症や受傷により，患者や家族は「今後，どうなるのか」といった大きな不安を抱き，仕事や学業，家庭などの生活が一変したことにうまく対処できずにいたりすることもある．このような患者・家族の気持ちの動揺や生活状況の変化は，その後リハビリテーションへの意欲，家族関係，就労などに影響を及ぼす．疾病や外傷の治療と同じで，介入の時期が遅れるほど状況は悪化し，問題解決は難しくなる．

このように急性期看護は，回復期以降のリハビリテーションの進行に影響を及ぼし，患者が効率良く**ゴール**[*]に到達するかの成否に関わる．さらに，以降の回復期・生活期リハビリテーション看護の連携がそれぞれ順調に行われ，切れ目なくケアが提供される（**シームレスケア**）ために，急性期から患者・家族の気持ちや生活を考慮した地域リハビリテーションを視野に入れた看護が重要である．

2 回復期

続く回復期では，再発予防と合併症管理を念頭に置き，日常生活活動（ADL）のみならず手段的ADL（IADL）あるいは日常生活関連動作（APDL）を含めたセルフケアの再獲得を支援する．看護師は，患者・家族と共に患者が日々暮らす生活環境において何をどのくらいできるのか，何がどのように不自由なのか，そして不自由を補うためにはどのような工夫や調整・援助が必要なのかについて，患者が朝，起きてから翌朝までの24時間単位でアセスメントし，患者が自分自身の生活を取り戻すために必要となる具体的な対応策を考えることが重要となる．

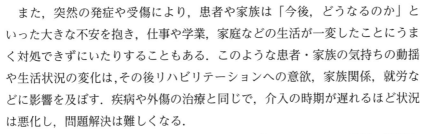

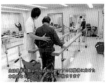

●脳卒中回復期にある人の看護〈動画〉

3 生活期

　生活期においては，**家庭生活**や居住地域生活，職業生活といった社会生活を送るなかでのセルフケアの再獲得が重要な課題となる．そのためには，家庭や居住地域，職場における療養者の役割を理解し，療養者の了承を得た上で家族や社会的関係をもっている友人や関係各所などとも情報交換を行うことが大切である．また，療養者が対人関係のバランスを保ち，社会関係を維持して社会生活を送るにあたってどのような困難があるのか，どのような方法を用いれば解決できるのかを考えて，職業生活に関わる対応機関やリハビリテーション関連施設の利用などについての情報提供を行っていく．

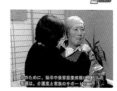
●脳卒中家庭復帰期にある人の看護〈動画〉

2 事例紹介

> 事例
> ──────────────
>
> **患者**：Fさん．59歳，男性，会社員（営業）．
>
> **家族**：妻54歳（専業主婦）・娘27歳（会社員）の三人暮らし．
>
> **既往歴**：高血圧．約10年前から指摘を受ける．5年前からカンデサルタン シレキセチル（ブロプレス®）内服中．検診において心房細動を指摘されたことがあるが，特に治療していなかった．
>
> **入院時診断名**：脳梗塞（右片麻痺）．利き手：右
>
> **入院直後までの経過**：朝10時までは普段と変わらず会社で仕事をしていたが，10時30分ごろ急に右半身に脱力感が出現し，ペンがうまく握れず立ち上がれなくなっているところを同僚に発見され，11時に救急車で搬送された．来院時の意識レベルはGCS：E3V4M6，傾眠傾向がみられるものの会話は可能であった．右半身に麻痺が認められ，BRS：Ⅲ-Ⅱ-Ⅲであった．バイタルサインは血圧150/70mmHg，脈拍88回/分（不整），体温36.8℃であった．
>
> 　救急外来においてCT・MRIを施行し，左中大脳動脈領域に脳梗塞の所見が認められた．心電図上は心房細動であり，心原性脳梗塞と診断された．無事が確認されている．最終未発症時刻である10時を発症時刻とし，発症から4.5時間以内であるためrt-PA療法*適応と判断された．家族へ連絡をとると同時に，Fさんへ疾患およびrt-PA療法について説明し，入院治療の承諾を得た．SCU（➡p.196 図）へ入室後，来院した家族にインフォームドコンセントを行った．

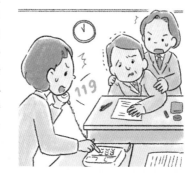

GCS（グラスゴー・コーマ・スケール）

　意識レベルの反応を，開眼（E）・発語（V）・運動機能（M）の3様式から別々に観察・評価し，合計3～15点の総合評価を行う．

BRS（ブルンストローム・ステージ）

　中枢神経疾患で片麻痺となった患者の回復過程で現れる共同運動に焦点を当てた評価法．上肢・手指・下肢を6段階で評価する．

用語解説 *

rt-PA療法

アルテプラーゼ静注法による超急性期血栓溶解療法．rt-PA（recombinant tissue plasminogen activator，薬剤名アルテプラーゼ）は，プラスミノーゲンをプラスミンに変換してフィブリンの分解活性を高め，血管内の病的血栓を溶解するよう働きかける．それを利用して閉塞している脳血管を再開通させ，完全な脳梗塞に陥っていない部分が不可逆的な脳梗塞となることを回避する治療方法である．なおrt-PA療法は発症後4.5時間以内に開始する必要があるため，限られた時間の中で医療チームが連携することが重要である．

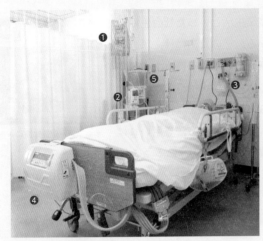

SCU: stroke care unit
脳卒中ケア治療室. 急性期脳卒中患者に対する専門の治療室. 常時, 患者3名に対して看護師1名の配置をとる.

❶DIV (intravenous injection by drip) 用薬剤バッグ
❷輸液ポンプ：微量で正確な与薬ができる医療機器
❸インスピロンマスク：加湿機能をもった酸素マスク
❹褥瘡予防マット用機器
❺ベッドサイドモニター

図　SCUでの患者の様子

3 急性期：入院1日目のケア

1 情報の整理とアセスメント

　入院初日は, rt-PAを使用していることと, 発症直後であり状態が変化する危険性が高いため, 生命機能に焦点を当ててアセスメントを行った.

　発症直後であり, 今後, 脳浮腫による周辺組織の障害および頭蓋内圧の亢進, 梗塞巣の拡大, 出血性梗塞の合併など脳細胞の不可逆的変化を来す恐れがある. また, rt-PAは血栓溶解作用が非常に強い薬剤であり, 頭蓋内出血やほかの臓器からの出血を招きやすい状態となっており, 急激に状態が悪化し生命の危機に陥る危険性がある.

2 看護問題

　アセスメントの結果, 以下の問題を抽出した.

＃1　脳浮腫・再梗塞・出血性梗塞が生じる危険性がある

＃2　rt-PAの副作用により出血傾向・出血を生じる危険性がある

3 介入計画

目標／期待される成果

＃1　脳浮腫が最小限にとどまり, 再梗塞・出血性梗塞を生じない

＃2　副作用を起こさず血流が再開通し, 回復過程をたどる

　＃1に対しては, 安静保持, 薬剤管理, 水分管理, 神経学的指標やバイタルサインをチェックし, 病状の変化予測と重篤化回避を中心に計画した.

　＃2に対しては, 薬剤管理, 副作用の確認, バイタルサインのチェックを行うことを計画した. 具体的な介入計画を**表7.6-1**に示す.

4 看護の実際・評価

　rt-PA投与開始後, 計画に沿って24時間, 患者の観察を行った. バイタルサ

表7.6-1　Fさんへの介入計画（入院1日目）

問　題		具体策
#1 脳浮腫・再梗塞・出血性梗塞が生じる危険性がある	OP	1. ①バイタルサイン（血圧・脈拍・呼吸・酸素飽和度），②意識レベル，③瞳孔の大きさ・偏位・瞳孔不同の有無・対光反射の状態，④頭痛の有無と程度，⑤悪心・嘔吐の有無，⑥運動麻痺悪化の有無，麻痺の部位と程度，⑦構音障害・失語の有無，⑧痙攣の有無・状態・時間，⑨除脳硬直・除皮質硬直の有無，⑩IN／OUTバランス（8時間ごと） 2. 検査結果 　・CT・心電図・エコー・血液検査（凝固系）データ等の所見
	TP	1. 上記観察項目で異常を認めたときは医師へ報告する 2. 薬剤の管理（指示された内服薬・輸液を適正に投与する） 　・脳保護薬・抗血栓薬等は投与量・速度により効果が左右されるため指示に従い投与する. 3. 医師の指示による安静の保持・呼吸管理（呼吸不整時は，医師に報告およびSaO₂ 93％以下で酸素投与開始），血圧管理（収縮期血圧220mmHg以上または拡張期血圧110mmHg以上で降圧薬投与）を行う（ただし，rt-PA投与後24時間は収縮期血圧180mmHg以上で降圧薬投与） 4. 水分・栄養管理を行う 　・水分摂取量（IN）が多い場合は心負荷となったり，排泄量（OUT）が多い場合は脱水により再梗塞を起こす恐れがあるため，8時間ごとにIN／OUTバランスをチェックする. 5. 排便の管理 　・頭蓋内圧の上昇を起こさないよう不必要な努責を避ける. 　・排便が2日ないときは緩下剤を投与する. これに反応がない場合は3日目に坐薬あるいは摘便を施行する. 浣腸は負荷が大きく頭蓋内圧を亢進させるため禁忌とする.
	EP	1. 意識レベルに応じ安静の必要性を説明し，苦痛は遠慮なく訴えるように伝える
#2 rt-PAの副作用により出血傾向・出血を生じる危険性がある	OP	1. #1に準ずる 　・神経学的評価は，rt-PA投与開始から1時間までは15分ごと，1～7時間は30分ごと，以後24時間までは1時間ごとに観察，その後は医師の指示により3～8時間ごとに観察する. 　・血圧モニタリングは，投与開始から2時間は15分ごと，2～8時間は30分ごと，8～24時間は1時間ごとに測定する. 2. その他 　・口腔粘膜の観察（歯肉からの出血など） 　・皮膚の観察（皮下血腫など） 　・尿の性状（血尿の有無）
	TP	1. #1に準ずる 2. 薬剤の管理（指示された内服薬・輸液を適正に投与する） 　・rt-PAは体重計算のもと，効果的な時間投与量が決定される. 血栓溶解作用の非常に強い薬剤のため，投与量は厳守する. 3. #1に準ずる
	EP	1. #1に準ずる

インは収縮期血圧110～140mmHg，拡張期血圧60～70mmHg，脈拍60～80回/分（心房細動：AF）と大きな変動はなく経過した. 頭蓋内出血や全身の出血傾向はみられなかった. 当初は傾眠であったが，rt-PA投与後1時間後から徐々に覚醒し，GCS：E4V5M6となった. 麻痺は24時間後にBRS：Ⅳ-Ⅲ-Ⅳまで改善がみられた. rt-PA治療に伴う合併症は生じず，#2の成果目標を達成した.

4 急性期：入院2日目以降のケア

1 ICFの枠組みを用いた情報の整理とアセスメント

1日目でrt-PA治療が順調に終了し，麻痺の改善が確認された. 2日目からリハビリテーションを開始するにあたり，看護師は図7.6-1のようなアセスメントを行った.

→ ICFについては，1章5節，6章参照.

情　報	アセスメント

心身機能と身体構造

【rt-PA投与後】
- 右半身麻痺はBRS：Ⅳ-Ⅲ-Ⅳ
- 意識レベルはGCS：E4V5M6まで改善，皮下出血や粘膜からの出血なし．
- 収縮期血圧110〜140mmHg，拡張期血圧60〜70mmHg
- 脈拍60〜80回/分（不整あり）
- 酸素投与，点滴は継続している．

【2日目】
- CT上では脳出血の所見はない．
- BRS：Ⅴ-Ⅲ-Ⅴ
- 体動時に麻痺側の手が身体の下になっていたりベッド柵から足を落としてしまうが気付かない．
- 入院時に軽度の不穏があり体動コールを使用したが，2日目から不穏はみられていない．

→
- いまだ脳浮腫による周辺組織への障害および頭蓋内圧の亢進，梗塞巣の拡大，出血性梗塞への移行など脳細胞の不可逆的変化を来す恐れあり．
- rt-PA治療にて血流が再開し麻痺の改善がみられる．出血傾向はなく，神経学的変化もない．脳を含む循環動態も安定しているため機能訓練を進めてもよい状態である．
- 不穏は治まり意識レベルも改善しており，FIM認知項目も良いため理解力は保たれている．説明による理解を得ることは可能である．
- 麻痺側への注意や認知が低下している．

活動と参加

- FIM評価項目
  〔運動項目〕食事5点，整容5点，清拭4点，更衣（上半身）3点，更衣（下半身）2点，トイレ動作2点，排尿コントロール1点，排便コントロール3点，移乗（ベッド・椅子・車椅子）3点，移乗（トイレ）1点，移乗（浴槽・シャワー）1点，歩行・車椅子1点，階段1点，計32点
  〔認知項目〕理解5点，表出6点，社会的交流7点，問題解決6点，記憶7点，計31点
  運動項目・認知項目の合計63点
- 入院2日目からPT・OTによる訓練を開始した．
- 起き上がりは自力でできるが自力歩行は困難である．

→
- 右麻痺がみられており，食事はベッドアップしセッティング，トイレはつかまり立ち可能であるが排泄処理はできないなど一人ではADLが十分に行えない．
- 麻痺側への認知が低下していることからADLアップ時に危険が伴う．

背景因子

- 会社に勤め，営業の仕事をしている．
- 仕事中の突然の発症により仕事の引き継ぎもできず入院となり，入院直後から「会社に連絡をしたい」「会議がある」と仕事を気にしている．
- 妻は入院時から夫の身体が動かないことや今後の生活について，「お父さんが入院しちゃったら，生活できない」と不安を訴えている．
- 娘は会社員であるが，一家の主な生計はFさんが支えている．
- 自宅の住宅ローンの返済が残っている．

→
- 突然の発症によりFさん，妻ともに現状の受け入れが困難で，今後への漠然とした不安がある．
- 入院2日目においては今後の療養期間や後遺症の程度は不確定だが，状態が安定すれば回復期リハビリテーション病院への転院や，長期化・重症化すると入院費の支払いなど，経済的負担の発生も考えられる．

図7.6-1　ICFの枠組みを用いた情報の整理とアセスメント（2日目）

a 心身機能と身体構造

　右不全麻痺がみられ，入院2日目現在はBRS：Ⅴ-Ⅲ-Ⅴ．不穏はみられず説明による理解を得ることは可能である．

b 活動と参加

　右不全麻痺により，起き上がりは可能であるが自力歩行は困難である．一人ではADLを十分に行うことができない．

c 背景因子

　患者は家族の生計を支えており，突然の発症で患者，家族とも不安が大きい．

2 看護問題

　アセスメントの結果，以下の問題を抽出した．

#3　右不全麻痺に関連したセルフケア不足

\#4 右不全麻痺および麻痺側の失認などにより転倒・骨折・皮膚損傷を生じる危険性がある

\#5 突然の発症に伴い患者・家族に心理的動揺がみられる

3 介入計画

目標／期待される成果

\#3 ADLのセルフケアレベルが可能な範囲まで拡大する．援助を受けることによって日常生活の基本的ニードが充足する

\#4 転倒・転落，皮膚損傷が起きない

\#5 患者および家族が気持ちを表出できる

　＃1に対しては，1日目に引き続き計画を実行した．＃3に対しては，治療の継続と合併症予防，再梗塞に注意しながらADLの拡大，＃4に対しては，転倒・転落，皮膚損傷の予防，点滴ルート抜去防止などの安全に注意していくこと，＃5に対しては，治療や訓練への取り組みや今後の生活の立て直しが順調に進められるように，看護師が患者・家族の心理的状況を理解して，寄り添って支えていくよう計画した（表7.6-2）．

4 看護の実際・評価

|1| ＃1に関して

　3日目から朝に降圧薬の投与を開始し，血圧は140〜160/60〜80mmHgで経過した．IN／OUTバランスのチェックは3日目まで行い，バランスの不均

表7.6-2　Fさんへの介入計画（2日目）

問　題	具体策
#3 右不全麻痺に関連したセルフケア不足	OP　1. 運動障害の状況・麻痺の程度（BRS），座位・立位バランス，動作の安定性 　　　2. ADLの自立状況（FIMを用いて評価），装具・自助具の使用 　　　3. 失認・失行の有無 　　　4. 訓練や今後の生活に関する言動 　　　5. PTやOTによる訓練内容と評価・訓練前後の身体状況（意識レベル，血圧，脈拍，呼吸，酸素飽和度，関節痛や腫脹の有無），疲労感の有無 TP　1. 食事：STの嚥下評価後，食事を開始する．配膳と下膳は看護師が行う．ふたや袋は開け，ストローは差しておくようにする．麻痺側（右側）に片寄らないように安楽枕などで麻痺側を支える. 　　　　　整容：ベッド上で安静のうちは蒸しタオルで洗面を行い，ガーグルベースン・水・歯磨き粉・歯ブラシを準備する．麻痺側で歯磨き粉のチューブを押さえ，健側（左側）でふたを取るようにする．健側で歯ブラシを持ってもらい，麻痺側でガーグルベースンを支えてもらう．車椅子に乗車可能となったら洗面台を使用する. 　　　　　更衣：着衣を脱ぐときは健側から，着るときは麻痺側から行うようにする．ボタンの掛け外しなどは，できるだけ自分でやってもらう. 　　　　　排泄：ベッド上で安静中は尿器・便器を使用する．車椅子に乗車可能となったら移動の状況をOTと共に評価し，健側に手すりのある車椅子トイレを使用する．車椅子トイレ使用では，健側で手すりにつかまって起立してもらい，ズボンの上げ下ろし，後始末は看護師が行う．立位バランスが安定したら，健側で上げ下ろしをしてもらう. 　　　　　清潔：出血傾向がなければ，医師に確認後シャワー浴とする．車椅子に乗車可能となったら，シャワーキャリーを用いる. 　　　　　移動：体位変換時は健側を使用して協力してもらい，車椅子に乗車可能となったら移動は健側から乗り降りするようにする．健側を軸にして移動する. 　　　　　・ADLは時間がかかっても自分で可能な範囲は行うようにし，できない部分を援助する. 　　　2. 朝の清潔ケア時および2時間ごとの体位変換時に関節運動訓練*（写真）を行う 　　　　　・健側の自動運動，筋力強化訓練を日常生活の中で促す．健側での麻痺側の他動運動を促す.

〈他動運動〉

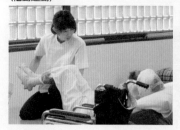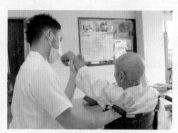

		3. 血圧が変動するような体位や手技は避ける
		4. バイタルサインの変動や関節痛・腫脹など異常徴候を早期に発見した場合は，訓練を調整する
		5. 体動時や訓練時には点滴や酸素チューブを損なわないように注意して行う
	EP	1. 運動障害の状況とゴール・ADL訓練について説明する
		2. 自分で可能な範囲を行うことが訓練となることを説明する
		3. 必要なときはいつでも援助を行うので遠慮せず，動くときは必ずナースコールを押すよう説明する
		4. 頭痛，めまいなどの異常徴候の自覚があれば報告するよう説明する
#4 右不全麻痺および麻痺側の失認などにより転倒・骨折・皮膚損傷の危険性がある	OP	1. ADL自立度，座位保持，立位保持，動作の安定性，転倒・転落の有無
		2. 皮膚状態（損傷の有無），身体の可動状態
		3. 意識レベル，不穏状態，麻痺側の認知状況，危険行動の有無
		4. 麻痺側・健側の筋力，疼痛・違和感・異常知覚の有無
	TP	1. 体幹のバランスを保持できるよう，必要時，安楽枕などを利用する
		2. 麻痺側の認知低下がみられたり，動作が安定しない場合は看護師が麻痺側を保護する．必要時，体動コールやマットコールを使用する
		3. ルート類は手の届かない位置へ固定する（➡p.201 plus α参照）
	EP	1. 転倒・転落による骨折，皮膚損傷を起こしやすいことを説明する
		2. 移動時および動作時の麻痺側の保護方法を指導する
		3. 段階に応じてADLを拡大することを説明する
		4. 移動など不安があるときは遠慮なく看護師に援助を求めるように説明する
#5 突然の発症に伴い患者・家族の心理的動揺がみられる	OP	1. 訓練および入院生活に対する訴え，苦痛の状況
		2. 感情の表出・抑制の状態
		3. うつ状態の有無と程度
		4. Fさんの家族への言動や家族のFさんへの関わり
	TP	1. Fさんと家族の訴えをよく聞く，看護師から声を掛けるなど，気持ちの表出ができる環境をつくる
		2. 心理的プロセスを考慮し，訓練の放棄や他者への攻撃がみられた場合はFさんへの批判を避ける
		3. 悲観的言動をキーパーソンである妻と共に受け止め，コミュニケーションを図る
		4. 医療ソーシャルワーカーに依頼し，Fさんと家族が社会資源活用について相談できるようにする
	EP	1. 焦らずに生活の自立に取り組めるよう，会話の中で説明していく
		2. 家族に対して現状やFさんへの対応のしかたなどを説明する

衡はなかった．入院後，排便がみられないため2日目に緩下剤を与薬し，翌日に摘便により排出した．以後は2日に1回以上の排便がみられた．

　入院中を通じて脳梗塞の悪化は生じずに，期待される成果を達成した．

|2| #3に関して

　訓練開始と同時に看護師もケア時に関節運動を取り入れた．バイタルサインは収縮時血圧110～140mmHg，拡張期血圧60～70mmHg，脈拍60～80回/分と安定しており，入院後2日目から車椅子への乗車が開始となった．乗車の初日はめまいを訴えたが，徐々に軽減した．

　健側（左側）での立位の保持が可能であったためトイレでの排泄は可能と判断し，理学療法士（PT）と作業療法士（OT）にも確認したところ，座位バ

用語解説*

関節運動訓練

関節可動域を維持・回復させ，抵抗を加えることにより筋力増強を試みる運動である．訓練は自動運動と他動運動に分けられ，自動運動は自力で行うストレッチング，他動運動は介助者が行う訓練である．

ランスは良好で介助により移動可能との意見で，入院3日目に膀胱留置カテーテルを抜去し，車椅子トイレでの排泄とした．排泄時は手すりにつかまり立位保持はできていた．保清については，rt-PA治療後の出血傾向はなく，脳を含む循環動態が安定していたため医師に確認し，入院後4日目からシャワーキャリー（入浴用車椅子）を使用してシャワー浴を開始した．食事は3日目から開始したが，当初から食欲不振がみられたため塩分制限はせず普通食としたところ，70％程度の摂取量であった．更衣や整容・食事などは主に健側で細かな動作を行っていたが，できるだけ麻痺側（右側）も使用するよう促したところ，皿や歯ブラシを持てるようになった．また，他動運動を勧めた結果，自ら健側で麻痺側の他動運動を熱心に行うようになった．入院14日目にはFIMが合計74点まで改善し，期待される成果を達成した．

│3│ ＃4に関して

入院時に不穏がみられたため，ルート抜去や転落に注意して援助した．入院翌日から不穏はみられなくなり，入院1週間後に体動コールの使用を中止した．しかし，ADLレベルの改善に伴い，一人で車椅子へ移動しようとする動作がみられたため，「リハビリテーションは段階を経て拡大していくことが効果的で身体の負担も少ない」「転倒すると骨折などによりADL拡大が逆行するリスクがある」などを説明した．その結果，移動の際はナースコールで知らせてくれるなど，次第に危険行動はみられなくなり，転倒・転落を起こさずに過ごすことができた．しかし，麻痺側に対する意識が薄く，左上下肢の保護や，車椅子の乗車時にブレーキやフットサポートの上げ下ろしを忘れてしまい，骨折・転倒・皮膚損傷の危険性は続いている．

│4│ ＃5に関して

毎週のカンファレンスにおいて患者の心理状態のアセスメントを行い，「突然の発症による今後への漠然とした不安」や「現状の受け入れが困難な状況」にあると判断した．そこで，声を掛ける，話をする時間をつくるなど，Fさんが今一番不安なことや疑問を表出できるよう働きかけるとともに，医師とも話せる場を設けるように調整したところ，Fさんの焦るような様子は次第にみられなくなった．また，妻が面会に来たときには，看護師からFさんの様子を伝えたり，理学療法を一緒に見学してもらうように関わった．さらに，妻に疲れた様子がみられた場合は，身体を休めるようアドバイスするなどした．その結果，妻も少しずつ落ち着きを取り戻し「看護師さんと話して気が楽になった」と笑顔になり，期待される成果を達成した．

5 急性期：入院後1週間以降のケア

■ ICFの枠組みを用いた情報の整理とアセスメント

入院後1週間が経過した時点で患者に新たな状況がみられたため，情報の整理とアセスメントを追加した．図7.6-2に示す．

点滴ルートの固定方法の例

寝衣の中を通すことで点滴ルートが隠れ，患者が点滴中であることをあまり意識せずに過ごすことができる.

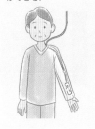

フットサポートの下げ忘れ

フットサポートの下げ忘れにより，車椅子が動いたとき足を巻き込む恐れがあるので注意する.

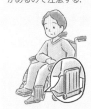

情　報	アセスメント
活動と参加 ・Fさんから，セラピストと看護師の「動いていい」と言う範囲が違うとの訴えが聞かれた． ・「リハビリをたくさんすれば麻痺が早く良くなるから，たくさんしたい」との発言がある．	・訓練中に監視下で動いている範囲と，日常生活で自立可としている範囲との違いを正しく認識できず，混乱している． ・回復に対して焦りがあると考えられる．
背景因子 ・娘が仕事をしているものの妻は専業主婦で，Fさんが一家の主な生計を支えている．自宅のローンもあり，妻は経済的な不安を抱えている． ・妻からは「これからの生活はどうなるのかしら．お父さんは元の身体に戻れるのかしら……」との発言がある．	・機能回復が順調に進み，Fさんも妻も入院直後のような心理的動揺はみられなくなっているが，今後の治療，生活への具体的な不安がみられる． ・回復期リハビリテーション病院への転院を検討する時期にある．

図7.6-2　ICFの枠組みを用いた情報の整理とアセスメント（入院後1週間〜）

2 看護問題

＃6　回復に対して焦燥感がある

＃7　右不全麻痺を伴う今後の生活を再構築する準備状態にある

3 介入計画

目標／期待される成果

＃6　リハビリテーションの進行状況を認識し，目標をもって取り組むことができる

＃7　今後の生活に向けて情報の整理ができる

　＃6に対しては，現時点でのゴール（目標）をスタッフおよび患者と共有し，スタッフ間で統一した関わりができるように，＃7に対しては，生活の再構築に向けたFさんと家族の生活状況や，治療についてのとらえ方といった情報を収集するとともに，現状を理解してもらうことを計画した（**表7.6-3**）．

4 看護の実際・評価

|1|　＃6に関して

　カンファレンスにおいて治療方針および対応のしかたを統一した．「リハビリをたくさんしたい」などの焦る様子がみられたときは，本人の思いをよく聞くようにしたところ，「リハビリにも順番があるんだね」という言葉が聞かれるようになった．訓練には自ら進んで取り組んでおり，期待される成果を達成した．

|2|　＃7に関して

　障害の程度や回復状況から社会復帰も可能と考えられたため，カンファレンスにおいて医師やPT・OTと検討し，回復期リハビリテーション病院への転院が決まった．転院について説明すると，Fさん・妻ともに「急性期・回復期・生活期という病院の機能があるとは知らなかった」と驚いていた．医師か

表7.6-3　介入計画（入院後1週間〜）

問　題		具体策
#6 回復に対して焦燥感がある	OP	1. Fさんの言動，表情，訓練への取り組み状況
	TP	1. 脳卒中カンファレンスで方針を検討し，現時点でのゴール（目標）をスタッフおよび患者と共有する
		2. Fさんと共に訓練で動く範囲と，自分で行ってよい範囲を確認する （ベッド上での活動は自由，車椅子への移乗は看護師と共に行う，車椅子で病棟内を自走することは自由，起立練習や歩行練習はセラピストと共に行う）
		3. Fさんの「早く良くなりたい」との思いに共感を示すように努める
	EP	1. 訓練を効果的に行うためには段階を踏むことが必要で，身体の負担も少ないことを説明する．転倒により骨折を起こせばADLが逆行してしまう危険があり，やり過ぎは過用症候群になることを説明する
		2. 不安なことや疑問があればいつでも相談するよう伝える
#7 右不全麻痺を伴う今後の生活を再構築する準備状態にある	OP	1. 家族関係，家族の日常生活パターン
		2. Fさんと家族の治療についてのとらえ方
		3. 家屋構造，経済状態
	TP	1. 患者の状況や看護師が行っている援助内容・方法などを家族に見てもらい，現状を理解してもらう
		2. Fさんや家族と回復の状況に沿って今後の方向性などを話し合い，必要時は医療ソーシャルワーカーへ介入を依頼する
	EP	1. 脳梗塞の基礎知識，治療目標，リハビリテーションの継続の必要性について説明する
		2. 必要時，社会資源の活用方法を紹介する

ら回復状況やゴールについて説明してもらったところ，今後の生活について具体的に質問するようになり，Fさんも妻も情報の整理ができているようだった．さらに回復期リハビリテーションへの引き継ぎを行い，今後の機能回復に合わせた生活再構築のための支援をする必要がある．

　以上の経過を，転院先の病院の看護師に対してサマリーとしてまとめ，申し送った．

6　回復期におけるケア

事　例

　回復期リハビリテーション病院へ転入院したFさんは，自宅退院および職場復帰を目標に，PT・OT・ST（言語聴覚士）による訓練を開始した．急性期病院における約2カ月の入院期間中に，独歩による歩行が可能となり，右上肢の麻痺は軽度残存しているものの準実用手レベル*まで回復した．それにより転入院時のADLは軽介助で車椅子を使用できるレベルであった．コミュニケーションに関しては，会話のスピードが速くなると発話が不明瞭になることはあったが，日常会話に支障はなかった．

　FさんのAPDLは，見守りや一部介助が必要な状態であるが，室内（病院内）におけるADLは自立に近づいたため，初回外泊を実施した．

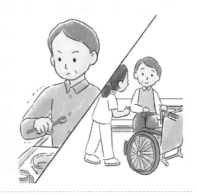

用語解説 *

準実用手レベル

実用手とは，手に機能障害があっても，その手を用いて箸を使うなど，日常生活において使用することができること．準実用手レベルとは，補助手であっても実用手に近い状態で茶碗に手を添える，トレイを押さえるなど，ある程度の実用的な動作ができる状態のこと．

1 ICFの枠組みを用いた情報の整理とアセスメント

看護師は図7.6-3のアセスメントを行い，外泊中の様子を踏まえてFさんの家庭および地域での生活や仕事への復帰に向けて，セルフケアの再獲得を目指したプランを立案した．

2 看護問題

アセスメントの結果，以下の看護問題を抽出した．

#1 家庭における排泄・清潔行動の自立，安定した歩行動作獲得の準備状態にある

情 報	アセスメント
心身機能と身体構造 ・意識清明 ・MMSE 28点 ・WAIS-R 言語性IQ 108，動作性IQ 124，全IQ 120 ・FIM評価項目 〔認知項目〕理解 7点，表出 6点，社会的交流 5点，問題解決 6点，記憶 7点，計 31点 ・発話明瞭度：日常会話には問題ないが，会話のスピードを上げる（早口で話す）と発話が不明瞭になりやすい． ・右半身麻痺：BRS V-Ⅳ-V，右半身に触覚・温痛覚障害が残存しており，麻痺側の保護については自身で気を付けることができる． ・呼吸：ヘビースモーカーだったが入院を機に禁煙している． ・循環：心房細動は持続している．血圧 130～140/60～80mmHgで経過，脈拍 60～70回/分 ・食習慣：発症前は外食が多く脂っこいものが好きだった．毎日ビール1本，日本酒1合程度を飲んでいた． ・身長 170cm，体重 73kg，BMI 25.3 ・血液検査：TC 160mg/dL，TG 75mg/dL，Glu 104mg/dL ・内服：降圧薬（本人管理） ・食事：減塩常食（塩分 7g）	・認知機能（理解力や判断力など）は問題ない． ・家族との会話や日常会話は問題ないが，職場での会話や電話での応対などに支障が考えられる． ・血圧は，現時点では内服薬により安定している．ただし，入院以前の飲酒，喫煙，外食が多かったことによるナトリウム（Na）の過剰摂取などが高血圧の要因となり，退院後，血圧コントロール不良の要因，脳梗塞の再発要因となる．また，心房細動が持続しているため，水分の摂取不足は脳梗塞再発の要因になる．
活動と参加 ・ADL：室内においてほぼ自立レベル ・食事：摂食動作では利き手交換*をしており左手で摂取可能．右手も食器の把持やスプーンですくう，フォークで刺すなどの動作は可能．外泊中も自立 ・排泄：車椅子の使用により排泄は自立，病棟ではトイレまでの歩行は見守りで行い，ズボンの着脱はトイレ内の手すりや壁に寄りかかり自力で行っている．外泊時は夜間のみトイレまで妻に付き添ってもらい，ズボンの着脱は自力で可能．退院後は自力でトイレに行けるようにしたいと希望している． ・清潔：入院中は3回/週，入浴し，浴槽の出入りは見守りの下に行っている．身体を洗う動作では椅子を使用し，シャワー浴であれば自立している．外泊時にもパイプ椅子を使用しシャワー浴のみを行った．退院後は入浴も自立して行いたいと希望している． ・更衣・整容：座位で行えば自立 ・起居・移乗・移動：起居動作，椅子からの立ち上がりは自立し，病棟内は杖を使用せずに歩行可能．外出時（長距離歩行）には短下肢装具や杖を使用することがある．階段昇降は，杖あるいは手すりがあれば可能だが少し時間がかかる．外泊時には，室内歩行は自立してトラブルはなく，階段昇降は行わなかった．職場復帰に向けて動作の安定や階段昇降に向けた訓練継続を希望．	・食事動作は自立し，今のところ問題ない． ・再発防止に向け，食生活を改善したいという本人の意思がある． ・歩行の安定性が増すことで排泄は自立すると考えられる． ・病棟の浴室では入浴はほぼ自立しているが，自宅での入浴については，入浴用補助用具などの環境調整は未実施で，軽介助を要する． ・室内での移動は自立しており，特に問題はないが，屋外歩行の安定性はまだ確実ではない． ・長時間の外出では杖の使用や休息が必要 ・病院内でのADLはほぼ自立し，家庭生活に向けた準備状態にある．

背景因子

- Fさんの妻によれば、「会社では労災を適用し、事務職への配置転換も視野に入れて受け入れを考慮してくれているが、夫は、事務職への配置転換について、気が進まないようだ」と話している。
- これまでの営業の仕事は、外出が多く一日中歩き回り、他人との交渉など複雑な会話も多い。Fさんは「営業を担当したいが、可能なのか心配だ」と話し、配置転換の話題が出てからは、「右手が以前のようには動かないし、前のようにうまく話もできない。営業しかやってこなかったから会社で使いものになるだろうか」と心配している。
- 外泊後、Fさんは看護師に「妻や娘に世話をかけることになり、申し訳ないと思っている」「だいぶ良くなったけど、やっぱり誰かの助けが必要なのかと思うとなんだか情けない」と話していた。
- 妻はFさんについて、もとは営業職で口数が多かったが、発症後は口数が少なくなったと感じている。
- 妻は専業主婦だが、夫が事務職へ配置転換になる可能性や、うまく職場復帰できない場合を考えて、パートタイマーで働くなど考え始めている。
- 妻は「同居している娘は、父が自宅での生活に慣れるまでは私を手伝わなければならないと感じているようだが、仕事も忙しいので、具体的にどうするのがよいかまだ考えられていないようだ」と話している。
- Fさんは仕事中に発症しており労災適用となるため、休業補償給付により基本給の約60％が給料として支給されている。必要とされる療養に対する給付も行われており、医療費の負担はかかっていない。

- Fさんに右麻痺が残存していることや、右上肢の機能が改善したとはいえ巧緻動作は左でないと困難であることなどから、職場復帰への不安がある。
- 病前の「夫」「父親」「営業職」というFさんの役割は、障害により十分に果たすことができなくなっている。回復を自覚してはいるが、なんらかの援助を必要とすることに情けないと感じ、自信を失っている。
- 妻は、回復への期待と不安が混在し、夫の職場復帰の状況によっては、家族内の役割に変化が生じることが考えられる。
- 今後、職場復帰して営業から事務へ配置転換が行われた場合、以前と比べて収入の減少が予想される。
- 医療費については、労災給付のため現時点では問題はないが、今後のFさんの仕事内容によっては経済的問題が生じることも考えられる。

図7.6-3　ICFの枠組みを用いた情報の整理とアセスメント（発症後2カ月半〜）

#2　妻は、夫の障害に伴う（家庭内の）**役割緊張**[*]に向き合おうとしている

#3　障害の残存に対する不安や葛藤を抱えながらも、社会における新たな役割を見いだそうとしている

3　介入計画

目標／期待される成果

#1　自宅において排泄および清潔行動が自立する

　　階段や坂道での独歩が可能となる

　　平地での歩行が30分程度可能となる

#2　妻の役割緊張が軽減し、家族の協力体制ができる

#3　自分の状態について肯定的な表現ができる

　　家庭や職場において新たな役割を見いだして遂行する

　#1に対しては、自宅や職場環境の情報を収集し、外出・外泊訓練を繰り返しながら訓練効果を確認し、調整することを計画した。#2に対しては、妻の思いを傾聴し、家庭生活や職場復帰に関わる問題について家族間で共有し、具体的な解決行動がとれるような支援を計画した。#3に対しては、Fさんの家庭復帰や職場復帰について具体的に解決できるような支援を計画した（表7.6-4）。

用語解説[*]
利き手交換

脳卒中などのため利き手が実用手まで回復できない場合、訓練を行って利き手ではないほうの手を実用手にすること。

plus α
労働災害

業務上または通勤途中での負傷や病気、障害や死亡などの災害。アルバイトやパートタイマーを含むすべての労働者に対して労働者災害補償保険が適用されることが義務付けられている。

用語解説[*]
役割緊張

「夫」「妻」「父親」「母親」など、個人が社会的な役割を遂行するときに経験する困難やストレスのこと。

表7.6-4　Fさんへの介入計画（発症後2カ月半〜）

問題	具体策
#1 家庭において排泄・清潔行動の自立と，安定した歩行動作獲得の準備状態にある	**OP** 1. 日中と夜間における歩行の状況と，歩行後の疲労の有無・程度 　2. 危険回避行動を取ることが可能か 　3. 病棟内での排泄動作の自立度の変化 　4. 病棟内での入浴動作の自立度の変化 　5. 自宅での排泄，入浴動作の状況 　6. 自宅のトイレ環境，浴室環境 　7. 自宅内での歩行，屋外歩行の状況 　8. 職場環境（エレベーターやトイレなどの設備，階段昇降の必要性，ドアの開閉や廊下の状態など） 　9. 職場までの交通手段（公共交通機関や自家用車の利用） **TP** 1. 排泄の自立を促す 　・必要に応じて自宅のトイレに手すりなどの設置を検討する． 　・必要に応じて職場のトイレの使い方について検討する． 　2. 清潔行動の自立を促す 　・身体を洗う動作については，シャワーチェアに腰掛けた上でボディブラシやナイロンのタオルにひもを付けるなどによって自力で行えるようにする． 　・浴槽への出入りでは，手すりを使用して安全に実施できることを確認する． 　・入浴時以外の更衣・整容動作についても，できるだけ椅子に座って実施するように促す． 　・必要に応じて自宅の浴室にシャワーチェアや手すりの設置を勧める． 　3. 歩行の安定性と安全性を高める 　・院内での歩行や階段昇降訓練の情報を踏まえて，外出・外泊のときに歩行訓練を実施できるよう調整する． 　・階段昇降が十分に可能なレベルであれば，自宅でも階段を利用できるように手すりの設置などを検討する． 　・外出や外泊の際に実際に職場の施設を使用して，職場復帰に向けた環境調整の必要性を検討する． 　・家族に付き添ってもらい通勤経路をたどり，その結果により交通手段を選択し，訓練内容を調整する． 　4. 家庭や職場においてADLが維持できるよう調整する 　・退院後の状況に応じた機能訓練を実施できる地域の医療機関と連携をとり，定期的に通院リハビリテーションが行えるよう調整する． 　・職場の健康管理担当者（保健師など）に対して，Fさんの承諾を得た上で情報提供を行い，今後のフォローアップについて連携をとる． **EP** 1. 階段昇降の能力に応じて自宅の2階にある寝室を1階に移すことを提案する 　2. 疲労が強いときや体調が悪いときは，無理をせずに他者へ介助を求めることも必要であることを説明する 　3. ADLが自立レベルに達しても，自分の力を過信せず活動と休息のバランスをとるように指導する
#2 妻は，夫の障害に伴う（家庭内の）役割緊張に向き合おうとしている	**OP** 1. Fさんが脳梗塞を発症したことについての妻の思いの表出の有無やその内容 　2. Fさんの自宅退院についての妻の思い（不安や心配，期待など）の表出の有無やその内容 　3. 面会時のFさんと妻の様子（コミュニケーションの状態や関係性） 　4. 妻と娘の関係性と家庭における役割分担 　5. 外泊時の家庭での様子 　6. 妻に身体的・精神的疲労や心理的な問題が生じていないか 　7. 家庭内での役割分担に対する妻の思いや考え（患者や娘からの役割期待と妻の認識） **TP** 1. なんらかの問題の存在が推測されるときは，まず妻の思いを傾聴する 　2. 家庭内の役割に関する具体的な問題に気付けるように促し，家族間で検討できるよう調整する **EP** 1. 利用できるサービスなどについての情報を提供する 　・患者会や家族会などを紹介し，同じような障害のある人や家族との交流の機会を調整する． 　・要支援・要介護認定の申請により介護保険サービスの利用を検討する．

#3	OP	1. 脳梗塞を発症したことや右片麻痺についての思いの表出の有無やその内容
障害の残存に対する不安や葛藤を抱えながらも，社会における新たな役割を見いだそうとしている		2. 自宅退院への思い（不安や心配，期待など）の表出の有無やその内容
		3. 職場復帰への思いの表出の有無やその内容
		4. 面会時の家族との関わりの状況
		5. 家族（妻，娘）に対する思いの表出やその内容
		6. 自宅内の生活環境
		7. 外泊時のFさんおよび家族の様子
	TP	1. 今回の発症や麻痺の残存についての訴えや感情の表出を促し，Fさんの不安な気持ちを受け止めながら，一緒に考えていく姿勢を示す
		2. 家庭復帰や職場復帰について解決すべき具体的な課題を見いだし，Fさんが明確に目標設定できるようにする
		・週末の外泊訓練の際は病院で実施している訓練内容をできる限り自宅でも実践し，生活上の課題を抽出できるよう説明する．
		・自宅での課題を病院内でのリハビリテーションや病棟での生活の中で調整し，次回の外泊訓練につなげて計画的に外泊訓練を行えるよう促す．
		3. 夫婦間や家族間で職場復帰についての話し合いが十分でない場合は，話し合うことを勧める
		4. 医療ソーシャルワーカーと協力して以下について援助に当たる
		・職場の担当者との相談の機会を設け，営業職が可能かどうか，配置転換の可能性について検討する．
		・実際にFさん本人が職場環境を確認し，設備を使用した上で調整が可能か検討し，必要があれば職場に依頼する．
		・今後の雇用条件について，配置転換した場合の条件も含めて確認する．
		・職場復帰について，Fさんと妻，会社の担当者が話し合いをもてるよう，必要時には調整する．
		5. 患者会や家族会などを紹介し，今の状況が自分だけではなく同じような障害のある人やその家族がさまざまな課題にどのように取り組んでいるのか，理解してもらう

4 看護の実際・評価

|1| #1に関して

　病院内で実施している動作を，外出・外泊時にも実践できるようにリハビリテーション担当者と調整しながら統一した指導を行った．また，外泊時の様子を他職種に情報提供し，自宅や職場の状況に応じた訓練の追加や調整をした．排泄については自宅のトイレでも可能であり調整の必要はなかった．入浴に関しては，自宅の浴室に手すりを設置し，シャワーチェアを購入，さらに外泊を数回繰り返す中で妻が入浴前に環境を整え，物品を準備することにより自立した．歩行は，自宅内では杖なしで安全にでき，さらに屋外では杖を使用して見守り歩行ができた．こうして，自宅におけるFさんのADLは退院3カ月後に自立した．

|2| #2に関して

　定期的に面接を行う中で，妻はFさんに対する思いを表出するようになり，Fさんに麻痺が残り自宅での生活に介助が必要となることや，家事と介護の両立，夫の職場復帰などに不安を抱えていたが，Fさんの病院内におけるADLがほぼ自立したことにより，「これまで通り家事をしながら様子を見守りたい」と，退院後について話すようになった．さらに，外泊訓練を繰り返したことで自宅の具体的な改善計画を立てることができ，Fさんも妻も「自宅での生活について少し自信をもてた」と表情が明るくなった．Fさんの娘は，休日は家事を手伝い，以前よりも多めに生活費を入れるようになり，家族間の協力体制が整い，妻は安心できたようであった．また，介護保険サービスの利用について

も申請を進めることとなった.

|3| #3 に関して

　外出や外泊時の状況を確認し，解決すべき問題がある場合は次回の外泊に向けて他職種と共に訓練内容の変更や環境調整などの対策を行い，課題を一つずつクリアできるように支援した．FさんはADLがほぼ自立レベルまで回復し，外泊訓練を繰り返すことで自宅での生活について自信を示すようになった．右上肢の麻痺は軽度残存しているものの準実用手レベルであり，パソコンの使用も可能となった．職場復帰に向けて会社の担当者と相談し，営業職は外出が多く，長時間の歩行や交渉などによる心身への負担も大きいため，事務職に配置転換の上，復帰することとなった．Fさんは，「営業が好きだから，事務職への転向は本意ではないが，仕方がない」と話し，具体的な調整が進むにつれ，前向きな言葉も聞かれるようになった．

　こうして，Fさんの自己に対する評価は肯定的なものとなり，自尊心の低下を示す言動はなくなった．しかし，Fさんには障害が残存しており，仕事内容も変更していることなどから引き続き支援を行う必要があることを，在宅でのサービス調整を担うケアマネジャーへ情報提供した．

7 退院後のFさんの状況（生活期）

　Fさんは要介護1の認定を受け，退院直後から介護保険によるサービスを利用して，ホームヘルパー（訪問介護員）に付き添ってもらい週1回，自宅から片道15分程度のクリニックで**外来リハビリテーション**を継続した．屋外歩行の持久力や安定性も徐々に向上し，退院後1カ月程度で，妻と隣町のスーパーマーケットへ買い物に出かけられるようになり，さらに職場復帰に向けて通勤路をたどる練習も始めた．

　退院から2カ月後にはクリニックまでの歩行が独歩で可能となったため，以後は月1回の外来通院とし，時差出勤・短時間勤務で職場復帰することとなった．最初の1週間は往復に妻が付き添ったが大きなトラブルもなく，退院3カ月後には独歩で通勤可能となった．自宅では，「このまま良くなったら営業に戻れるかな」「本当は営業の仕事がしたいな」という言葉も時々聞かれるが，職場ではパソコンの操作や電話の応対など，事務職の仕事に前向きに取り組んでいる．

　退院後の血圧は，内服を継続して130～140/70mmHgと安定している．食生活は，発病前は外食が多かったが，現在は妻が作った弁当を持参し，アルコールも夕食時にビールをコップ1杯程度にとどめている．退院3カ月後の外来受診での検査結果は，総コレステロール（TC）154mg/dL，中性脂肪（TG）75mg/dL，血糖（Glu）100mg/dL，体重72kgと良

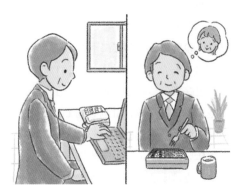

好であった.

職場復帰から2カ月間は短時間勤務であったが,今後,特に問題がなければフルタイム勤務となる予定であり,疲労の蓄積や外食の機会が増えることも予想されるため,再発に十分に留意するよう,外来で指導を行っている.また妻は,Fさんがフルタイム勤務になれば,近くのスーパーマーケットでパートタイマーとして仕事を始める予定である.

8 事例からの学び／まとめ

1 急性期

急性期リハビリテーション看護とは,動揺している患者や家族の心身の状態を整え,回復期以降のリハビリテーションが順調に進められるように準備する段階であるともいえる.Fさんのケースではrt-PA療法の効果が十分に得られ,麻痺の程度も軽く,認知面での問題もほとんどみられなかった.また,家族や職場の理解もあり,患者を取り巻く環境に大きな問題がなかったため,急性期リハビリテーションが順調に進められ,回復期リハビリテーション病院への転院も問題なく行えた.しかし,入院患者の中には合併症や再梗塞を起こして心身機能が著しく悪化し,回復期リハビリテーションへの移行が順調に行えなかったり,家族のサポート機能が不十分だったりする例もある.

また,**地域との連携**については,SCUという専門性の高い病棟で,チーム医療の体制や退院後の生活を視野に入れた患者アセスメント,回復期リハビリテーション施設との協力体制がシステムとして構築されており,連携をとりやすい環境にあった.このように患者を取り巻くさまざまな条件は,リハビリテーションの進行にも影響を及ぼすため,急性期看護においては回復期以降も視野に入れた患者のアセスメントが必要である.

2 回復期・生活期

退院後に在宅療養を行う場合,ほかの家族にはおのおのの生活があり,すべての時間を患者のために使うわけにはいかない.だからこそ,地域リハビリテーションにおいては,主に医療機関内で提供される急性期・回復期リハビリテーション看護から,患者と家族の生活を考慮した生活期リハビリテーション看護への**連携**が順調に行われ,適切な時期に適切な看護援助を切れ目なく提供されることが重要となる.

Fさんの場合,回復期において排泄・清潔などのADLが自立したことから,自宅内での生活については妻の身体的な負担が軽くなり,Fさん本人も他人の手を煩わすことなく自分でできるという自信につながった.また,退院時点で目標であった屋外の見守り歩行が可能となったことで,徒歩によるクリニックへの通院や通勤経路を妻とたどる練習を行うなど,Fさんの歩行の状況に合わせて徐々に活動範囲を拡大し,歩行の安定性を確保できた.さらに,職場復帰については当初は時差出勤や短時間勤務とし,通勤や職場での生活に慣れる時間を

つくったことで，心身の負担は軽減し，社会生活への適応を促すことができた．

しかしながら、高齢、麻痺の回復レベルが思わしくないなど、目標に十分に達していない状況で退院する（地域に戻る）例も少なくない．

脳血管疾患患者の看護においては，Fさんの例のように退院後の生活を回復期入院期間中に想定し，「退院までに自立レベルになるもの」と，目標まで達することができず「退院後に段階的に自立へ向けるもの」とを整理し，それぞれについて調整することが重要である．そのために入院中から**要介護認定**の申請や**ケアマネジャー**の決定を行い，退院後の在宅療養に関わるサービス提供者と主治医，看護師，リハビリテーション担当者などの関係者が一堂に会し，サービス調整を行う担当者会議を開催し，**退院時共同指導**[*1] を行うことがある．また，早期の自宅退院を目指し，患者に関わるすべての医療機関の効果的な連携を行うためのツールとして，**脳卒中地域連携クリニカルパス**[2]を用いる医療機関も多い．

回復期において再獲得したADLや活動性の維持・向上を図り，社会参加を推進することは生活期リハビリテーションの重要な課題である．地域におけるリハビリテーションを担う看護職として，地域生活において療養者とその家族が安心して家庭生活や職業生活を維持できるように，療養者のみならず家族の支援や社会的サポートがうまく機能するよう具体的な提案や指導，調整を行うことが重要である．

> **用語解説** *
> ### 退院時共同指導
> 保険医療機関に入院中の患者について，退院後の在宅療養を担う医師や看護師等が患者の入院医療機関に赴いて，退院後の療養上必要な説明および指導を入院中の担当者と共同して行い，文書により情報提供した場合に診療報酬として，「退院時共同指導料」を算定できる．算定要件として，退院・退所後に訪問看護サービスを行うこと，退院時共同指導の内容を訪問看護サービス記録書に記録することなどが定められている．

脳卒中地域連携クリニカルパス

　急性期病院から回復期病院を経て早期に自宅退院できるようにするために作成された診療計画．治療を受けるすべての医療機関で共有して用いる．診療にあたる複数の医療機関が役割分担を決め，あらかじめ診療内容を患者に提示・説明することにより患者が安心して医療を受けられるようにしている．パスの内容には，施設ごとの診療内容と治療経過，最終ゴールなどが明示されている．

　パスを利用することで，回復期病院では患者がどのような状態で転院してくるのかを把握できるため，転院早期から病状に応じたリハビリテーションを開始できる．また，在宅療養に向けて医療および介護サービスが相互に連携し，支援することができる（➡p.58 参照）．

■ 引用・参考文献

1) 岡田靖編. 脳卒中超急性期ナーシング：rt-PA静注療法と看護. 看護技術. 2007, 53 (14), p.11-43.
2) 川口哲郎ほか. 脳梗塞超急性期の血栓溶解療法. 月刊ナーシング. 2006, 26 (2), p.114-123.
3) 長谷川康弘. "ストローク・ユニット（ストローク・ケア・ユニット）の条件, 在り方". よくわかる脳卒中のすべて. 岡田靖ほか編. 永井書店, 2006, p.86-95.
4) 菊池晴彦総監修. 脳神経ナース必携 脳卒中看護実践マニュアル. メディカ出版, 2009.
5) 鈴木千佳代編著. 認定看護師が書いたやさしい脳卒中リハビリテーション看護. メディカ出版, 2012.
6) 厚生労働省. 平成28 年度診療報酬改定について. https://www.mhlw.go.jp/stf/seisakunitsuite/bunya/0000106421.html（参照2023-05-12）.
7) 千野直一ほか編. 脳卒中患者の機能評価：SIASとFIMの実際. シュプリンガー・ジャパン, 1997, p.144.
8) 診療点数早見表. 医学通信社, 2014, p.223-225.
9) 藤本俊一郎編. 地域連携クリティカルパス：脳卒中・大腿骨頸部骨折・NST. メディカルレビュー社, 2006, p.30-34.
10) 渡辺俊之編. リハビリテーション患者の心理とケア. 医学書院, 2000.

重要用語

地域リハビリテーション	家庭生活（自宅生活）	連携
廃用症候群	職場復帰	外来リハビリテーション
シームレスケア	役割緊張	退院時共同指導

◆ 学習参考文献

❶ 鈴木純恵ほか編. 健康危機状況／セルフケアの再獲得. 第2版, メディカ出版, 2022, （ナーシング・グラフィカ, 成人看護学2）.

　患者を生活者としてとらえ, セルフケアの視点から看護支援をまとめている.

❷ 石鍋圭子ほか編. リハビリテーション看護とセルフケア. 医歯薬出版, 2002, （リハビリテーション看護研究, 5）.

　リハビリテーション看護において, 「セルフケア」という視点に基づいた対象のとらえ方, 考え方を理解することができる.

❸ 医療経済研究・社会保険福祉協会医療経済研究機構編. チームで行う退院支援：入院時から在宅までの医療・ケア連携ガイド. 松下正明監修. 中央法規出版, 2008.

　退院支援の段階的な進め方が解説されており, 地域医療との連携についても触れられている.

❹ 社団法人日本リハビリテーション医学会監修. 日本リハビリテーション医学会診療ガイドライン委員会・リハビリテーション連携パス策定委員会編. 脳卒中リハビリテーション連携パス：基本と実践のポイント. 医学書院, 2007.

　脳卒中診療の現状とリハビリテーション連携のあり方について詳しく解説. クリニカルパスの基本から動向についてわかりやすく解説されており, 連携パスの実践例も多数掲載されている.

7

事例で学ぶICFの枠組みを用いた看護の展開

資料　身体障害者障害程度等級表（身体障害者福祉法施行規則第五条別表第五号）

級別	視覚障害	聴覚又は平衡機能の障害 聴覚障害	平衡機能障害	音声機能、言語機能又はそしゃく機能の障害	肢体不自由 上肢	下肢	
一級	両眼の視力（万国式試視力表によって測ったものをいい，屈折異常のある者については，きょう正視力について測ったものをいう．以下同じ）の和が0.01以下のもの				1　両上肢の機能を全廃したもの 2　両上肢を手関節以上で欠くもの	1　両下肢の機能を全廃したもの 2　両下肢を大腿の2分の1以上で欠くもの	
二級	1　両眼の視力の和が0.02以上0.04以下のもの 2　両眼の視野がそれぞれ10度以内でかつ両眼による視野について視能率による損失率が95パーセント以上のもの	両耳の聴力レベルがそれぞれ100デシベル以上のもの（両耳全ろう）			1　両上肢の機能の著しい障害 2　両上肢のすべての指を欠くもの 3　一上肢を上腕の2分の1以上で欠くもの 4　一上肢の機能を全廃したもの	1　両下肢の機能の著しい障害 2　両下肢を下腿の2分の1以上で欠くもの	
三級	1　両眼の視力の和が0.05以上0.08以下のもの 2　両眼の視野がそれぞれ10度以内でかつ両眼による視野について視能率による損失率が90パーセント以上のもの	両耳の聴力レベルが90デシベル以上のもの（耳介に接しなければ大声語を理解し得ないもの）	平衡機能の極めて著しい障害	音声機能、言語機能又はそしゃく機能の喪失	1　両上肢のおや指及びひとさし指を欠くもの 2　両上肢のおや指及びひとさし指の機能を全廃したもの 3　一上肢の機能の著しい障害 4　一上肢のすべての指を欠くもの 5　一上肢のすべての指の機能を全廃したもの	1　両下肢をショパー関節以上で欠くもの 2　一下肢を大腿の2分の1以上で欠くもの 3　一下肢の機能を全廃したもの	
四級	1　両眼の視力の和が0.09以上0.12以下のもの 2　両眼の視野がそれぞれ10度以内のもの	1　両耳の聴力レベルが80デシベル以上のもの（耳介に接しなければ話声語を理解し得ないもの） 2　両耳による普通話声の最良の語音明瞭度が50パーセント以下のもの		しゃく機能、言語機能又はそしゃく機能の著しい障害	1　両上肢のおや指を欠くもの 2　両上肢のおや指の機能を全廃したもの 3　一上肢の肩関節、肘関節又は手関節のうち、いずれか一関節の機能を全廃したもの 4　一上肢のおや指及びひとさし指を欠くもの 5　一上肢のおや指及びひとさし指の機能を全廃したもの 6　おや指又はひとさし指を含めて一上肢の三指を欠くもの 7　おや指又はひとさし指を含めて一上肢の三指の機能を全廃したもの 8　おや指又はひとさし指を含めて一上肢の四指の機能の著しい障害	1　両下肢のすべての指を欠くもの 2　両下肢のすべての指の機能を全廃したもの 3　一下肢を下腿の2分の1以上で欠くもの 4　一下肢の機能の著しい障害 5　一下肢の股関節又は膝関節の機能を全廃したもの 6　一下肢が健側に比して10センチメートル以上又は健側の長さの10分の1以上短いもの	
五級	1　両眼の視力の和が0.13以上0.2以下のもの 2　両眼による視野の2分の1以上が欠けているもの		平衡機能の著しい障害		1　両上肢のおや指の機能の著しい障害 2　一上肢の肩関節、肘関節又は手関節のうち、いずれか一関節の機能の著しい障害 3　一上肢のおや指を欠くもの 4　一上肢のおや指の機能を全廃したもの 5　一上肢のおや指及びひとさし指の機能の著しい障害 6　おや指又はひとさし指を含めて一上肢の三指の機能の著しい障害	1　一下肢の股関節又は膝関節の機能の著しい障害 2　一下肢の足関節の機能を全廃したもの 3　一下肢が健側に比して5センチメートル以上又は健側の長さの15分の1以上短いもの	
六級	一眼の視力が0.02以下、他眼の視力が0.6以下のもので、両眼の視力の和が0.2を超えるもの	1　両耳の聴力レベルが70デシベル以上のもの（40センチメートル以上の距離で発声された会話語を理解し得ないもの） 2　一側耳の聴力レベルが90デシベル以上、他側耳の聴力レベルが50デシベル以上のもの			1　一上肢のおや指の機能の著しい障害 2　ひとさし指を含めて一上肢の二指を欠くもの 3　ひとさし指を含めて一上肢の二指の機能を全廃したもの	1　一下肢をリスフラン関節以上で欠くもの 2　一下肢の足関節の機能の著しい障害	
七級					1　一上肢の機能の軽度の障害 2　一上肢の肩関節、肘関節又は手関節のうち、いずれか一関節の機能の軽度の障害 3　一上肢の手指の機能の軽度の障害 4　ひとさし指を含めて一上肢の二指の機能の著しい障害 5　一上肢のなか指、くすり指及び小指を欠くもの 6　一上肢のなか指、くすり指及び小指の機能を全廃したもの	1　両下肢のすべての指の機能の著しい障害 2　一下肢の機能の軽度の障害 3　一下肢の股関節、膝関節又は足関節のうち、いずれか一関節の機能の軽度の障害 4　一下肢のすべての指を欠くもの 5　一下肢のすべての指の機能を全廃したもの 6　一下肢が健側に比して3センチメートル以上又は健側の長さの20分の1以上短いもの	
備考	1　同一の等級について二つの重複する障害がある場合は，一級うえの級とする．ただし，二つの重複する障害が特に本表中に指定せられているものは，該当等級とする． 2　肢体不自由においては，七級に該当する障害が二以上重複する場合は，六級とする． 3　異なる等級について二以上の重複する障害がある場合については，障害の程度を勘案して当該等級より上位の等級とすることができる． 4　「指を欠くもの」とは，おや指については指骨間関節，その他の指については第一指骨間関節以上を欠くものをいう．						

肢体不自由			心臓，じん臓若しくは呼吸器又はぼうこう若しくは直腸，小腸，ヒト免疫不全ウイルスによる免疫若しくは肝臓の機能の障害						
体　幹	乳幼児期以前の非進行性の脳病変による運動機能障害		心臓機能障害	じん臓機能障害	呼吸器機能障害	ぼうこう又は直腸の機能障害	小腸機能障害	ヒト免疫不全ウイルスによる免疫機能障害	肝臓機能障害
	上肢機能	移動機能							
体幹の機能障害により坐っていることができないもの	不随意運動・失調等により上肢を使用する日常生活動作がほとんど不可能なもの	不随意運動・失調等により歩行が不可能なもの	心臓の機能の障害により自己の身辺の日常生活活動が極度に制限されるもの	じん臓の機能の障害により自己の身辺の日常生活活動が極度に制限されるもの	呼吸器の機能の障害により自己の身辺の日常生活活動が極度に制限されるもの	ぼうこう又は直腸の機能の障害により自己の身辺の日常生活活動が極度に制限されるもの	小腸の機能の障害により自己の身辺の日常生活活動が極度に制限されるもの	ヒト免疫不全ウイルスによる免疫の機能の障害により日常生活がほとんど不可能なもの	肝臓の機能の障害により日常生活活動がほとんど不可能なもの
1　体幹の機能障害により坐位又は起立位を保つことが困難なもの 2　体幹の機能障害により立ち上ることが困難なもの	不随意運動・失調等により上肢を使用する日常生活動作が極度に制限されるもの	不随意運動・失調等により歩行が極度に制限されるもの						ヒト免疫不全ウイルスによる免疫の機能の障害により日常生活が極度に制限されるもの	肝臓の機能の障害により日常生活活動が極度に制限されるもの
体幹の機能障害により歩行が困難なもの	不随意運動・失調等により上肢を使用する日常生活動作が著しく制限されるもの	不随意運動・失調等により歩行が家庭内での日常生活活動に制限されるもの	心臓の機能の障害により家庭内での日常生活活動が著しく制限されるもの	じん臓の機能の障害により家庭内での日常生活活動が著しく制限されるもの	呼吸器の機能の障害により家庭内での日常生活活動が著しく制限されるもの	ぼうこう又は直腸の機能の障害により家庭内での日常生活活動が著しく制限されるもの	小腸の機能の障害により家庭内での日常生活活動が著しく制限されるもの	ヒト免疫不全ウイルスによる免疫の機能の障害により日常生活が著しく制限されるもの（社会での日常生活活動が著しく制限されるものを除く）	肝臓の機能の障害により日常生活活動が著しく制限されるもの（社会での日常生活活動が著しく制限されるものを除く）
	不随意運動・失調等による上肢の機能障害により社会での日常生活活動が著しく制限されるもの	不随意運動・失調等により歩行が社会での日常生活活動が著しく制限されるもの	心臓の機能の障害により社会での日常生活活動が著しく制限されるもの	じん臓の機能の障害により社会での日常生活活動が著しく制限されるもの	呼吸器の機能の障害により社会での日常生活活動が著しく制限されるもの	ぼうこう又は直腸の機能の障害により社会での日常生活活動が著しく制限されるもの	小腸の機能の障害により社会での日常生活活動が著しく制限されるもの	ヒト免疫不全ウイルスによる免疫の機能の障害により社会での日常生活活動が著しく制限されるもの	肝臓の機能の障害により社会での日常生活活動が著しく制限されるもの
体幹の機能の著しい障害	不随意運動・失調等による上肢の機能障害により社会での日常生活活動に支障のあるもの	不随意運動・失調等により社会での日常生活活動に支障のあるもの							
	不随意運動・失調等により上肢の機能の劣るもの	不随意運動・失調等により移動機能の劣るもの							
	上肢に不随意運動・失調等を有するもの	下肢に不随意運動・失調等を有するもの							

5　「指の機能障害」とは，中手指節関節以下の障害をいい，おや指については，対抗運動障害をも含むものとする．
6　上肢又は下肢欠損の断端の長さは，実用長（上腕においては腋窩より，大腿においては坐骨結節の高さより計測したもの）をもって計測したものをいう．
7　下肢の長さは，前腸骨棘より内くるぶし下端までを計測したものをいう．

年	国内の出来事，制度など	学　会	国外での出来事など	リハビリテーション看護
1601			英国：エリザベス救貧法制定	
1878	京都盲啞院の設立			
1883〜1902			不自由な子どもたちのために病院や施設，寄宿舎が次々と設立	
1911			米国：労働者災害補償法の施行	
1914〜1918	陸軍病院，海軍病院，療養所で兵士および傷痍軍人の治療を実施 臨時東京第三陸軍病院，臨時東京第一陸軍病院で戦傷者のリハビリテーションを実施		第一次世界大戦 米国：赤十字社障害者研究所が，傷病兵の職業訓練を実施	
1919			米国：Archives of Physical Medicine and Rehabilitationの創刊	
1920			米国：職業リハビリテーション法（スミス・フェス法）の成立	
(1922)			国際肢体不自由児協会（現国際リハビリテーション協会，本部・ニューヨーク）設立	
1930			米国：退役軍人省の設立	
1932	東京市立光明学校の設立			
1935			米国：社会保障法の制定	
1938			米国：American Academy of Physical Medicine and Rehabilitationの結成	
1939	傷痍軍人職業補導所の開設			
1941			米国：フランク・クルーセン（Frank H. Krusen）がPhysical Medicine and Rehabilitationに関する書籍を執筆	
1939〜1945			第二次世界大戦	
1942	整肢療護園の設立		米国：Sister Kenny研究所の設立	
1943			米国： • 職業リハビリテーション法（1960年代まで改正が続く）の改正 • 国連リハビリテーション局の設立 • サルファ薬の開発や薬物治療の向上により，障害退役軍人の数が増加	
1944			英国：障害者（雇用）法制定	• 昭和20年代：病人や障害者に対して救命を主にした医学と基本的な看護実践
1945〜			第二次世界大戦後：工業化の進展や交通事故の増加により，障害をもつ一般市民が増加	
1946	日本国憲法制定		米国：ヒル＝バートン法（病院調査建設法）の制定	
1947	児童福祉法制定，保健所法制定 労働者災害補償保険法の制定		米国： • ハワード・ラスク（Howard A. Rusk）が，アメリカの病院（ベルビュー）に初めて医学的リハビリテーションサービスを導入 • 理学療法士協会の設立 • リハビリテーション専門医の認定開始	
1948	保健婦助産婦看護婦法制定 国立光明寮設立（東京・塩原） 医療法制定 日本肢体不自由児協会設立		世界人権宣言（国連） 英国：国営医療サービスでリハビリテーション開始 ストーク・マンデビル競技会開催	
1949	身体障害者福祉法制定 国立身体障害者更生指導所設立			雑誌『看護』1（4）に「肢体不自由者の看護」翻訳掲載
1950	精神衛生法制定 • 1950年代：温泉病院での脳卒中のリハビリテーションが盛んになる			雑誌『看護』2（7）に「脊髄性小児麻痺の看護法」「肢体不自由児の療法」掲載
1951	社会福祉事業法制定 第1回身体障害者実態調査実施			保健婦助産婦看護婦学校養成所指定規則：理学療法15時間など
1953	国立身体障害者更生指導所において医学的・心理社会的・職業的リハビリテーションを開始			
1954	児童福祉法，身体障害者福祉法改正（育成医療，更生医療の給付）		米国：職業リハビリテーション法改正（1920年スミス・フェス法制定） 英国：障害者職業再定着指導教官設置	
1955				第5回日本看護協会総会：教育委員会で「リハビリテーション」のシンポジウム開催

年				
1958	国立ろうあ者更生指導所（後の国立聴力言語障害センター）設立 職業訓練法公布		米国：ラスクと共同研究者がRehabilitation Medicineを刊行	●昭和30年代：リハビリテーション概念：看護では精神科のみ 雑誌『看護技術』にリハビリテーションの特集掲載
1959	国民年金法制定		デンマーク：1959年法制定（知的障害者福祉法）	
1960	精神薄弱者福祉法，身体障害者雇用促進法制定 日本最初のリハビリテーション専門書の刊行		国際肢体不自由児協会（1922年設立）から国際障害者リハビリテーション協会（ISRD）へ名称変更 第9回ストーク・マンデビル競技大会が第1回パラリンピックとなる（ローマ）	
1961	国民皆保険制度達成			
1963	医療制度調査会「医療制度全般についての改善の基本方策に関する答申」→専門職の制度化 国立療養所東京病院付属リハビリテーション学院開校 東京大学医学部附属病院リハビリテーション部の開設	日本リハビリテーション医学会発足		
1964	国立身体障害者更生指導所から国立身体障害センターに，国立東京光明寮から国立東京視力障害センターに名称変更 日本肢体不自由者リハビリテーション協会設立			
1965	理学療法士及び作業療法士法制定 太陽の家の開所			●昭和40年代：リハビリテーションチームにおける看護師独自の役割：自助具の工夫，日常生活改善
1966	第1回PT・OT国家試験，日本理学療法士協会，日本作業療法士協会設立		米国： ・メディケイドの制定 ・リハビリテーション施設認定委員会（Commission on Accreditation and Rehabilitation Facilities）の設立	
1968			米国：建築物障害法 英国：シーボーム報告	看護教育カリキュラム改正：リハビリテーションの概念を「看護学総論」で教授（1968～88），「リハビリテーション看護」のテキストも出版された
1969	職業訓練法制定	第1回国際リハビリテーション医学会	国際障害者リハビリテーション世界会議でシンボルマークと「リハビリテーションの10年（1970～80）」採択	
1970	心身障害者対策基本法制定 日本肢体不自由者リハビリテーション協会から日本障害者リハビリテーション協会に名称変更		米国：independent living movement（自立生活活動） デンマーク：normalization（ノーマライゼーション）	
1971	言語聴覚士の教育開始（国立聴力言語障害センター附属施設）		知的障害者の権利条約	
1972			国際障害者リハビリテーション協会から国際リハビリテーション協会（RI）に名称変更	
1973			米国：リハビリテーション法制定	
1974	獨協医科大学に日本初のリハビリテーション医学講座開設		米国：米国リハビリテーション看護師協会（ARN）設立	
1975			国連総会決議：「障害者の権利宣言」 米国：全障害児教育法制定	●昭和50年代：医学の進歩とともに心理の分野にまでリハビリテーションが波及 急性期リハビリテーションの重要性強調
1976	身体障害者雇用促進法改正（身体障害者雇用納付金制度創設）			
1977		日本学術会議「リハビリテーションに関する教育・研究体制等について」	米国：米国看護師協会業務指針「リハビリテーション看護業務基準」	
1979	国立身体障害者リハビリテーションセンター設置（国立身体障害センター，国立東京視力障害センター，国立聴力言語障害センターを統合） 国立職業リハビリテーションセンター設置			
1980		日本リハビリテーション医学会が専門医制度の発足	第14回国際リハビリテーション協会世界会議「80年代憲章」障害者の予防サービス	
1981	国際障害者年		国際障害者年：完全参加と平等 ノーマライゼーションの概念の発達	
1982	障害者対策に関する長期計画決定 障害者対策推進本部設置 義肢装具士の教育開始（国立身体障害者リハビリテーションセンター） 老人保健法の制定		障害者に関する世界行動計画	
1983			FIMが開発される 国連・障害者の十年（1983～1992）	

年				
1984			英国：Medical Disability Societyの誕生	
1985	職業能力開発促進法制定（職業訓練法を改称）			●昭和60年代：リハビリテーション看護教育に関する問題提起ジェネラリスト論vsスペシャリスト論対象拡大，細分化・専門分化
1986	国民年金法改正（障害基礎年金制度創設）国立精神・神経センター設置		米国：米国看護師協会業務指針「リハビリテーション看護業務基準」改定	
1987	身体障害者雇用促進法から障害者の雇用の促進等に関する法律へ，精神衛生法から精神保健法へ名称変更社会福祉士及び介護福祉士法制定義肢装具士法の制定			
1988	第16回リハビリテーション世界会議（東京開催）			看護教育カリキュラム改正：経過別看護の一つとして各教科書にリハビリテーションが組み込まれる（1988～1996）
1989	手話通訳士制度創設	日本リハビリテーション看護研究会発足（1992年に日本リハビリテーション看護学会へ名称変更）		
1990	福祉関係8法改正		米国：障害をもつアメリカ人法（ADA）制定米国：全障害児教育法から個別障害者教育法（IDEA）に名称変更英国：British Society of Rehabilitation Medicine（BSRM）	
1993	診療報酬改定：「リハビリテーション科」障害者基本法制定障害者対策に関する新長期計画（～2002年）医療法改正（看護と介護の明確化）		アジア太平洋障害者の十年（1993～2002）	
1994	地域保健法に改正（保健所法から）ハートビル法制定			
1995	障害者プラン（ノーマライゼーション7か年戦略）精神保健法改正「精神保健福祉法」へ		英国：障害者差別禁止法制定	●最近の動向：在宅・地域リハビリテーション看護
1996		日本在宅ケア学会，日本難病看護学会発足	米国：米国リハビリテーション看護師協会「リハビリテーション専門看護業務基準」	看護教育カリキュラム改正：健康の状態に応じた看護にリハビリテーションが入る（1996～2012）
1997	介護保険法制定言語聴覚士法の制定			
1998	パラリンピック（長野）			
2000	介護保険法施行社会福祉法制定（社会福祉事業法改正，名称変更）交通バリアフリー法制定回復期リハビリテーション病棟の新設	国際リハビリテーション看護研究会発足	米国：米国リハビリテーション看護師協会「リハビリテーション看護コアカリキュラム」	
2001	障害者対策推進本部から障害者施策推進本部へ高次脳機能障害支援モデル事業		WHOでICF採択	
2002	新障害者プラン制定		アジア太平洋障害者の十年をさらに10年継続	
2004	障害者基本法改正発達障害者支援法の制定			
2005	障害者自立支援法制定介護保険法改正			摂食・嚥下障害看護を認定看護分野として特定
2006	バリアフリー法制定教育基本法改正学校教育法の一部改正障害者自立支援法の施行		国連：障害者の権利に関する条約採択（2008年に発効．2022年6月現在185カ国が批准．日本は2007年に署名し，2014年に批准）	
2007		第44回リハビリテーション医学会で看護フォーラムを開催		
2008	国立身体障害者リハビリテーションセンターから国立障害者リハビリテーションセンターへ名称変更			脳卒中リハビリテーション看護を認定看護分野として特定
2009	障がい者制度改革推進会議設置障害者雇用促進法改正		ポリトラウマ・リハビリテーションセンター，ポリトラウマ・ネットワーク・サイトの設立（2009～）	脳卒中リハビリテーション看護認定看護師教育開始
2011	障害者基本法改正			脳卒中リハビリテーション看護認定看護師742名，摂食嚥下障害看護認定看護師1,088名（2022年12月現在）
2012	障害者総合支援法制定（障害者自立支援法改正）障害者優先調達推進法制定中央教育審議会（インクルーシブ教育システム構築のための特別支援教育の推進）			看護教育カリキュラム改正

	国　内	世　界
1946年	日本国憲法：基本的人権の尊重*¹	
1947年		ニュルンベルク綱領：人権を配慮した人体実験のあり方
1948年	優生保護法：「不良な子孫の出生防止」中絶が法的に公認　→1996年母子保健法で項目削除	**世界人権宣言**：国連にて人に値する生活の保障（生存権思想）
1949年	身体障害者福祉法：法の目的は「更生」	
1950年	生活保護法：最低限の生活保障（公的扶助）	
1953年		看護婦の倫理国際規律（ICN*²）
1959年	障害者年金制度：国民年金法	
1960年	身体障害者の雇用の促進等に関する法律（2016年改正）	パラリンピック：脊椎損傷者のみ対象，ノーマライゼーションの普及
1964年	家庭奉仕員制度：在宅障害者へのサービス **パラリンピック**：東京オリンピック後に日本で開催　障害者の社会参加促進	ヘルシンキ宣言←米国で医療訴訟増加，IC（informed consent：インフォームドコンセント）
1967年	身体障害者福祉法改正：重度障害者を考慮，「生活の安定」追加	IL（自立生活）運動
1973年		国際看護師倫理綱領（ICN）
1975年		**障害者の権利宣言**
1979年		国際障害者年行動計画策定：国連が同盟国に計画策定勧告
1981年		患者の権利に関する世界医師会リスボン宣言
1982年	障害者対策に関する長期計画：10年間で**ノーマライゼーション**普及	国際障害者年：国連「完全参加と平等」がテーマ 障害者に関する世界行動計画：国連が障害者福祉の原理を提示
1983年		国連・障害者の十年：障害者施策推進へ
1985年		看護倫理（ARN*³）
1986年		人権の保護を所信表明（ICN）
1988年	看護師の倫理規定：日本看護協会	
1990年		障害をもつアメリカ人法（ADA）：差別禁止とアクセスの保障，機会均等，完全参加，社会・経済的自立
1993年	障害者対策に関する新長期計画：完全参加の社会づくり **障害者基本法**：個人の尊厳と社会参加への機会を保障	
1994年	**ハートビル法***⁴	倫理的リハビリテーション看護実践基準（ARN）
1995年	障害者プラン〜**ノーマライゼーション７か年戦略**〜 七つの視点から横断的・総合的施策推進	患者の権利に関する世界医師会リスボン宣言（改正） 障害者差別禁止法：DDA，英国
2000年	社会福祉法制定 交通バリアフリー新法*⁵	ICN看護師の倫理綱領 スフィアハンドブック―人道憲章と人道支援における最低基準―：被災者の権利と被災者支援の最低基準
2001年		国際生活機能分類（ICF）：WHO国際障害分類（ICIDH）の改訂
2002年	新障害者プラン（通称）*⁶：共生社会の実現，利用者本位の支援 支援費制度：「措置」から「契約」へと変化	
2003年	看護者の倫理綱領：日本看護協会	
2005年	障害者自立支援法　→2006年一部改正	ICN看護師の倫理綱領（2005年改訂版）
2006年	**バリアフリー法***⁷	生命倫理と人権に関する宣言（ユネスコ）
2007年	障害者の権利に関する条約に署名，2014年2月より発効	**障害者の権利に関する条約**：国連総会で採択，障害は個人でなく社会にあると表明
2012年	**障害者総合支援法**制定（障害者自立支援法改正） 障害者虐待防止法	
2013年	障害者差別解消法（2016年施行）	
2014年	障害者の権利に関する条約批准 難病の患者に対する医療等に関する法律：難病医療費助成制度と治療研究の推進	
2015年		持続可能な開発目標（sustainable development goals：SDGs）：第70回国連総会で採択「誰一人取り残さない」17のゴール
2016年	成年後見制度の利用の促進に関する法律（成年後見制度利用促進法）	
2018年	障害者による文化芸術活動の推進に関する法律（障害者文化芸術推進法）	
2019年	視覚障害者等の読書環境の整備の推進に関する法律	
2020年	聴覚障害者等による電話の利用の円滑化に関する法律	
2020年	一般社団法人日本災害リハビリテーション支援協会（Japan Disaster Rehabilitation Assistance Team：JRAT）	
2022年	障害者による情報の取得及び利用並びに意思疎通に係る施策の推進に関する法律（障害者情報アクセシビリティ・コミュニケーション施策推進法）	

＊1　障害については触れていない．　　＊2　ICN：International Council of Nurses（国際看護師協会）

＊3　ARN：Association of Rehabilitation Nurses（アメリカリハビリテーション看護師協会）

＊4　正式名称は「高齢者，身体障害者等が円滑に利用できる特定建築物の建築の促進に関する法律」

＊5　正式名称は「高齢者，身体障害者等の公共交通機関を利用した移動の円滑化の促進に関する法律」

＊6　正式名称は「重点施策実施5か年計画」　　＊7　正式名称は「高齢者，障害者等の移動等の円滑化の促進に関する法律」

成人看護学⑤ リハビリテーション看護
看護師国家試験出題基準（令和5年版）対照表

※以下に掲載のない出題基準項目は，他巻にて対応しています．

必修問題

目標Ⅰ．健康および看護における社会的・倫理的側面について基本的な知識を問う．

大項目	中項目（出題範囲）	小項目（キーワード）	本書該当ページ
4．看護における倫理	A．基本的人権の擁護	個人の尊厳	p.114
		患者の権利	p.115
		自己決定権と患者の意思	p.85, 108
		ノーマライゼーション	p.34
	B．倫理原則	自律尊重	p.42, 108
	C．看護師等の役割	倫理的配慮	p.24
		権利擁護＜アドボカシー＞	p.114

目標Ⅱ．看護の対象および看護活動の場と看護の機能について基本的な知識を問う．

大項目	中項目（出題範囲）	小項目（キーワード）	本書該当ページ
6．人間の特性	B．対象の特性	QOL	p.33
		健康や疾病に対する意識	p.88
		疾病・障害・死の受容	p.40, 80
8．看護の対象としての患者と家族	A．家族の機能	疾病が患者・家族に与える心理・社会的影響	p.96

目標Ⅳ．看護技術に関する基本的な知識を問う．

大項目	中項目（出題範囲）	小項目（キーワード）	本書該当ページ
13．看護における基本技術	B．看護過程	情報収集，アセスメント	p.126, 150, 161, 166, 175, 184, 196, 197, 201, 204
		計画立案	p.145, 152, 163, 168, 177, 187, 196, 199, 202, 205
		実施	p.146, 152, 163, 169, 177, 188, 196, 199, 202, 207
		評価	p.146, 159, 165, 174, 181, 190, 196, 199, 202, 207

疾病の成り立ちと回復の促進

目標Ⅲ．疾病に対する診断・治療について基本的な理解を問う．

大項目	中項目（出題範囲）	小項目（キーワード）	本書該当ページ
4．疾病に対する医療	C．治療方法	リハビリテーション，運動療法	p.28, 31, 152, 169, 197

成人看護学

目標Ⅲ．慢性疾患がある患者と家族の特徴を理解し看護を展開するための基本的な理解を問う．

大項目	中項目（出題範囲）	小項目（キーワード）	本書該当ページ
6．慢性疾患がある患者と家族の看護	C．セルフケア・自己管理を促進する看護	セルフケア能力とセルフケア行動のアセスメント，アドヒアランスに影響する要因のアセスメント	p.168
	D．社会的支援の獲得への援助	患者と家族の相互作用と関係性	p.169
		多職種連携	p.168

目標Ⅳ．リハビリテーションの特徴を理解し看護を展開するための基本的な理解を問う．

大項目	中項目（出題範囲）	小項目（キーワード）	本書該当ページ
7．リハビリテーションの特徴と看護	A．リハビリテーションの特徴	リハビリテーションの定義	p.13
		リハビリテーションにおける看護の役割	p.20，27
		機能障害と分類	p.36
	B．機能障害のアセスメント	生活機能障害と日常生活動作〈ADL〉	p.39，66
		居住環境	p.72
	C．障害に対する受容と適応への看護	廃用症候群の予防	p.28，194
		日常生活動作〈ADL〉・活動範囲の拡大に向けた援助	p.66
		補助具・自助具の活用	p.68
		心理的葛藤への援助	p.40，78，106
	D．チームアプローチと社会資源の活用	多職種連携	p.48
		社会資源の活用	p.55
	E．患者の社会参加への支援	就労条件・環境の調整	p.18，70
		社会参加を促す要素と阻害要因	p.57，119，134，137，141，208

目標Ⅴ．がん患者と家族の特徴を理解し看護を展開するための基本的な理解を問う．

大項目	中項目（出題範囲）	小項目（キーワード）	本書該当ページ
8．がん患者と家族への看護	A．がん患者の抱える苦痛	転移・浸潤に伴う身体的苦痛，身体症状に伴う活動制限	p.184
	D．がん患者の家族の特徴と看護	家族への支援	p.184

目標Ⅵ．終末期にある患者，および緩和ケアを必要とする患者と家族の特徴を理解し看護を展開するための基本的な理解を問う．

大項目	中項目（出題範囲）	小項目（キーワード）	本書該当ページ
9．終末期にある患者および緩和ケアを必要とする患者と家族への看護	A．緩和ケアを必要とする患者と家族への看護	がん患者	p.184

目標Ⅶ．各機能障害のある患者の特徴および病期や障害に応じた看護について基本的な理解を問う．

大項目	中項目（出題範囲）	小項目（キーワード）	本書該当ページ
10．呼吸機能障害のある患者の看護	A．原因と障害の程度のアセスメントと看護	生命・生活への影響	p.166
	D．病期や機能障害に応じた看護	慢性閉塞性肺疾患〈COPD〉，肺気腫	p.166
11．循環機能障害のある患者の看護	A．原因と障害の程度のアセスメントと看護	生命・生活への影響	p.161
		虚血性心疾患	p.161
17．脳・神経機能障害のある患者の看護	A．原因と障害の程度のアセスメントと看護	高次脳機能障害	p.175
		生命・生活への影響	p.175
	D．病期や機能障害に応じた看護	脳血管障害	p.92
		脊髄損傷	p.161

表紙デザイン：株式会社金木犀舎

本文デザイン：クニメディア株式会社

図版・イラスト：有限会社デザインスタジオEX
はやしろみ

ナーシング・グラフィカ 成人看護学⑤

リハビリテーション看護

2010年3月10日発行	第1版第1刷
2013年1月20日発行	第2版第1刷
2017年1月15日発行	第3版第1刷
2022年1月20日発行	第4版第1刷
2024年1月20日発行	第5版第1刷Ⓒ

編　者　石川ふみよ　大久保暢子
発行者　長谷川 翔
発行所　株式会社メディカ出版
　　　　〒532-8588
　　　　大阪市淀川区宮原3-4-30
　　　　ニッセイ新大阪ビル16F
　　　　電話　06-6398-5045（編集）
　　　　　　　0120-276-115（お客様センター）
　　　　https://store.medica.co.jp/n-graphicus.html
印刷・製本　株式会社広済堂ネクスト

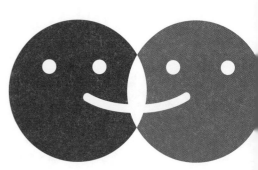